改訂第3版

実践 小児脳波入門

日常診療に役立つ脳波アトラス

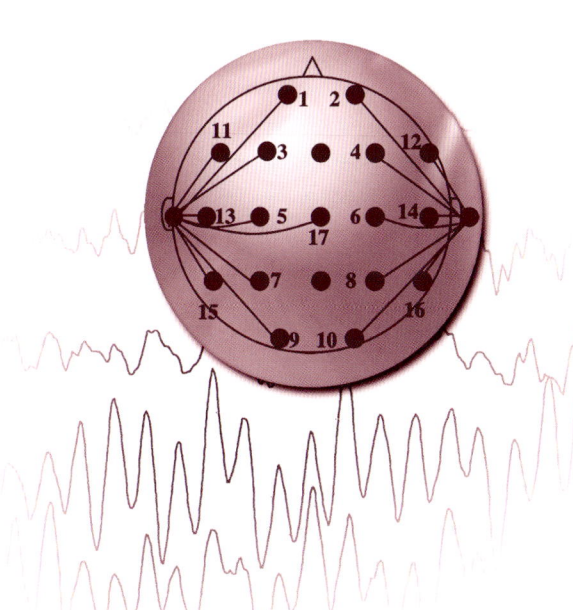

鳥取大学医学部脳神経小児科 教授
前 垣 義 弘 著

CD-ROM 編集
鳥取大学医学部保健学科
大 栗 聖 由

永井書店

■ 改訂第3版　はじめに ■

　本書は2007年(平成19年)に初版を出版し、2012年(平成24年)に改訂しました。若い先生方にお使い頂いているようでうれしく思います。前回の改訂以降のてんかんの診断治療における大きな進展は2つあります。1つは2017年4月、国際抗てんかん連盟ILAEより「てんかん発作型の実用的分類」と「てんかん分類」が示されたことです。本邦においては、日本てんかん学会より「てんかん学用語事典」(診断の治療社、2017)および日本神経学会より「てんかん診療ガイドライン2018」(医学書院、2018)が出版されました。てんかん発作分類とてんかん分類は今後も更新される可能性があるため、本書では現在も広く認知されている1989年の国際分類に準拠して記述することとしました。内容的には大きな違いはありません。もう1つは、新規抗てんかん薬が本邦で多く承認され、治療選択が広がったことです。

　てんかん診断において脳波判読が必須である点は過去も現在もそして未来においても変わることはありません。デジタル脳波計が普及し、電子カルテで脳波を判読する施設が徐々に増えつつあります。前回の改訂では、デジタル脳波計の使い方とピットフォールおよび判読法を追加しました。今後、ますます紙脳波が減少し電子カルテでの脳波判読が普及することを考えますと、本書のコンセプトである「実物大の脳波の提示」から「**デジタル脳波判読**」へシフトすべきであると考えます(但し、学習し始めの時期は脳波サイズを固定した方が理解しやすいことには変わりありません)。したがいまして、改訂第3版では、実際のデジタル脳波のCD-ROMを付録として付けましたので、操作法を体験して頂きたいと思います。脳波の基本事項を理解していれば、難しいことではありません。Ⅷ-4. 演習で本文を参照しながら操作してみてください。

> 本書の改訂点
> ① デジタル脳波計の使い方の実例を提示
> ② 本書に提示した脳波の CD-ROM を添付

　一方で、救急の場での脳波記録と判読は医師が行わざるを得ない状況は変わっていません。自分で電極を装着して脳波記録ができるようになると、けいれん重積患者を診療した際に発作が完全に抑止できたかどうかの判断や、急性脳炎・脳症の疑いがあるかどうかの判断を即座にできるようになります。短期間でも小児神経専門医研修認定施設で研修すると電極装着・脳波計の操作・判読ができるようになります。小児の日常的な診療ですので後期研修で学べることが望ましいと思います。脳波判読のレクチャーは、鳥取大学小児神経学入門講座(http://www.med.tottori-u.ac.jp/nousho/)で毎年秋に実施しています。本書が若い医師の皆さんのスキルアップに役立てれば幸いです。最後になりましたが、デジタル脳波の項の作成にご協力頂きました鳥取大学医学部保健学科 病態検査学講座 大栗聖由先生、そしてこれまで出会った多くの子どもたちに感謝致します。

　平成30年4月吉日

前垣義弘

■ 改訂第2版　はじめに ■

　本書は平成19年の出版以来、著者の予想をはるかに超えて広く読まれているようです。初版から既に5年が経ち、この間に国際てんかん分類の変遷(当面1989年のILAE国際分類を用いる)や本邦におけるてんかん診断・治療ガイドライン[日本てんかん学会HPおよび日本神経学会HP]の作成が行われました。これらの事項を加筆・修正するとともに、デジタル脳波計の使い方を是非盛り込みたいと考えたのが今回の改定の経緯です。本書に紹介している脳波のほとんどは、デジタル保存された脳波を判読しやすいように条件を変更し、紙(アナログ)脳波に近い形に再表示したものです。オーダーした脳波がすべてこのようなきれいに記録された脳波でないことは当然です。記録中に体動や発汗で基線が大きく揺れて、判読しにくい部分があることは避けられません。紙脳波を読んでいて、記録中に1ヵ所しかない異常脳波がアーチファクトに隠れている場合や、尖った波をどう判断してよいかわからない場合など、悩むことがしばしばです。そのような場合、私は今でも脳波室に行ってデジタル保存された脳波を再表示して判断しています。それらはてんかん性異常波である場合もあるし、生理的な波である場合やアーチファクトのこともあります。デジタル脳波計はとても便利です。紙(アナログ)脳波の記録条件を正しく理解していれば、デジタル脳波の操作は十分可能です。初版においては、紙に書き出された脳波を正しく判読することに主眼をおいたため、脳波記録条件の項目は省略しました。しかしデジタル脳波計が普及した今日、ある程度脳波判読できるようになった次のステップアップにデジタル脳波計の操作・判読が必要であると感じるようになりました。操作するキーは限られており、原理を知っていれば難しいことではありませんので、是非tryしてみてください。

> 本書の主な改訂点
> ① デジタル脳波計の使い方とピットフォール、判読法を追加
> ② てんかん治療ガイドラインに準拠して記述を加筆修正

　自分で電極を装着して脳波記録ができるようになると、けいれん重積患者を診療した際に発作が完全に抑止できたかどうかの判断や、急性脳症の疑いがあるかどうかの判断を救急外来や病室でいつでもできるようになります。短期間でも小児神経科研修認定施設で研修すると電極装着・脳波計の操作・判読ができるようになります。日常的な診療ですので後期研修の一部に含めるのもよいと思います。本著のデジタル脳波の項目は、平成23年の鳥取大学小児神経学入門講座(http://www.med.tottori-u.ac.jp/nousho/)のレクチャー(実習)のために作成したものをもとにしています。皆さんのスキルアップに役立てれば幸いです。最後に、デジタル脳波の稿にコメントを頂きました中村和幸先生、西村洋子先生、近藤典子先生、白井謙太朗先生、そして何よりこれまで出会った多くの患者さん方に心より感謝申し上げます。

平成24年4月吉日

前垣義弘

■ 初版　はじめに ■

　小児神経領域は幅が広く専門的であるため、小児科医にとって苦手意識が強いようである。このような状況から、平成 15 年より鳥取大学小児神経学入門講座を開催するようになった(情報はホームページに掲載 http://www.med.tottori-u.ac.jp/nousho/)。発達障害や知的障害、てんかんなど小児科医が診療する頻度の高い疾患の基本的な考え方や診断・治療についての実践的なレクチャーを行っている。脳波は、必要性は高いが判読が難しいと感じる小児科医が多い。教科書を読んだり講義を聴いてすぐに脳波を判読できるようになるというわけではない。小児神経学入門講座での脳波レクチャーは、"2 時間で正常脳波とよく見る小児てんかんの脳波が読めるようになる"ことを目的に、5 人程度の少人数で実物の脳波を 1 頁ずつめくりながら解説する予定であった。しかし、希望者が多く講義形式にせざるを得なくなったため、脳波をコピーして講義資料を作成した。本書は、この講義資料をもとに解説をつけてまとめあげたものである。

　小児の約 10%はなんらかの原因でけいれんをきたすとされる。そのすべてを専門医で診てゆくことは不可能である(小児神経科専門医は約 1,000 名であり、てんかん専門医は約 400 名に過ぎない)。小児の発作性疾患のうち、熱性けいれんや予後のよいてんかんが大部分を占める。これら common な疾患は、専門医でない小児科医が診ていることが多い。本書は、専門医でない小児科医、研修医、あるいは医学生が、これだけ知っておけば十分であるという内容で構成している。すべてについて網羅している教科書ではなく、日常診療に必要なことが詳述してある実用書である。できる限りわかりやすく実際的な内容にしたつもりである。本書の特徴をまとめると以下のようになる。

①実物大の脳波を同一の脳波モンタージュで提示：ほとんどの教科書の脳波は縮小している。初学者にとって縮小された脳波と実物とのギャップは大きい。本書は実物大の脳波を提示している。また、脳波モンタージュが異なると理解が難しいので、統一して表示した。

②Common な疾患と重要な疾患を詳述：てんかんは種類が多く脳波も多様であるが、common な疾患に的を絞ると理解しやすい。急性脳症は、高頻度ではないが熱性けいれん重積との鑑別が重要である。

③てんかん波と間違いやすい正常脳波やアーチファクトについて詳述：小児てんかんの脳波異常は、高振幅ではっきりしている場合が多いので見逃すことは少ない。むしろ、正常脳波や normal variant、アーチファクトをてんかん波と間違えることの方が多い。

　私は鳥取大学脳神経小児科で研修を行い、自分で脳波を記録する中で、アーチファクトと脳波の違いを経験的に学習した。竹下研三先生や大野耕策先生の指導のもと、良性てんかんから難治性てんかん、急性脳症に至るまで幅広く勉強させて頂いた。また、てんかん患者の、診断から治療終了までの長期経過を多く診させて頂いた。その中で局在関連性てんかんの脳波経過と臨床経過は相関しないことや、典型的な脳波異常にも幅があることなどを学んだ。教科書にはすべて記載されているが、典型的な脳波以外は示されていない場合が多い。迷いやすい脳波所見を本書では数多く掲載した。まずは、各脳波所見を覚えようとせずに、一つひとつ確認しながら全体を通読して頂きたい。実際の症例にあたったときに再度読み見直して頂ければ、理解しやすい。典型的な症例を 2～3 例経験すれば、その後は容易となるであろう。

本書を作成するにあたって、河原仁志先生からのご提案で、臨床面での重要な点を"診療のポイント"として入れたので参考にして頂きたい。最後に、貴重なコメントを頂きました、辻　靖博先生と梶　俊策先生、小倉加恵子先生、栄徳隆裕先生、本書の出版をご提案・ご推薦頂きました、大野耕策先生に厚く御礼申し上げます。

平成 19 年 2 月吉日

前垣義弘

目　次

付　録　・脳波スケール
　　　　　・デジタル脳波 CD-ROM

用　語

- ■アーチファクト：脳の神経活動以外で脳波に混入する波を指す。生体外由来のアーチファクトには、交流や電極の動きがあり、生体由来のアーチファクトには、心電図や筋電図、眼球運動、発汗などがある。

- ■位相：波の振れる向きのことを位相という。上向きの振れは陰性である。

- ■位相の逆転(phase reversal)：双極導出法において、隣り合う誘導の間で波の位相(波の振れる向き)が逆転すること。位相の逆転を認める電極間に波の発生源があることを意味する。

- ■耳朶(じだ、みみたぶ)電極の活性化：耳朶近傍の脳部位(側頭葉など)に棘波があると、耳朶電極にも電位が波及する。このように耳朶電極が電位をもつと、その耳朶を基準電極とする単極導出法では、すべての誘導に反対の電位として波が出ているように見える。陰性の棘波が目立たないために、焦点を見逃すことがある。

- ■時定数(time constant)：ある電位が基線に戻るまでに要する時間を規定している。低周波フィルターの代用として用いることが多い。基本設定は 0.3 である。

- ■周波数：周波数(Hz)とは、1 秒あたりに何回その波が繰り返されるかを示している。陰性頂点から次の陰性頂点、あるいは陽性頂点から次の陽性頂点までが 1 つの波と考える。1 つの波の持続時間を計測すると、1/持続時間(s)が周波数となる。

- ■症候性てんかん：脳の器質的障害の結果として生じるてんかん症候群を指す。画像異常がない場合も含まれる。

- ■振幅：ある波の頂点から次頂点までの高さを表す。通常、1 cm は 100 μV である。

- ■潜因性てんかん：症候性と思われるが病因を特定できないてんかん症候群を指す。

- ■てんかん症候群分類：てんかん発作分類と脳波所見を中心に、家族歴や既往歴、診察所見、検査などすべてを加味したてんかん診断名である。点頭てんかんや欠神てんかんなど。

- ■てんかん発作分類：強直発作、強直間代発作、ミオクロニー発作、欠神発作など発作の分類を指す。

- ■特発性てんかん：器質的な脳障害を画像上も臨床上ももたないてんかんのみの症候群であり、発症に遺伝性が関与することが推定されるものを示す。発達遅滞や神経麻痺などがある場合は除外される。単に原因不明ということを意味するわけではない。特発性てんかんには限られたてんかん症候群が属する(4 頁、**表 2** 参照)。年齢依存的であり、発作症状と脳波所見は特異的なものが多い。

- ■突発性異常波(突発波)：てんかん性異常波やてんかん性放電などは同義。背景活動(基礎律動)から際立って出現する突発性の異常波を指す。棘波(spike)、棘徐波複合(spike-and-slow-wave complex)、鋭波(sharp wave)、鋭徐波複合(sharp-and-slow-wave complex)、突発性律動波などが含まれる。

- ■脳波フィルター：臨床診断に必要な脳波の周波数帯は、おおよそ 0.5〜30 Hz である。それ以外の成分や脳波以外のアーチファクトを除くために脳波フィルターが利用される。高周波除去フィルターは、高周波アーチファクトである筋電図や交流を除くために用いる。低周波除去フィルターは発汗などによる基線の揺れを改善させるために用いる。

- ■背景活動：背景脳波や基礎律動は同義。平常の神経活動を反映した脳波活動を指し、突発性異常波を除いた背景の脳波活動すべてを含む。徐波は背景活動の異常である。

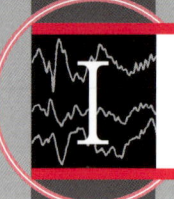

I 小児の発作性疾患と脳波

▶ 要 点

- 小児発作性疾患の大部分は熱性けいれんとてんかんである。
- 脳波が診断に重要な疾患は、てんかんと急性脳症、急性脳炎である。
- 小児てんかんの 70〜80% に脳波異常を認める。
- 小児てんかんのうち特徴的な脳波所見を呈するてんかん症候群は 30% に過ぎない。
- てんかんでない小児にも約 3% にてんかん性脳波異常を認める。
- 焦点性てんかんの突発波は薬では改善しない。
- 熱性けいれんの半数以上になんらかの脳波異常を認める。
- 急性脳症・脳炎と熱性けいれんの鑑別に脳波が役立つ。
- 非てんかん性異常波やアーチファクトをてんかん性放電と間違えてはならない。

1 小児発作性疾患

　小児でけいれんや急性の意識障害をきたす疾患は極めて種類が多い（**表 1**）。小児の約 10% はなんらかの原因でけいれんを起こす。多くは発作症状や誘因、既往歴、診察所見などから鑑別することができる。てんかんや脳炎・脳症など脳が関連する疾患の場合、頭部画像検査の次に行われる検査として脳波検査が一般的である。**表 1** に小児の発作性疾患の診断における脳波の有用性と主な所見を示す。脳波所見が診断に結びつく疾患は、てんかんと急性脳症、脳炎（特に髄液細胞増多を認めない場合）である。熱性けいれんや良性乳児けいれん（複雑部分発作をもつ乳児良性部分てんかんと軽症下痢に伴う良性乳児けいれんを含む）、失神、生理的ミオクローヌスなどでは、脳波異常がないことを確認することに重要な意味がある。したがって、脳波が診断に非常に重要なてんかんと急性脳症、および頻度の高い熱性けいれんの脳波所見を理解すれば、小児科医に求められる脳波診断は十分である。他の疾患における脳波の意義は、補助診断や除外診断であり脳波所見の特異性に乏しい。

表 1 ● 小児のけいれん性疾患・発作性疾患と診断における脳波の重要性・特異性および主要所見

	診断における脳波の重要性	脳波所見の特異性	主な脳波所見
熱性けいれん	―	―	pseud-petit mal、時にてんかん性放電
てんかん	◎	◎	種々のてんかん性放電
良性乳児けいれん	○#	―	正常
失神	―	―	正常
憤怒けいれん	―	―	正常
ミオクローヌス（生理的）	○#	―	正常
急性脳症	◎	―	徐波
脳炎・髄膜炎	○	―（側頭部の異常はヘルペス脳炎を示唆）	徐波
頭部外傷	―	―	徐波
もやもや病	△	◎	過呼吸で著しい徐波・re-build up
脳血管障害（急性期）	―	―	徐波
先天異常・染色体異常	―	―（一部に特異的異常）	徐波や種々のてんかん性放電
脳腫瘍	―	―	徐波や種々のてんかん性放電
電解質異常	―	―	徐波
中毒	―	―	徐波
先天代謝異常・変性疾患	―	―（一部に特異的異常）	徐波や種々のてんかん性放電
不整脈	―	―	正常あるいは徐波

#正常であることの確認が診断に重要

2 てんかん診断における脳波の役割

　通常脳波という場合は、発作間欠期(非発作時)脳波のことである。多くのてんかん患者での発作頻度は、多くても月に数回程度であるため、一部の例外を除いて外来の脳波検査で発作が記録されることはまずない。例外は、欠神てんかんや光過敏性てんかん、極めて発作頻度の多いてんかん患者である。

　小児のてんかん患者では概ね70〜80%に脳波異常を認める[1][2]。逆の見方をすると、小児てんかんの20〜30%は、発作間欠期に脳波異常を認めない。初回の脳波で異常を認めない場合でも再検や経過中に脳波異常が顕在化する場合も多い[3]。一般的に覚醒時では脳波異常の検出率が低く、軽睡眠期(stage 1、2)に最も高頻度に異常を認める。覚醒から軽睡眠までと覚醒での脳波賦活(過呼吸と光刺激)を記録することが理想的であるが、患者の年齢や状態に応じて必要な記録を行うことになる。例えば、欠神てんかんや光過敏性てんかんでは、覚醒時の脳波賦活が必須である。大多数の焦点性てんかんでは、睡眠時脳波が必須である。

　てんかんでない小児がてんかん性脳波異常を有する率は約3%とされる[4]。てんかんの発症率は1%弱であるから、総数においては、脳波異常を認める子どもの半数以上はてんかんではない。したがって、てんかん性脳波異常の解釈は次のとおりである。病歴上てんかん発作が疑われた児に、そのてんかん発作に矛盾しない脳波異常を認めた場合、てんかんの診断は確実であろう。臨床発作のない患者にてんかん性脳波異常を認めた場合は、てんかんではない。このような例は、熱性けいれんや頭痛、注意欠陥/多動性障害や自閉症などに多い(これらの疾患はてんかんの合併が一般よりも高い)。発作を反復し、他の疾患が否定された場合は、脳波異常がない場合であってもてんかんと診断される。

　てんかん症候群ごとに脳波異常の出現率は異なる。てんかん症候群とは、発作症状と脳波所見を中心に、家族歴や既往歴、診察所見、検査などすべてを加味した診断名である。これには、小児に特異的な症候群が多数含まれる(West症候群や小児欠神てんかんなど)。特異的なてんかん症候群は、発症年齢や発作症状、脳波所見などが特徴的であり、治療法や予後などが概ね決まっている。これに対して、特異性の乏しいてんかん症候群があり(細分類不能)、こちらの方が数は多い。例えば、症候性前頭葉てんかんという場合、発作症状は極めて多彩であり、脳波所見や治療効果、予後もさまざまである。突発波の出現部位は前頭部であっても波形や分布はさまざまである。治療法は、他の焦点性てんかん(側頭葉てんかんや後頭葉てんかんなど)と大きく変わることがない。小児科での治療の範囲では、これらを細かく分類する必要はあまりなく、治療抵抗性である場合には専門医へ紹介する方が実際的である。

　表2にてんかん症候群分類とそれぞれの頻度を示す。小児科医がすべてを知ることは不可能であり、その必要性もない。表からわかるように、小児に特異的なてんかん症候群として頻度の高いものは、中心側頭部に棘波を示す良性小児てんかん、後頭部に突発波をもつ小児てんかん、小児欠神てんかん、West症候群の4つであり、これらを併せると小児てんかんの約30%を占めている。これらは脳波所見が診断のキーとなる。一方、小児てんかんの約50%を占める症候性・潜因性焦点性てんかんでは、先に述べたとおり、脳波所見には特異性がない。したがって、特異的なてんかん症候群と特異性に乏しい症候性・潜因性焦点性てんかんを理解すれば小児てんかんの約80%をカバーできる。良性乳児発作(複雑部分発作をもつ乳児良性部分てんかん)は、比較的高頻度であるが、発作間欠期に脳波異常を認めない。

3 てんかんの経過と脳波変化

　てんかん治療の原則は、発作予防であり、一部の例外を除いて脳波改善が目的ではない。てんかんの大部分を占める焦点性てんかんの場合、突発波の頻度と発作頻度の間には関連性がない場合が多い。つまり、脳波で突発波が多いからといって、発作が起こりやすい状態を意味しているわけではないし、薬で発作が止まったからといって、直ちに脳波が改善するわけではない[5]。発作の再発なく良好な経過の中で、突発波が増加することをよく経験するが、薬を増量する必要はない。

表 2 ● 国際てんかん分類（1989，抜粋）と各てんかん症候群の頻度

	てんかんに占める割合	症状の特異性	脳波の有用性	小児科医にとっての重要性
1. 局在関連性（焦点性、局所性、部分性）てんかんおよび症候群				
1.1 特発性（年齢に関連して発病する）[#1]				
中心側頭部に棘波を示す良性小児てんかん	10.6%	○	○	○
後頭部に突発波をもつ小児てんかん	7.7%	○	○	○
1.2 症候性				
側頭葉てんかん	1.2%	○	○	
前頭葉てんかん	4.1%	○	○	
後頭葉てんかん	6.0%	○	○	
1.3 潜因性	39.5%	△	○	○
2. 全般てんかんおよび症候群				
2.1 特発性[#1]				
小児欠神てんかん	4.8%	○	○	○
若年欠神てんかん	1.0%	○	○	
若年ミオクロニーてんかん	0.7%	○	○	
上記以外の特発性全般てんかん	9.4%	△	○	
2.2 潜因性あるいは症候性				
West 症候群（点頭てんかん）	7.0%	○	○	○
Lennox-Gastaut 症候群	2.2%	○	○	
ミオクロニー失立発作てんかん	0.5%	○	○	
2.3 症候性				
サプレッション・バーストを伴う早期乳児てんかん性脳症（大田原症候群）	1.0%	○	○	
3. 焦点性か全般性か決定できないてんかんおよび症候群				
3.1 全般発作と焦点発作を併有するてんかん				
乳児重症ミオクロニーてんかん（Dravet 症候群）	1.7%	○	△	
上記以外の未決定てんかん	2.7%	—	○	
4. 特殊症候群				
4.1 状況関連性発作（機会発作）				
熱性けいれん	小児の 7〜8%	○	—	○
上記に分類されないもの[#2]				
良性乳児けいれん（非家族性）	4.1%	—	○（正常）	○
急性脳症	稀	△		○
進行性ミオクローヌスてんかん	0.7%	○	○	○

平成 15 年 10 月〜平成 16 年 8 月の間に当科を外来受診した患者（302 例）を調査した結果を示した。
[#1]：特発性てんかんは、発達正常で神経学的異常なく、頭部画像異常のないことが必須である。
[#2]：国際てんかん分類（1989）に当てはまらないてんかん。

　例外は、欠神てんかんや West 症候群などである。欠神てんかんの全般性棘徐波や West 症候群におけるヒプスアリスミアは、脳波異常の程度・頻度が発作頻度とほぼ相関するために、治療効果判定に使うことができる。

4　熱性けいれんと急性脳症

　熱性けいれんの本邦における有病率は 7〜8% と高く、発作性疾患の大部分を占める。熱性けいれんにおける脳波検査の臨床的意義はほとんどない。熱性けいれんのうち、部分発作症状や持続の長い発作（複合型）、てんかんの家族歴をもつ場合、発症前に神経学的異常の存在する場合ではてんかんリスクが高いことが知られているが、それでも 2〜7% である。熱性けいれんの半数以上になんらかの脳波異常（非特異的な脳波異常とてんかん性脳波異常）を認める[6]。熱性けいれんで脳波異常を認める場合であっても、てんかんに移行することは少ない。

　重要なのは熱性けいれん重積と急性脳症・脳炎の鑑別である。熱性けいれん重積後に意識レベルの回復が悪い場合、暴れたり不随意的に力を入れたりする場合には脳炎・脳症を疑う。このような場合も、実際は熱性けいれん重積や熱せん妄であることの方がはるかに多い[7]。但し、髄液所見や初期の画像所見に異常を認めない急性脳症・脳炎もあるため、鑑別には脳波検査が非常に有用である。

5 てんかんと間違われやすい発作性疾患

　発作症状の特徴や発作の起こった状況から、ほぼ診断がつくものとしては、憤怒けいれん、失神、チックなどがあり、典型的な場合は脳波をとる必要はない。乳児良性ミオクローヌスは、一定のリズムでミオクローヌスを繰り返し、West 症候群のスパズムに症状が類似していることがある。症状のみでは判別は困難なので、脳波検査は必須である。脳波異常がなければ West 症候群は否定される。意外と小児科医に知られていないのが、乳幼児自慰である。発作的に力を入れ、顔つきも変わるためにてんかんとして治療されることがある。夜驚症もてんかんと判別しにくいことがある。以上の疾患の脳波は異常を認めない。判断に迷う場合は、発作症状をビデオ撮影してもらい観察することで鑑別できることが多い。それでも鑑別困難な場合は、専門医に相談すべきである。

6 病的意義のない脳波異常

　脳波判読を困難にしている大きな要因に、非てんかん性脳波異常とアーチファクトが挙げられる。小児の生理的な波をてんかん性異常と判断されることもしばしばある。また、てんかん診断には関連しない脳波異常（非てんかん性脳波異常）も小児ではしばしば認める。これらも、比較的高頻度のものを知っておけば十分である。電極の動きによるアーチファクトをてんかん性異常と間違うことも時にある。これらと真のてんかん性異常波の区別は、それぞれの典型的な波形をいくつか学習しておけば、それほど難しいものではない。

　4 つの特異的なてんかん症候群と特異性は乏しいが頻度の高い症候性・潜因性焦点性てんかん、熱性けいれん、頻度は少ないが臨床的に重要な急性脳症の脳波所見、および非てんかん性異常とアーチファクトを知っておけば、臨床の場で遭遇する症例の 90%以上は診断可能であろう。残り数%の症例と一次・二次選択薬で止まらないてんかん症例は専門医へ紹介すればよいと考える。

■ 文　献

1) Marsan CA, Zivin LS：Factors related to the occurrence of typical paroxysmal abnormalities in the EEG records of epileptic patients. Epilepsia 11：361-381, 1970.
2) Aydin K, Okuyaz C, Serdaroğlu, et al：Utility of electroencephalography in the evaluation of common neurologic conditions in children. J Child Neurol 18：394-399, 2003.
3) Salinsky M, Kanter R, Dasheiff M：Effectiveness of multiple EEGs in supporting the diagnosis of epilepsy；an operational curve. Eilepsia 28：331-334, 1987.
4) Cavazzuti GB, Cappella L, Nalin A：Longitudinal study of epileptiform EEg patterns in normal children. Epilepsia 21：43-55, 1980.
5) Gotman J, Marciani MG：Electroencephalography spiking activity, derug levels, and seizure occurrence in epileptic patients. Ann Neurol 17：597-603, 1985.
6) 山磨康子，河野親彦，伊予田邦昭，ほか：熱性痙攣の脳波．脳と発達 14：124-130，1982.
7) Okumura A, Uemura N, Suzuki M, et al：Unconsciousness and delirious behavior in children with febrile seizures. Pediatr Neurol 30：316-319, 2004.

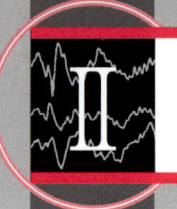

II 脳波の基本的事項

最も一般的な脳波電極法と判読に必要な基本的事項を簡単に示す。

1 電極配置と名称：10-20 電極法

脳波電極は、鼻根部と外後頭隆起および左右の耳介前点(耳珠前方の頬骨根部の陥凹)の4点を基準に**図A**のように貼付する。4点の中心がCzである。

2 脳波導出法

脳波は2つの電極間の電位差(縦軸)の時間的変化(横軸)を表している。現在普及している脳波の導出法は単極導出法と双極導出法である。

①単極導出法(基準電極法)：monopolar recording(MP)

1つの電極を基準にすべての誘導を表示する導出法である。耳朶を基準電極として記録することが一般的である。左半球の記録は左耳朶(A1)を基準電極に、右半球の記録は右耳朶(A2)を基準電極にすることが多い(**図B**)。

● 利点：突発波の振幅の分布を知ることができる。広汎に広がる波や背景活動の評価が容易である。

● 欠点：すべての誘導の基準が1つの電極であるために、基準電極の接着が不良だとすべての誘導で判読が困難になる。耳朶は側頭筋に近いため、覚醒時には筋電図が入りやすい。また、側頭部(T3、4)などに高振幅の突発波がある場合には、耳朶電極自体が突発波の電位を帯びてしまい(基準電極の活性化)、他の電極にみせかけの電位(逆位相となる)を生じる(第Ⅵ章「よく見るアーチファクトと耳朶電極の活性化」152、160頁)。

→これらの欠点を補うために、すべての電極の電位を平均化したものを基準電極として表示する方法がある(第Ⅷ章「デジタル脳波計の使い方」165頁)[平均基準電極(AV)法]。

②双極導出法：bipolar recording(BP)

隣り合う2つの電極間を順次連結して記録する導出法(連結双極導出法)である。

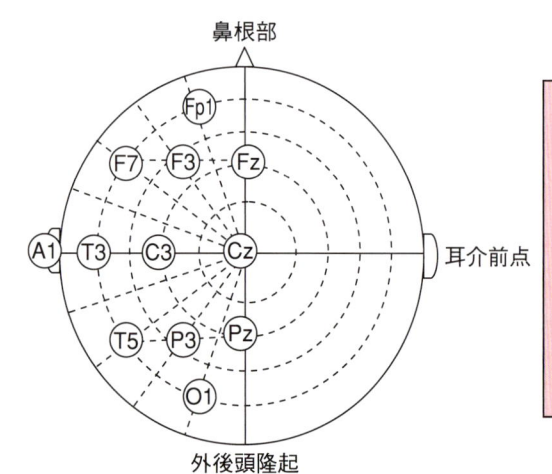

> [頭皮上の電極部位の名称・略号]
> Fp l：前頭極部
> F7：側頭前部　　F3：前頭部　　Fz：前頭正中部
> A l：耳朶　　T3：側頭中部　　C3：中心部　　Cz：中心正中部
> T5：側頭後部　　P3：頭頂部　　Pz：頭頂正中部
> O l：後頭部
> (左半球のみ例示)
> ・奇数は左半球、偶数は右半球を示している
> ・中心部(C3、C4)は手の感覚運動野に近い
> ・中心正中部Czは足の感覚運動野に近い
> ・側頭部(T3、4)と中心部(C3、4)の中間は顔面の感覚運動野に近い

図 A ● 10-20 電極法

●利点：耳朶を使わないのでアーチファクトが入りにくく、基準電極の活性化は起こらない。隣り合う電極間距離が 3〜6 cm程度であるため、広く分布する背景活動がキャンセルされて低振幅となり、突発波を明瞭に見つけやすい（図C）。

　単極導出法と双極導出法の模式図を図 B に示す。実際の棘波を単極導出と双極導出で書き出したものが図 C である。同じ脳波を単極導出法と双極導出法で同時に示したのものが図 D である。双極導出法では、背景活動が打ち消されるために棘波を見つけやすい。小児の背景活動は高振幅なので、棘波を見つける場合には、双極導出法が有効である。

　各誘導をどのような順序で表示するかは病院ごとに大きく異なる。これは脳波の理解を困難にしている一因である。現在普及している脳波計は 18 チャンネルが多い。この 18 チャンネルで、できるだけ脳波を有効でわかりやすく表示にするよう再検討することも必要である。本書では、広く普及している表示法を用いた（図 E、付録の脳波スケール）。なお、本邦で書かれている教科書や学会発表での脳波提示は、単極導出法の方が多い。したがって、本書での脳波モンタージュは単極導出法を基本として、できるだけ同じ脳波を双極導出法でも示すようにした。

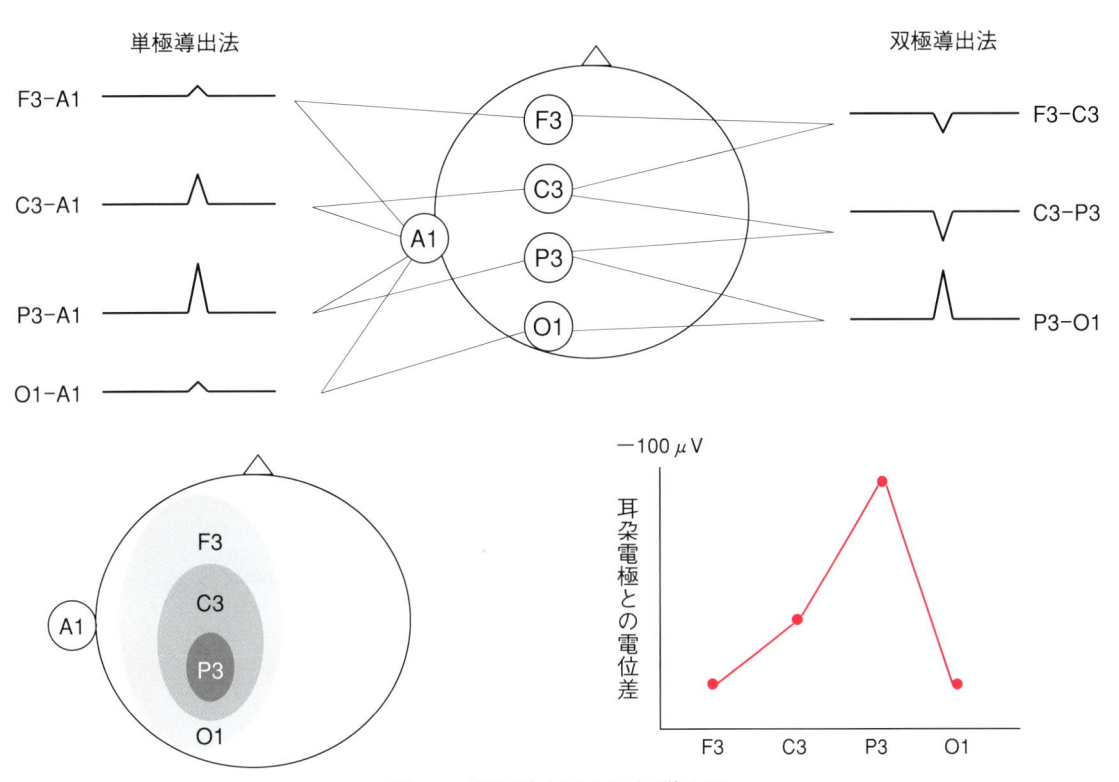

図 B ●単極導出法と双極導出法

上段正中のように F 3、C 3、P 3、O I に電極を貼り付け、A I を基準電極とした単極導出法で上段左のような棘波を認めたとする。その場合、下段左のような P 3 をピークとする頭皮上の電位分布をもつ棘波であることが想定される。電位差を折れ線グラフで表現すると下段右のようになる。この棘波を、隣り合う電極を連結した双極導出法でみると上段右のようになる。F 3-C 3 の波形は、F 3-A I から C 3-A I を差し引いた波形であり、陽性（下向き）に触れる。同様に C 3-P 3 は、C 3-A I から P 3-A I を差し引いた波形になり陽性（下向き）に触れる。P 3-O I は、P 3-A I から O I-A I を差し引いたものなので、陰性（上向き）の波形となる。C 3-P 3 と P 3-O I の間で位相（波の向き）が逆転（phase reversal）する。位相の逆転をみた場合は、間の電極（この場合は P 3）の近傍に発生源があると解釈される。

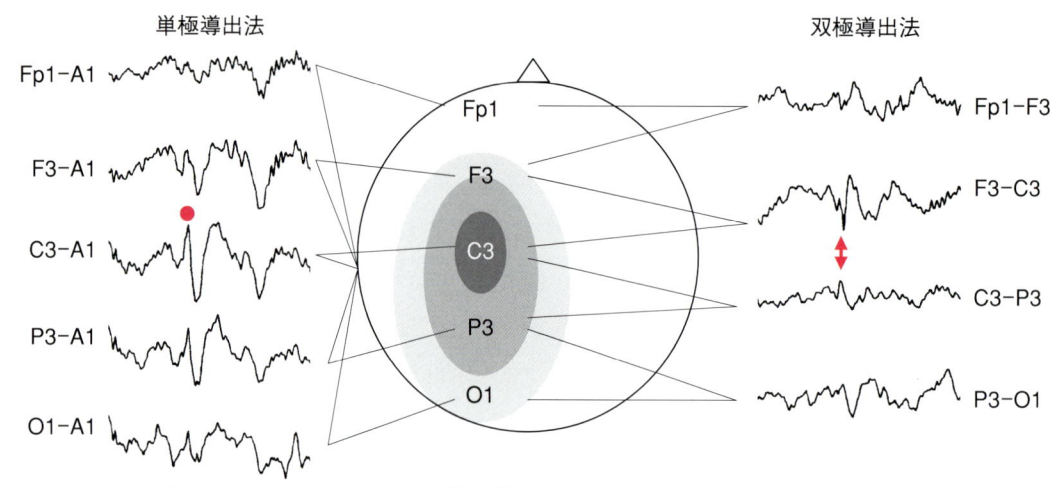

図 C ● 単極導出法と双極導出法

棘波（●）はC3をピークにP3、F3、O1の順に振幅が徐々に低下している。双極導出ではF3-C3とC3-P3の間で位相の逆転（↕）がみられ、C3近傍に棘波の発生源があることがわかる。

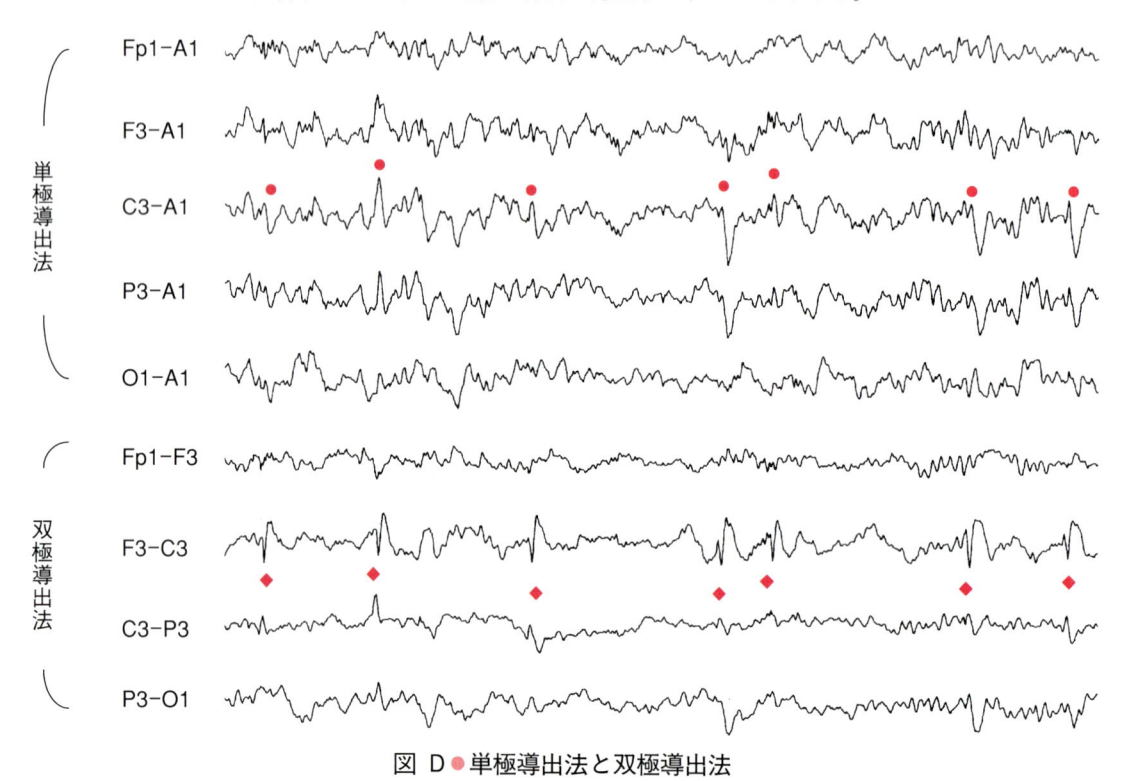

図 D ● 単極導出法と双極導出法

棘波（●）は、単極導出法では背景活動に隠れて認識できないものが多いが、双極導出法では、明瞭に識別できる（◆）。

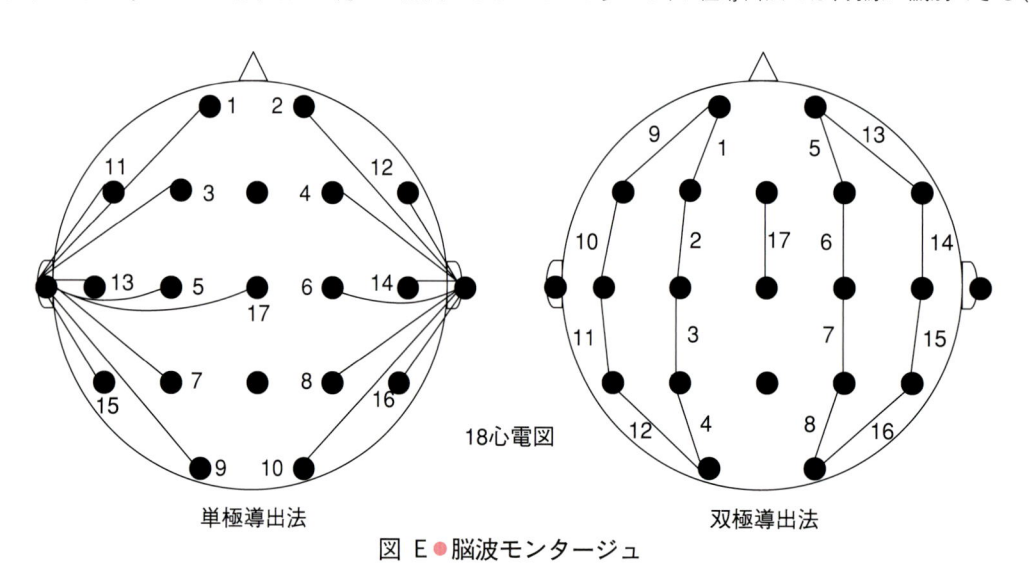

18心電図

図 E ● 脳波モンタージュ

3 脳波の要素(図F)

　周波数(Hz)とは、1秒あたりに何回その波が繰り返されるかを示している。陰性頂点から次の陰性頂点、あるいは陽性頂点から次の陽性頂点までが1つの波と考える。1つの波の持続時間を計測すると、1/持続時間(s)が周波数となる。波の名称は周波数で決められている。α波は単に8〜13 Hzの波の総称である。覚醒時後頭部に見られる基礎律動は成人の場合α波の周波数であるが、乳児の場合はθ波である。徐波は7 Hz以下(δ波とθ波)の波を指し、速波は14 Hz以上の波をいう。振幅とは、ある波の頂点から頂点までの高さを表す。脳波記録の実際は、一定の速度で流れる脳波用紙にペンが上下に動いて波形を記録する。ペン自体に可動制限(3 cm程度)があるため、それを超える高振幅の波は記録できない。その場合、ペンの可動域限度の上または下で直線となる。体動で電極が動くとアーチファクトのためペンが大きく動き、同様に直線となる(47頁、図23)。一方、デジタル脳波ではペンの可動制限がないため、紙(アナログ)脳波では振り切れて読むことができない部分も条件を変えることで判読可能となる(第Ⅷ章)。

　通常の脳波では、1秒が3 cm(横軸)、100 μVが1 cm(縦軸)に設定されている。上向きの振れは陰性、下向きは陽性である。本書は、通常の脳波を実物大のまま表示しているので、付録の脳波スケールでそのまま計測して頂きたい(図G)。

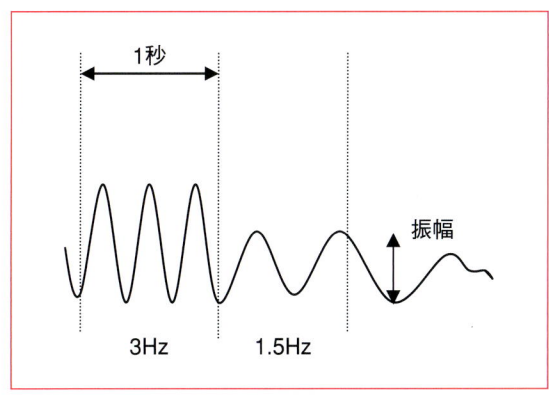

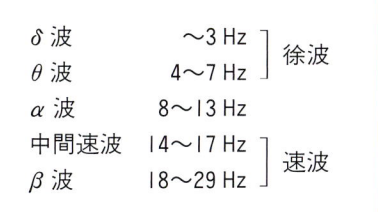

δ波	〜3 Hz	徐波
θ波	4〜7 Hz	
α波	8〜13 Hz	
中間速波	14〜17 Hz	速波
β波	18〜29 Hz	

図 F●脳波の要素(周波数と振幅)

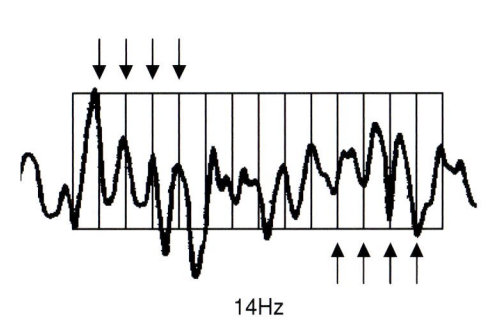

14Hz

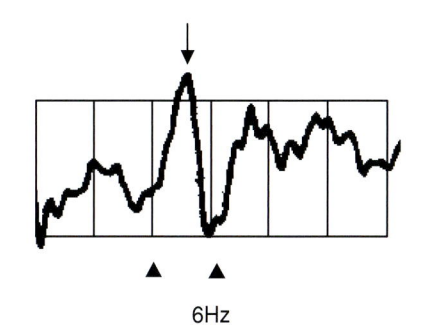

6Hz

図 G●脳波周波数の求め方(拡大して例示)

左は14 Hzの紡錘波である。14 Hzの脳波スケールを当てると、はじめの4つの波の陰性頂点(↓)が目盛りに一致している。途中徐々にずれるが後半の4つの波の陽性頂点(↑)が再び目盛りに一致している。このように、律動性の波は脳波スケールの各周波数の目盛りのうち一番近いものを探せばよい。右は6 Hzの鋭波(↓)である。単相性の波の場合は、陽性頂点に一致する目盛りを探せば、それがその波の周波数である(▲)。

4 脳波異常

　脳波異常は大きく分けて、突発波と背景活動の異常に分けられる。突発波とは、背景活動（通常の神経活動を反映する波で、覚醒時に後頭部に見られる α 波などがその代表である）から明らかに突出した異常波で、通常はてんかん性異常波を指す。てんかん性異常波である棘波は 14 Hz 以上、鋭波は 5〜14 Hz と区別されるが、臨床診断的には区別する必要がない。その他、波形により多棘波、棘徐波、多棘徐波、突発性速波などがある（図 H）。てんかん症候群に特異的な波形としてローランド発射やヒプスアリスミアなどがある。出現部位により、限局性（局在性）と広汎性、全般性に分ける（図 I）。左右対称性に広汎に分布する場合は、両側同期と表現し、臨床脳波的には全般性と同じ意味になる（前頭部優位が多い）。広汎性とは、基本的には局所性であるが広く分布した場合であり、左右半球の同一電極間で振幅や時間の差がある場合を指す。

　背景活動の異常には徐波と低電位がある。徐波は、覚醒時の後頭部律動波（通常は α 波）が徐波化する場合（周波数が遅くなる）と、正常では見られない徐波が混入する場合とがある。いずれも脳機能の低下を意味する。出現様式によって、間欠性（時々混入する場合）と持続性に分けられる。出現部位は図 I と同様、限局性と全般性に分けられる。低電位は、背景活動が低振幅になる場合をいう。α 波や紡錘波などに著しい左右の振幅差を認める場合、低振幅側の機能異常を疑う。全般性の低電位は著しい全般性脳機能障害を意味する。

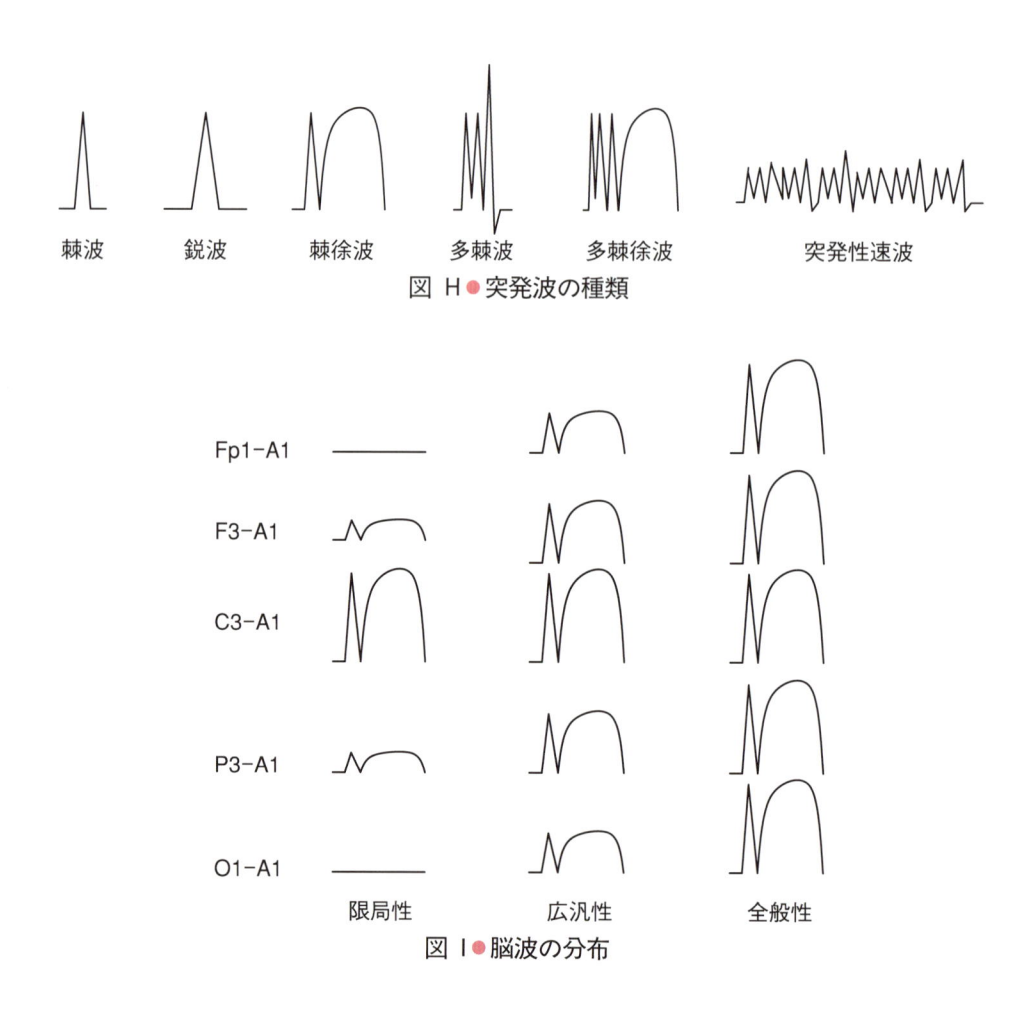

棘波	鋭波	棘徐波	多棘波	多棘徐波	突発性速波

図 H ● 突発波の種類

Fp1-A1　　F3-A1　　C3-A1　　P3-A1　　O1-A1

限局性　　広汎性　　全般性

図 I ● 脳波の分布

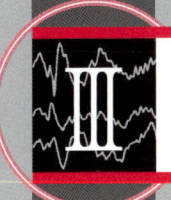

III 正常脳波

1 覚醒ー睡眠サイクルと脳波：各 stage で見られる脳波所見

REM 睡眠の脳波は stage 1 の脳波に類似し、外来検査では見ることが稀なので省いた。

覚醒→入眠→浅睡眠 ─────→深睡眠 ─────→覚醒

	覚醒	Stage 1	Stage 2	Stage 3	Stage 4	覚醒反応
後頭部律動波（α〜θ）	○	△	―	―	―	
徐波群発（θ〜δ）	―	○小児	―	―	―	○小児
陽性後頭鋭波	―	○	○	―	―	
瘤波（頭蓋頂鋭波）	―	○	△	―	―	
紡錘波	―	―	○	○	△	―
K 複合波	―	―	○	○	△	―
高振幅徐波（δ 波）	―	―	<20%	20〜50%	>50%	―

- 夜間自然睡眠では stage 1 → 2 → 3 → 4 → REM → stage 1 →のサイクルを 3〜5 回繰り返す。
- てんかんの診断には、覚醒と stage 1、2 が判読上重要である。

2 年齢ごとの正常脳波

　乳児期以降の脳波パターンは成人とほぼ同じだが、後頭部律動波や瘤波などいずれの背景活動も低年齢ほど振幅が高く、周波数が遅い（持続時間が長い）傾向がある。幼児期から 10 歳くらいまでは振幅が最も高く成人の数倍である。小児期は、どの波も頭皮上の分布は広範囲に広がりやすい。乳幼児（1 歳前〜3 歳頃）は軽睡眠期に持続性の速波が目立つ場合がある。速波は通常前頭部ー中心部優位であるが広汎に及ぶ場合もあり、突発波との区別が困難な場合がある。ベンゾジアゼピン系薬剤や睡眠導入剤の影響で速波の振幅がさらに増大する。

1 覚醒時脳波

▶ 要　点
- 乳幼児の基礎律動は周波数が遅く、高振幅で、広汎に出現しやすい。
- 小児期から若年にかけては、後頭部 α 波に徐波（posterior slow waves of youth）を混じることが多い。
- 鋭い α 波は棘波と間違いやすい。

　成人の後頭部基礎律動（いわゆる α 波）は、開眼により抑制され（α-blocking）、振幅の増大減少（waxing and waning）を認める。これとは別に、中心部に α 波帯域の律動的な波が出現することがあり μ 波という。単極導出では陰性（上向き）にアーチ上の形状をしていることが多い。開眼で減衰しない。

　小児期の基礎律動の特徴を以下に要約する。

- 成人の後頭部 α 波に相当する基礎律動は、乳幼児期には θ 波帯域（4〜7 Hz）であり、10 歳頃に成人と同じ α 帯域（9〜12 Hz）になる（図 J）。
- 分布は、乳児期には広汎であり前頭部優位の場合もある。幼児期から徐々に頭頂部・後頭部が優位となり、小児期以降は成人と同様の後頭部優位がはっきりしてくる。正常小児でも基礎律動が広汎に分布する場合があるが、その場合も頭頂部・後頭部優位である。

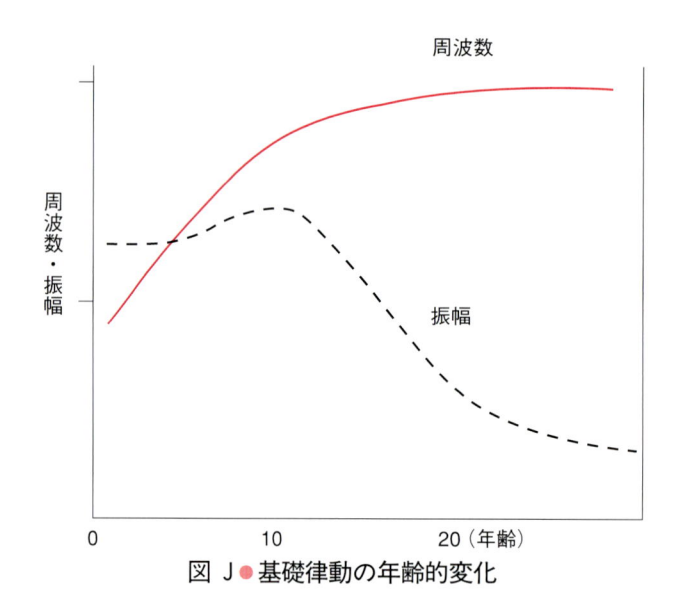

図 J ● 基礎律動の年齢的変化

・基礎律動の振幅は、幼児期から小児期にかけて 100 μV 以上の高振幅となり若年以降は振幅を減じる（図 J）。

・基礎律動は小児期には持続性である。若年になると成人同様に振幅の増大減少（waxing and waning）が明瞭となり、ところどころ途切れるようになる。

・Posterior slow waves of youth（後頭部徐波あるいは後頭部三角波ともいう）：小児期から成人に見られる（8〜14 歳がピーク）。後頭部に高振幅徐波（100 μV 以上、3〜4 Hz）を間欠性に認める。通常単発であり、不規則な形をしている。片側性のことも両側性のこともある。その直前にたまたま鋭い α 波があると棘徐波複合に見えることがあり、突発波と間違いやすい。

［基礎律動の異常の判定］

　①周波数：後頭部基礎律動の正常下限を右に示す。基礎律動の徐波化は、脳機能の軽微な障害を反映する。さらに機能障害が強くなると、基礎律動は見られなくなり、異常な徐波が出現する。

　②振幅の左右差：小児は 50%未満の左右差は正常範囲（右が高い場合が多い）。50%を超える場合は異常と判定し、低振幅側に機能異常があることが推定される。

　③周波数の左右差：1 Hz を超える周波数差は異常と判定する。周波数の遅い側に機能異常があることが推定される。

　④異常な徐波の混入

> ［年齢ごとの後頭部基礎律動の正常下限］
> 1 y　≧ 5 Hz
> 3 y　≧ 6 Hz
> 5 y　≧ 7 Hz
> 8 y　≧ 8 Hz
> 成人 ≧ 9 Hz

乳児

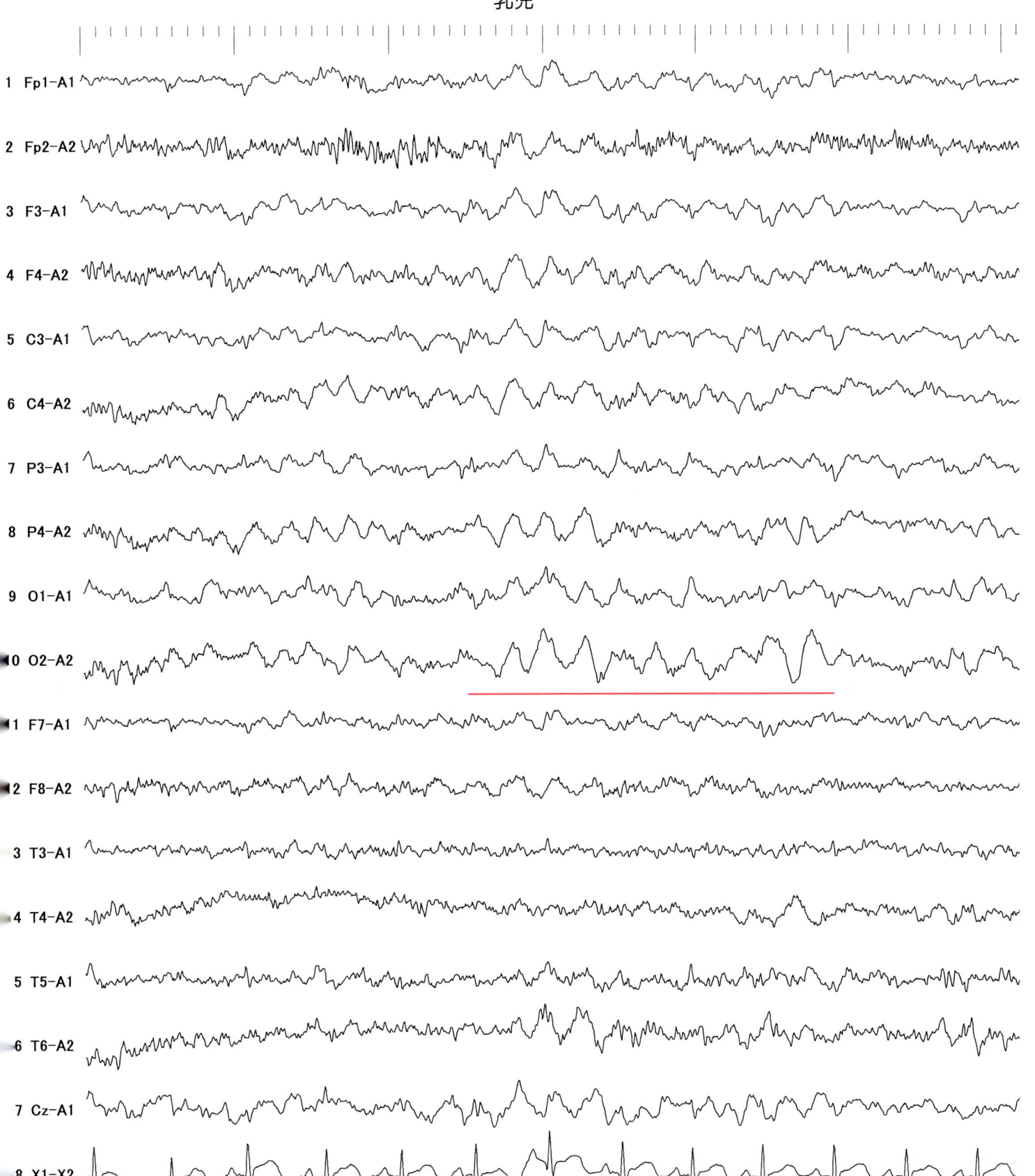

図 1 ● 覚醒時脳波　乳児（7ヵ月、女児）　単極導出法
4〜5Hz の律動的な基礎律動を広汎に認める（—）。わずかに後頭部（O1、O2）が優位である。

幼児

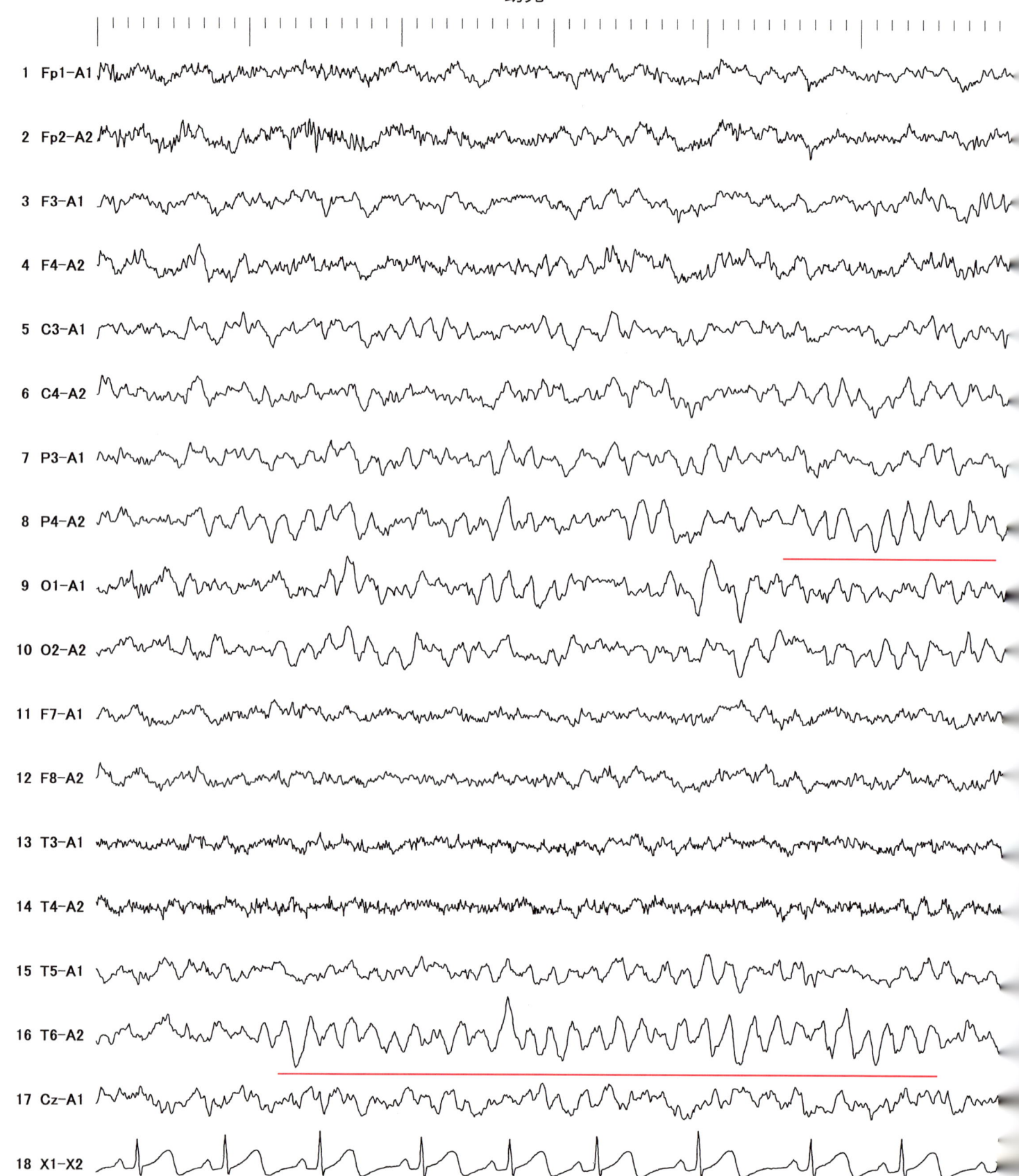

図 2 ● 覚醒時脳波　幼児（2 歳、女児）　単極導出法

7 Hz の基礎律動を両側頭頂部（P 3、P 4）・後頭部（O 1、O 2）優位に認める。頭頂部（P 4）と側頭後部（T 6）は右側の振幅が高い（—）。50％を超えない左右差は生理的である。前頭極部（Fp 1、2）と側頭中部（T 3、4）に細かな筋電図が混入している。

小児

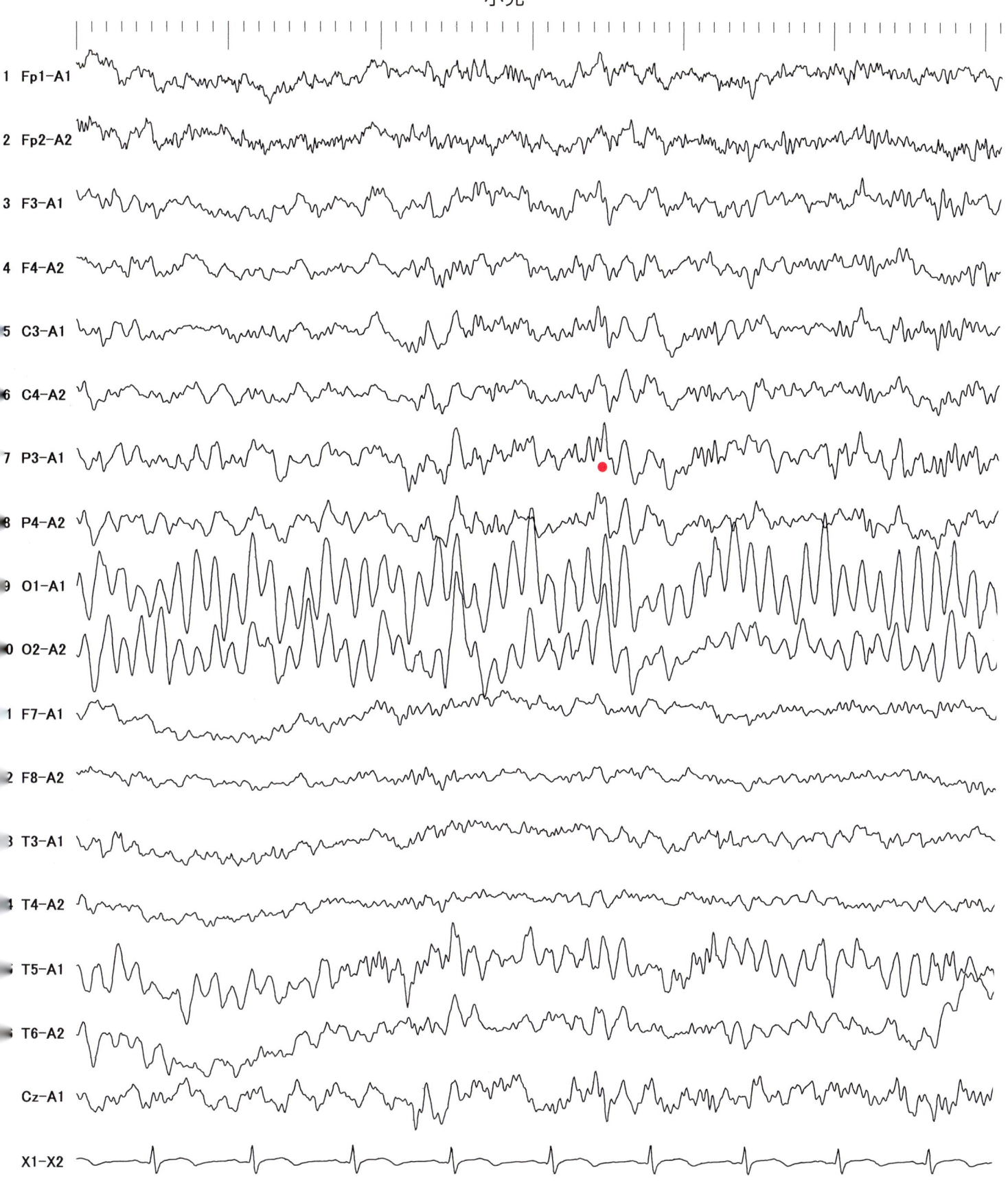

図 3 ● 覚醒時脳波　小児（6 歳、男児）　単極導出法

8 Hz の基礎律動を両側後頭部（O 1、2）に認める。α 波は高振幅で持続性に出現している。α 波は後頭部に限局している。前頭部・中心部には 20〜25 Hz、20〜30 μV の速波を持続的に認める。左頭頂部（P 3）では速波が α 波に重なり、small spike のように見える（●）。周囲の速波と同じリズムであるため突発波ではないことがわかる。

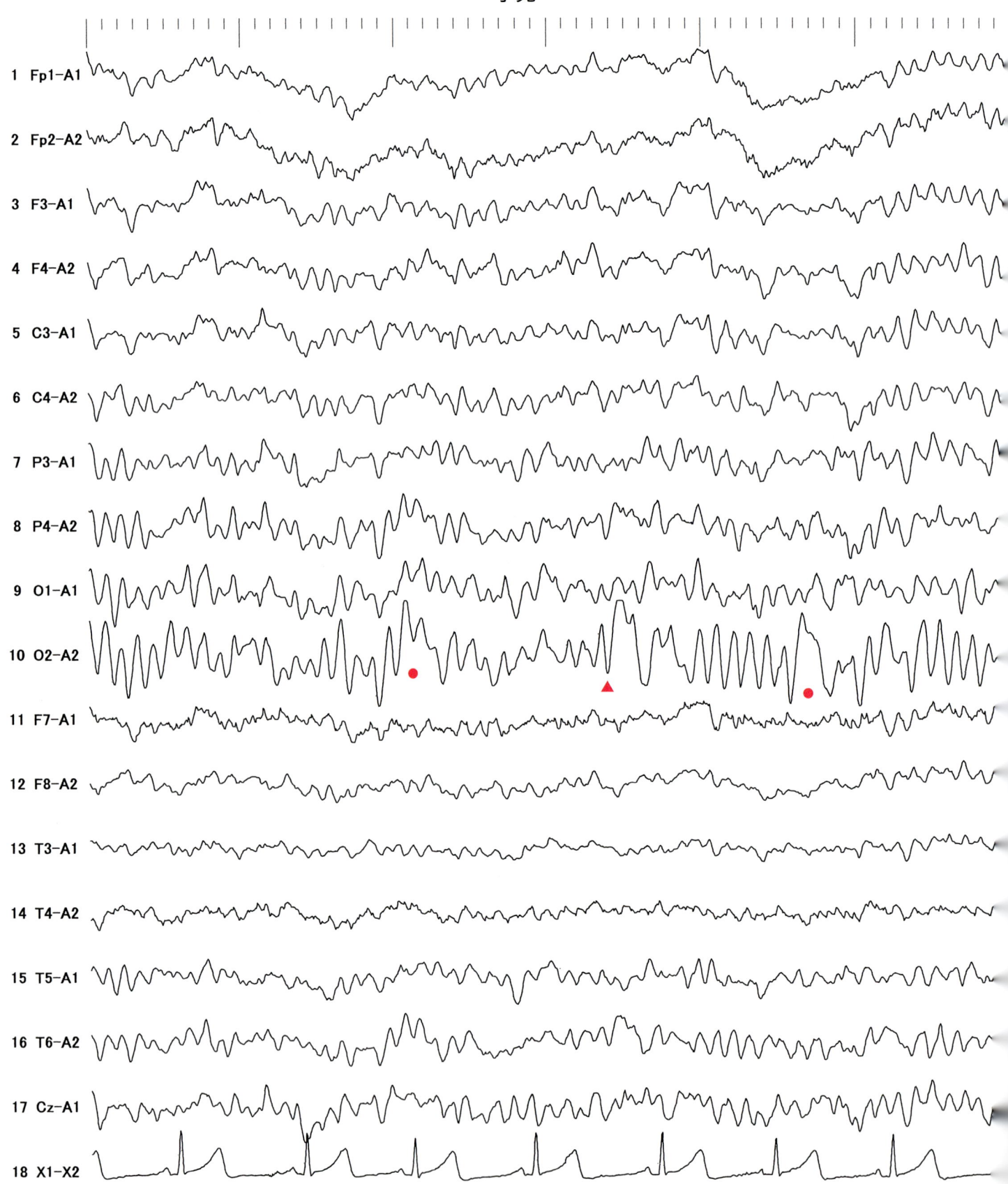

図 4●覚醒時脳波　小児（8 歳、女児）　単極導出法

　9 Hz の基礎律動（α 波）が両側後頭部（O）に見られる。α 波の振幅は右側（O 2）が 50％程度高いが生理的範囲内である。α 波に混じって、高振幅徐波（posterior slow waves of youth）が右後頭部に見られる（●）。鋭い α 波と重なり棘徐波のように見える（▲）。

小児

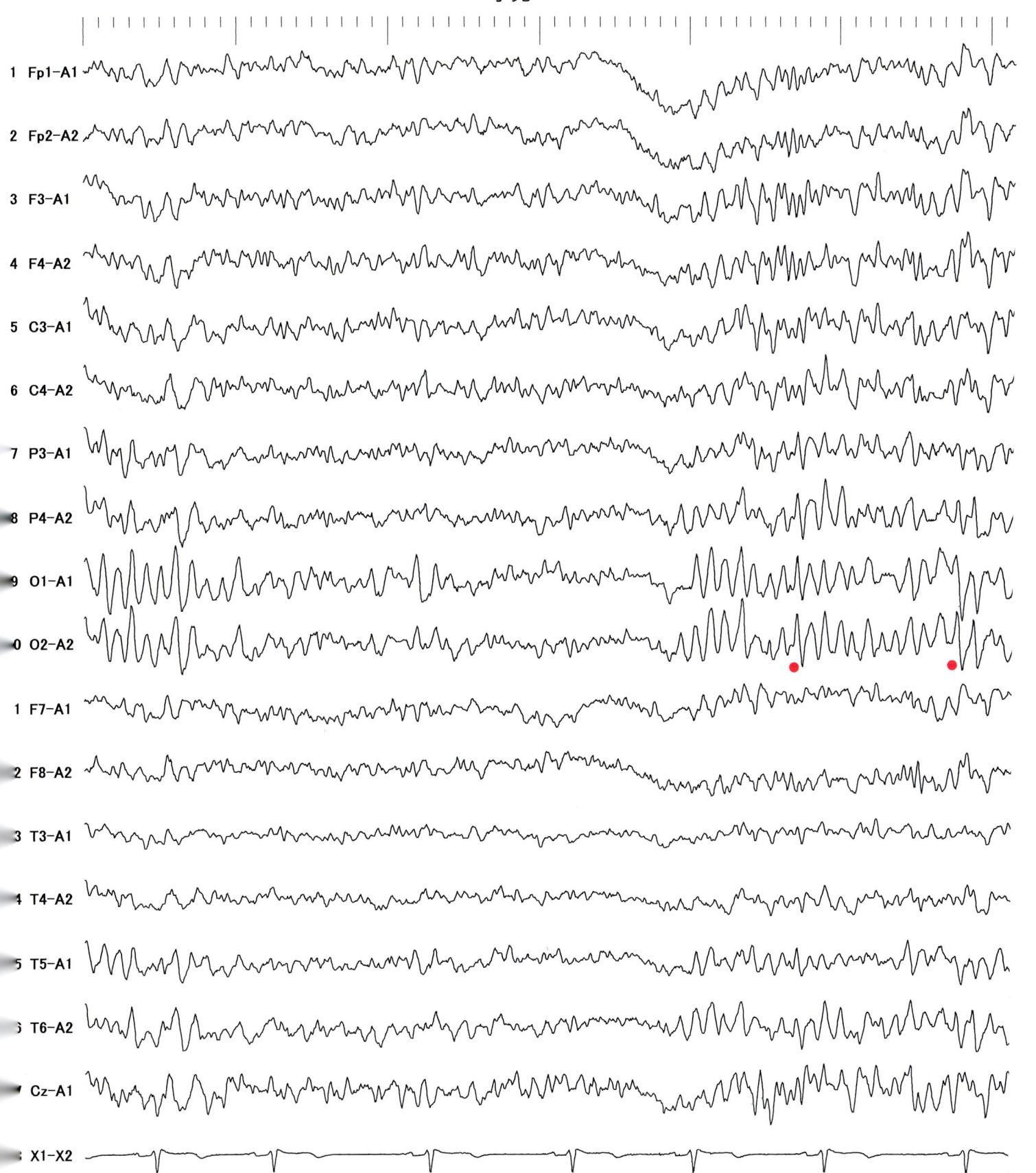

図 5 ● 覚醒時脳波　小児（12歳、男児）　単極導出法

10 Hz の基礎律動（α波）を頭頂部（P 3、4）・後頭部（O 1、2）に認める。振幅の増大減少（waxing and waning）を認める。α波の一部が棘波のように見える（●）。周囲のα波のリズムと同じであるかどうかで区別する。棘波・鋭波は、入眠期ー睡眠 I になるとα波が消失してくるために明瞭となるが、α波であれば消失するので、鑑別しやすい。

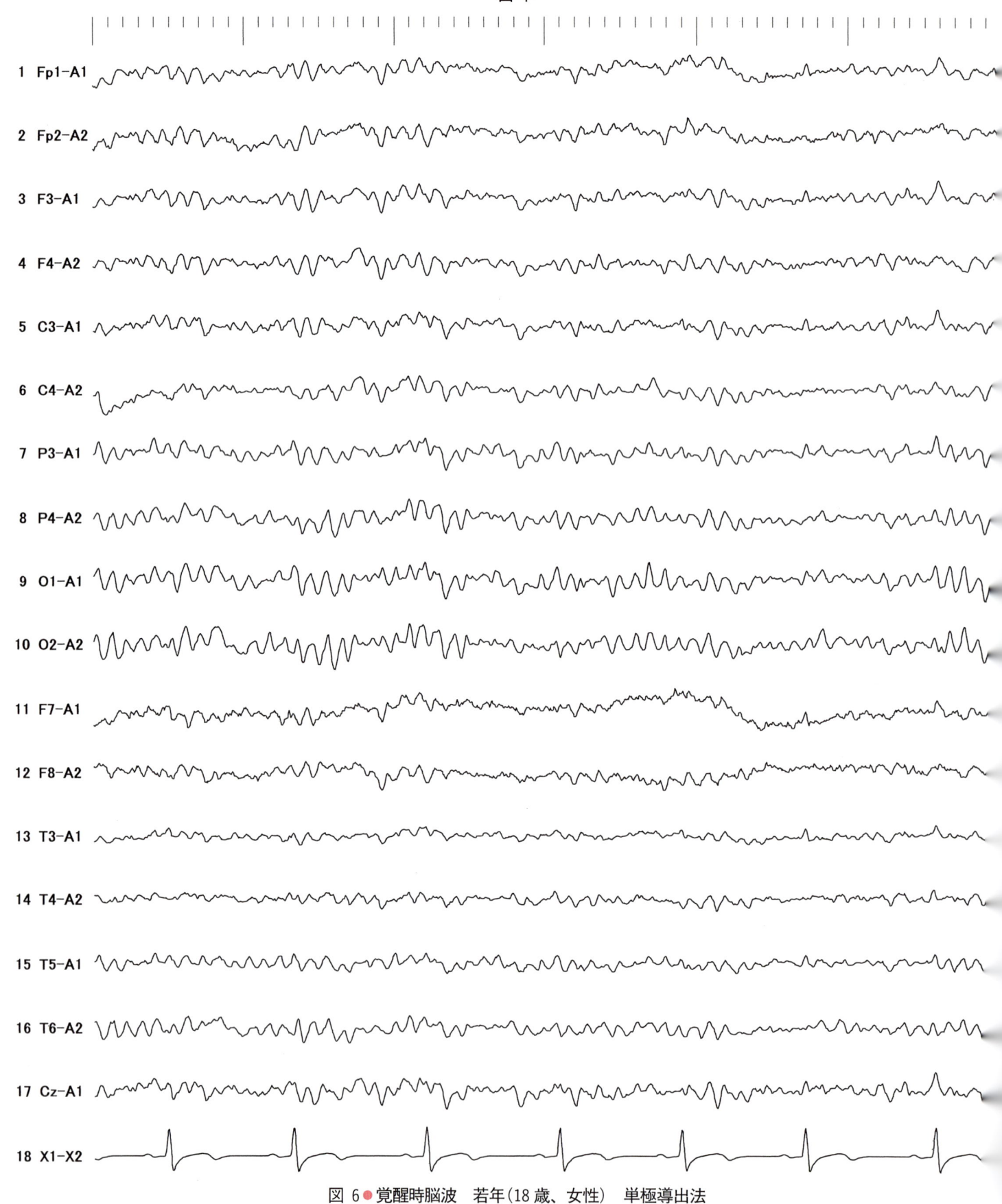

若年

1 Fp1-A1
2 Fp2-A2
3 F3-A1
4 F4-A2
5 C3-A1
6 C4-A2
7 P3-A1
8 P4-A2
9 O1-A1
10 O2-A2
11 F7-A1
12 F8-A2
13 T3-A1
14 T4-A2
15 T5-A1
16 T6-A2
17 Cz-A1
18 X1-X2

図 6 ● 覚醒時脳波　若年（18 歳、女性）　単極導出法

10 Hz の基礎律動を両側後頭部（O 1、2）に認める。小児期に比べ振幅が低下し、徐波の混入は見られない。振幅の増大減少（waxing and waning）を認める。

2 睡眠 stage 1

▶ 要　点

- 乳幼児・小児は入眠期に高振幅徐波群発（入眠期過同期 hypnagogic hypersynchrony）を認める。
- 睡眠 stage 1 では瘤波と陽性後頭鋭波（POSTS）を認める。
- 小児の瘤波は鋭く高振幅で、鋭波と間違いやすい。
- POSTS は、縦連結双極導出法では、棘波と間違いやすい。

　覚醒から入眠期には、後頭部律動波（α波）の周波数がわずかに遅くなり、徐々に出現が断続的となり、ついにはまったく見られなくなる。入眠期から睡眠 stage 1 に特徴的な波は以下の 3 つである。

　①入眠期過同期（hypnagogic hypersynchrony）：乳児期から小児期全般に見られ、ピークは 1〜3 歳である。周波数は乳児期で 2〜4 Hz、それ以降は 4〜6 Hz である。広汎性であるが、頭頂部（P）・後頭部（O）優位が多い。十数秒から数秒程度律動的に持続し、入眠期から stage 1 に頻繁に出現する。

　②陽性後頭鋭波（positive occipital sharp transients；POSTS）：小児期から見られるようになるが、よく見ると幼児にも認める（他の基礎律動が高振幅であることと、陽性であるために気づきにくい）。瘤波や紡錘波のようにすべての小児に見られるわけではないが、意識してみると半数程度に認める。単極導出法では 50 μV 程度の小さな陽性波（下向き）であり、双極導出法の P-O の誘導では陰性（上向き）に明瞭に見える。4〜5 Hz で数個連発することがある。基礎律動の振幅が下がる小児期後半から若年では、双極導出法で POSTS が目立つ場合に棘波と間違うことがある。

　③瘤波（hump、頭蓋頂鋭波 vertex sharp transient）：中心正中部（Cz）・頭頂正中部（Pz）にピークをもち両側中心部（C 3,4）、頭頂部（P 3,4）に広がる二〜三相性の高振幅な波である。小児では前頭部（F 3,4）を含め広汎に広がることが多い。波形は二相性で高振幅（100〜200 μV）である。小児は瘤波が鋭波のように鋭いことや（特に双極導出の場合）、左右差を認めることがある。幼児や小児は瘤波が数個連発することが多い。

参考1　　瘤波と K 複合波

- 瘤波は睡眠 stage 1 で最もよく見られる。
- K 複合波は睡眠 stage 2〜3 で最もよく見られ、波形・分布は瘤波と類似している。K 複合波は瘤波より振幅が大きく、持続時間も長い。三相性である。紡錘波と複合することも多い。音刺激で誘発される。
- 通常の臨床においては両者を区別する必要はない。

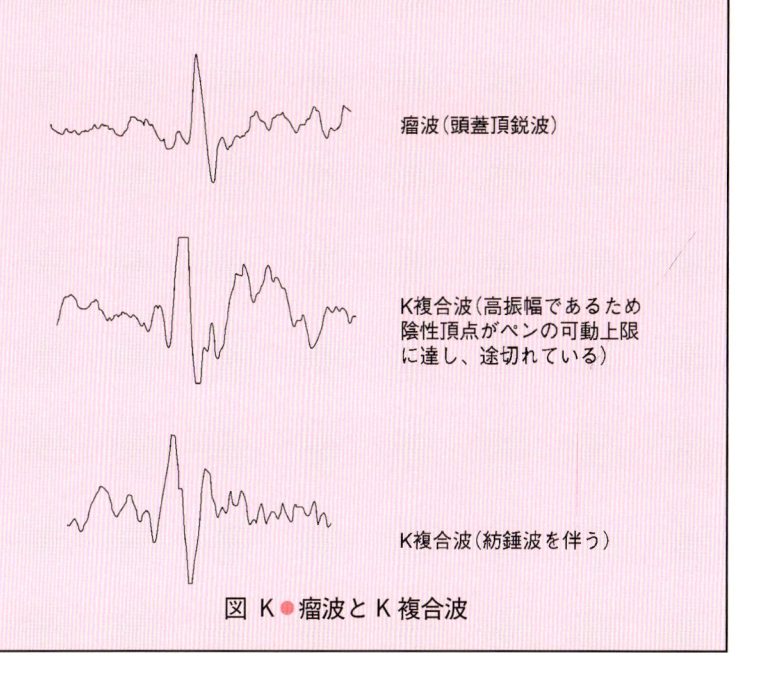

瘤波（頭蓋頂鋭波）

K複合波（高振幅であるため陰性頂点がペンの可動上限に達し、途切れている）

K複合波（紡錘波を伴う）

図 K● 瘤波と K 複合波

入眠期過同期と瘤波

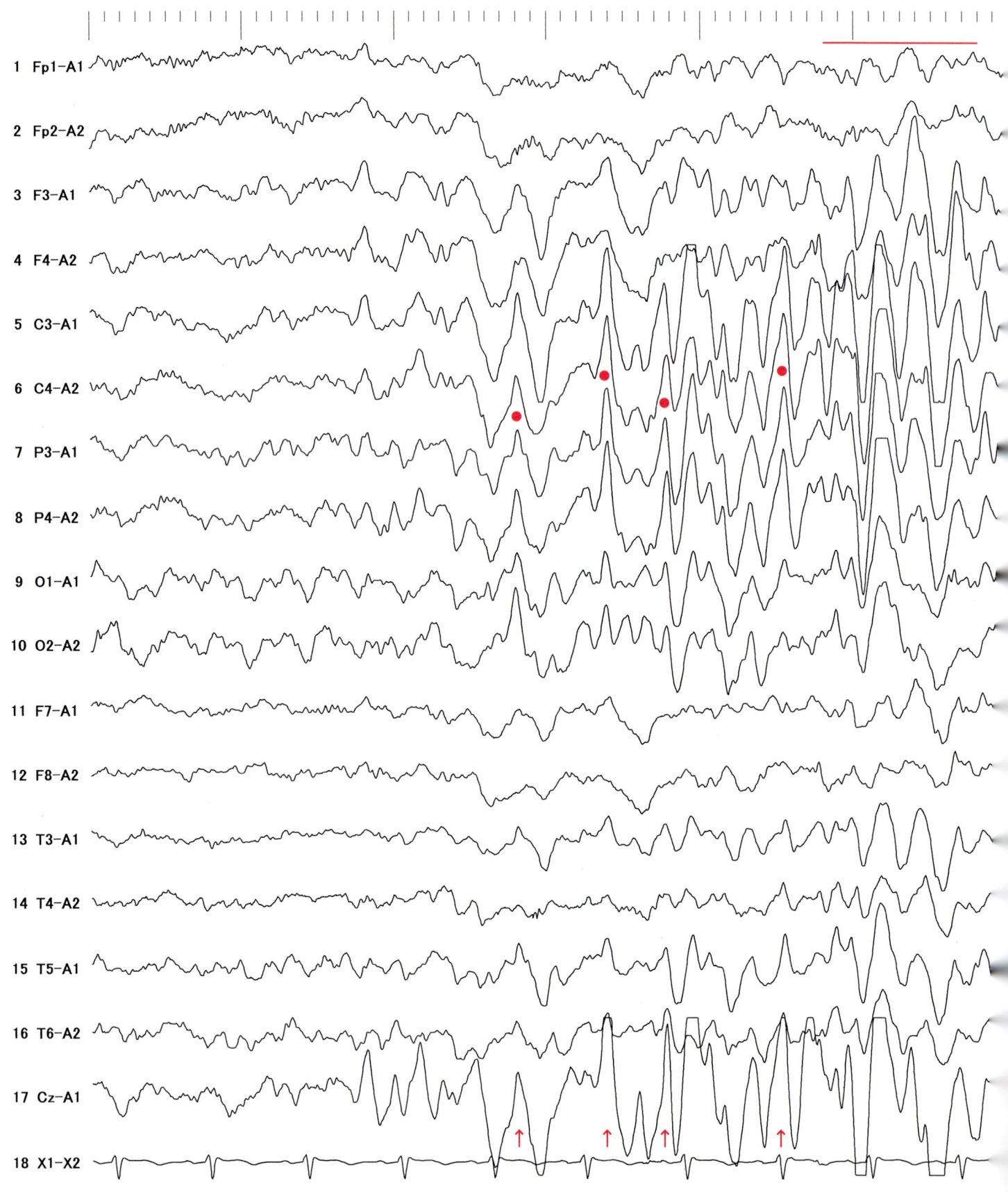

図 7 ● 入眠期　幼児（4 歳、男児）　単極導出法

入眠期過同期（hypnagogic hypersynchrony）を中心部（C 3、4）から頭頂部（P 3、4）優位に認める：4 Hz、150〜300 μV の律動性徐波が約 2 秒持続している（—）。瘤波（●）を認める：中心正中部（Cz）に振幅のピークをもち（↑）、中心部（C 3、4）から前頭部（F 3、4）・頭頂部（P 3、4）に広く分布している。

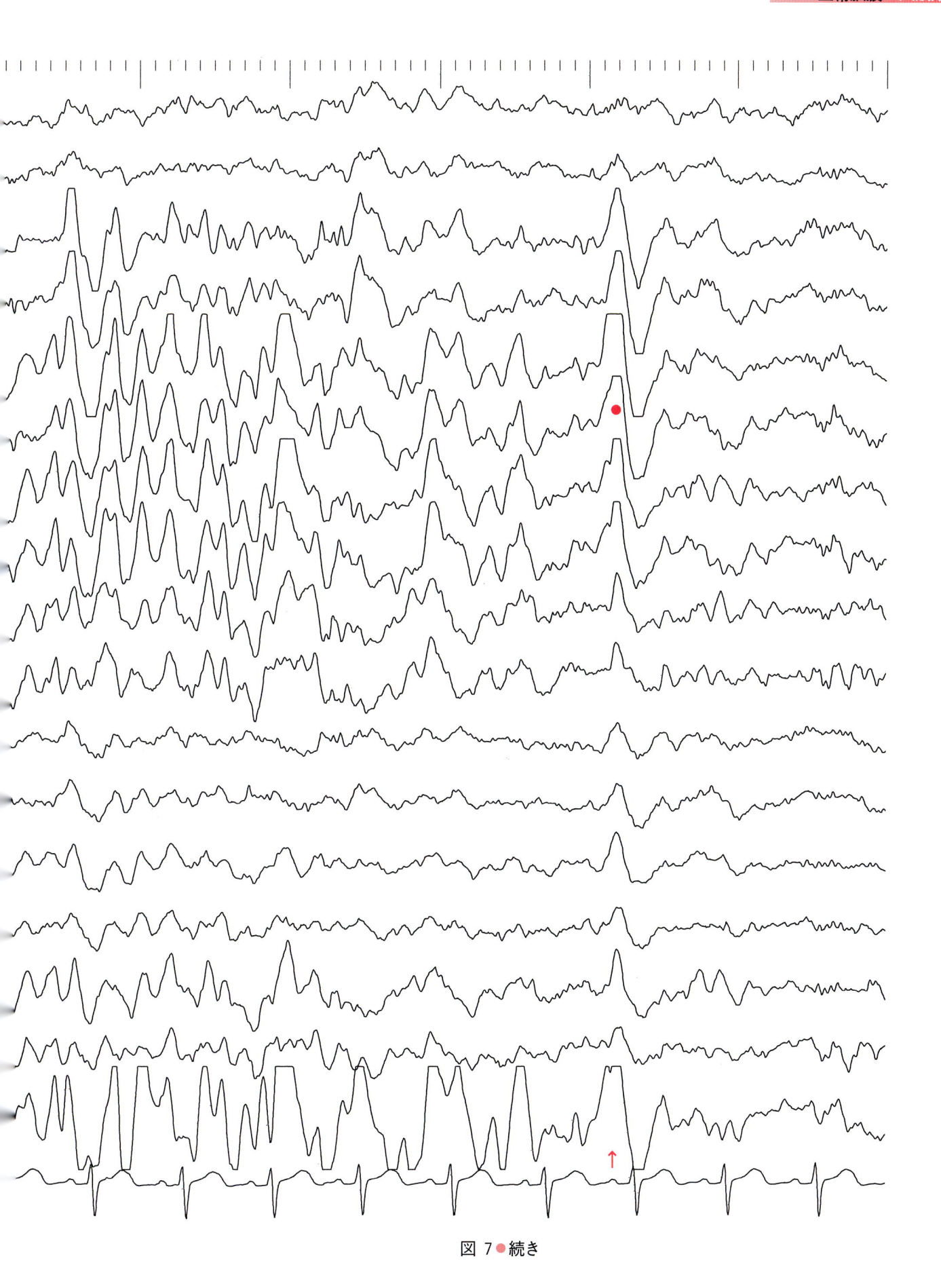

図 7●続き

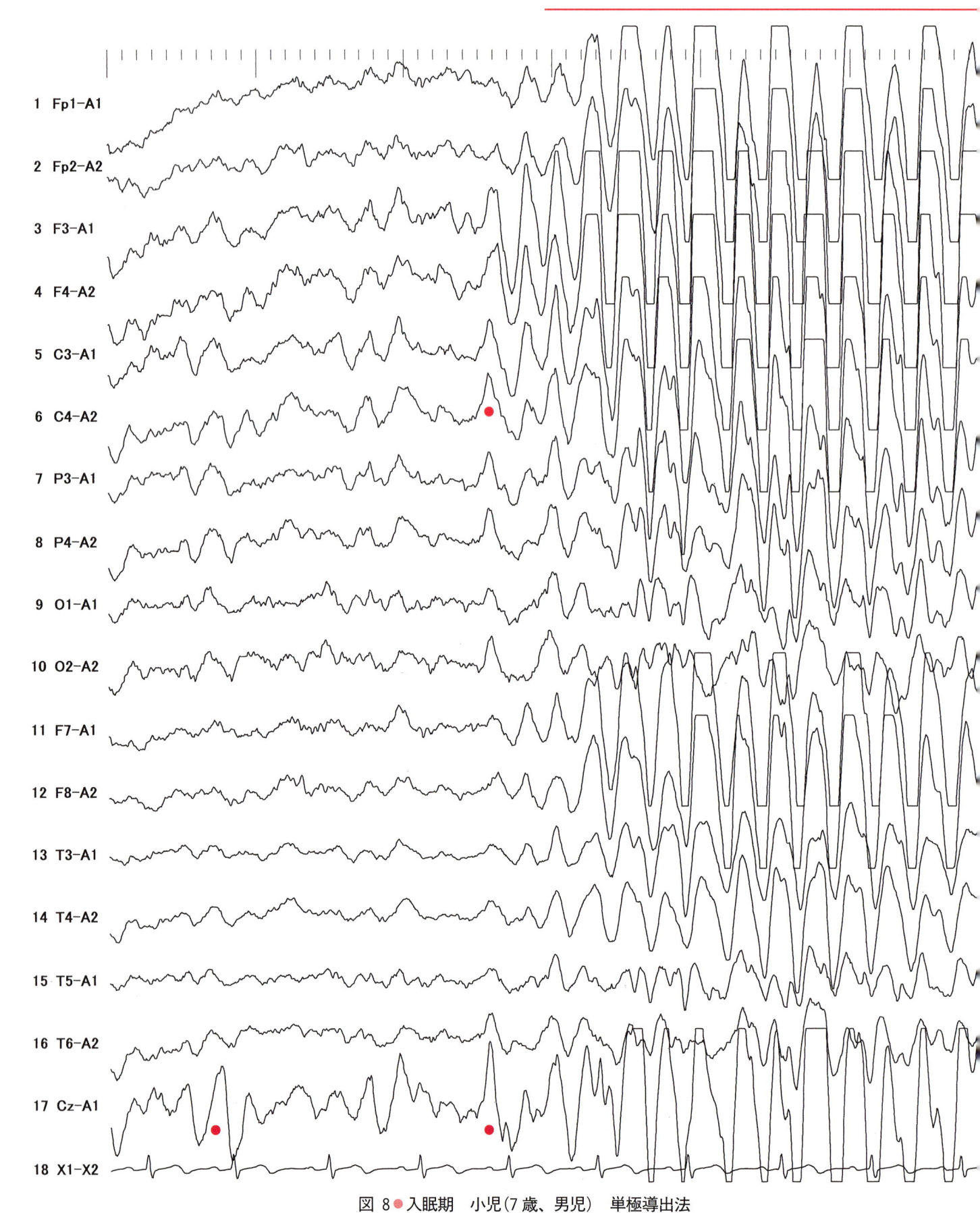

図 8 ● 入眠期　小児（7 歳、男児）　単極導出法

4 Hz、300 μV 以上の律動性徐波群発（入眠期過同期）が約 4 秒持続している（─）。前頭部から頭頂部にかけて広汎に分布している。瘤波（●）と陽性後頭鋭波（positive occipital sharp transients、▲）を認める。

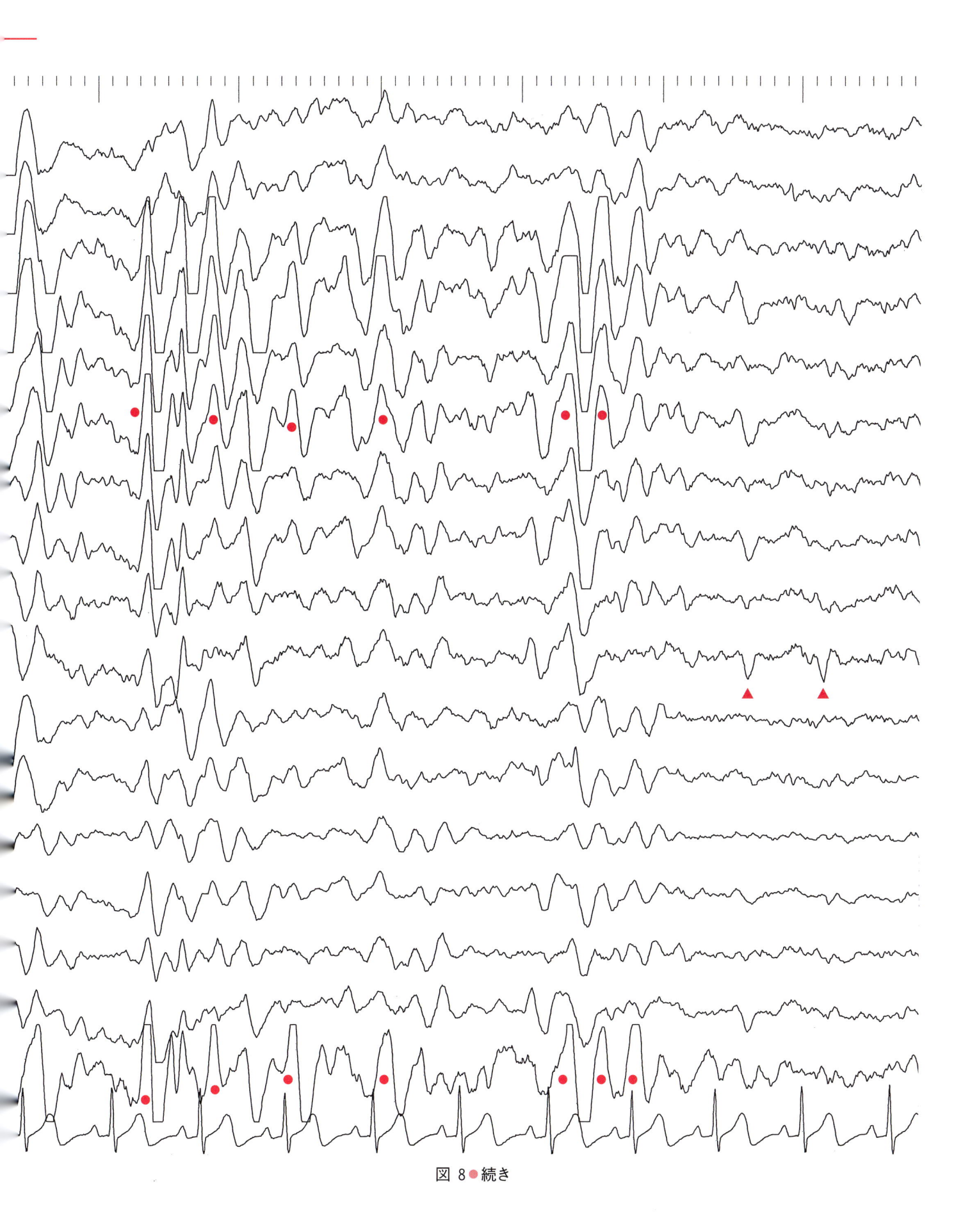

図 8●続き

乳児

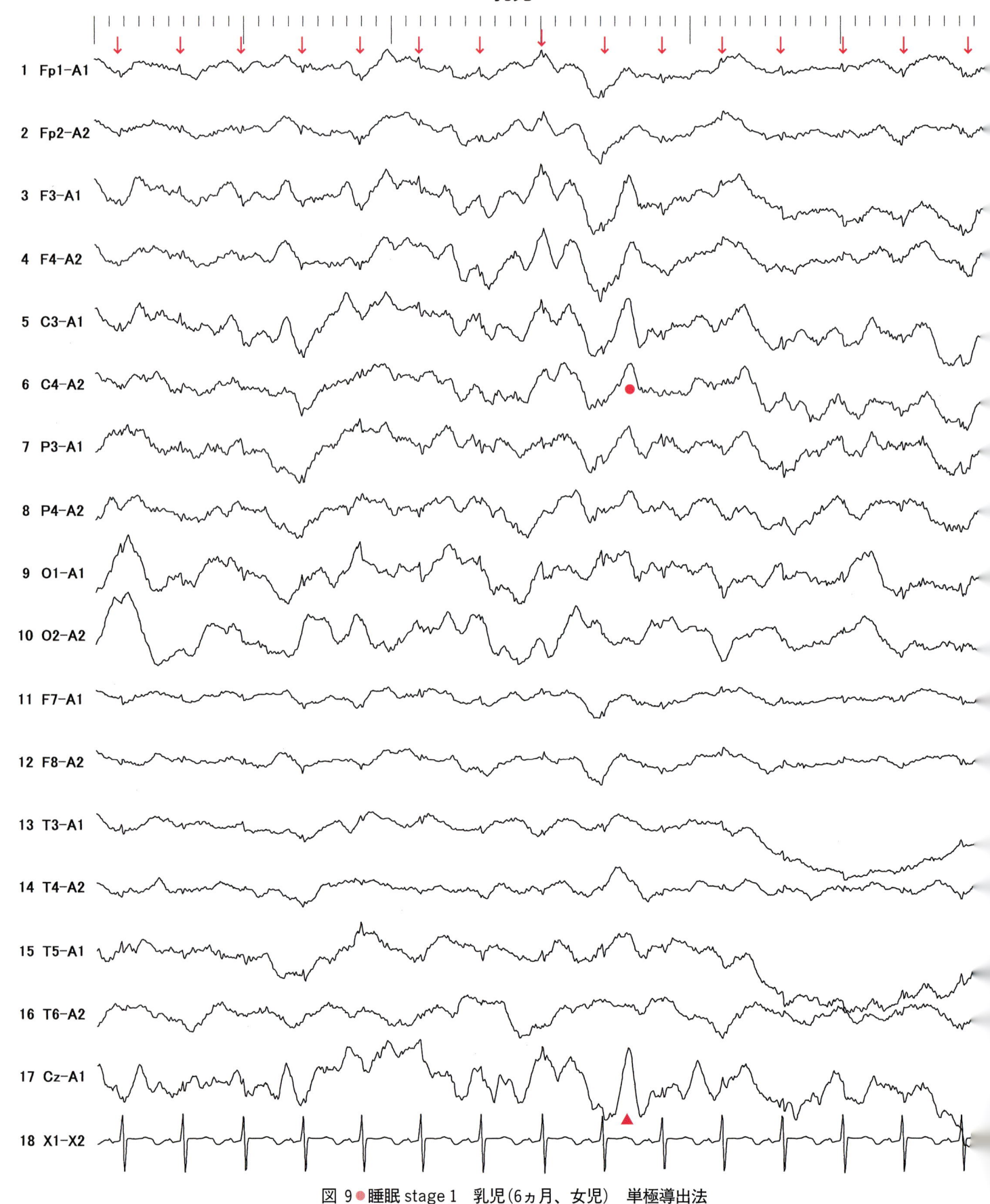

図 9 ● 睡眠 stage 1　乳児(6ヵ月、女児)　単極導出法

瘤波を前頭部(F 3、4)から中心部(C 3、4)・頭頂部(P 3、4)にかけて認める(●)。振幅のピークは中心正中部(Cz、▲)である。その他の基礎律動として、2〜4 Hz、50 μV の δ 波を前頭部から後頭部にかけて認める。なお、非常に小さな棘波様の波が全誘導に規則的に反復している(↓)：心電図と同期しており、心電図が脳波に混入したもの。

幼児　鋭い瘤波

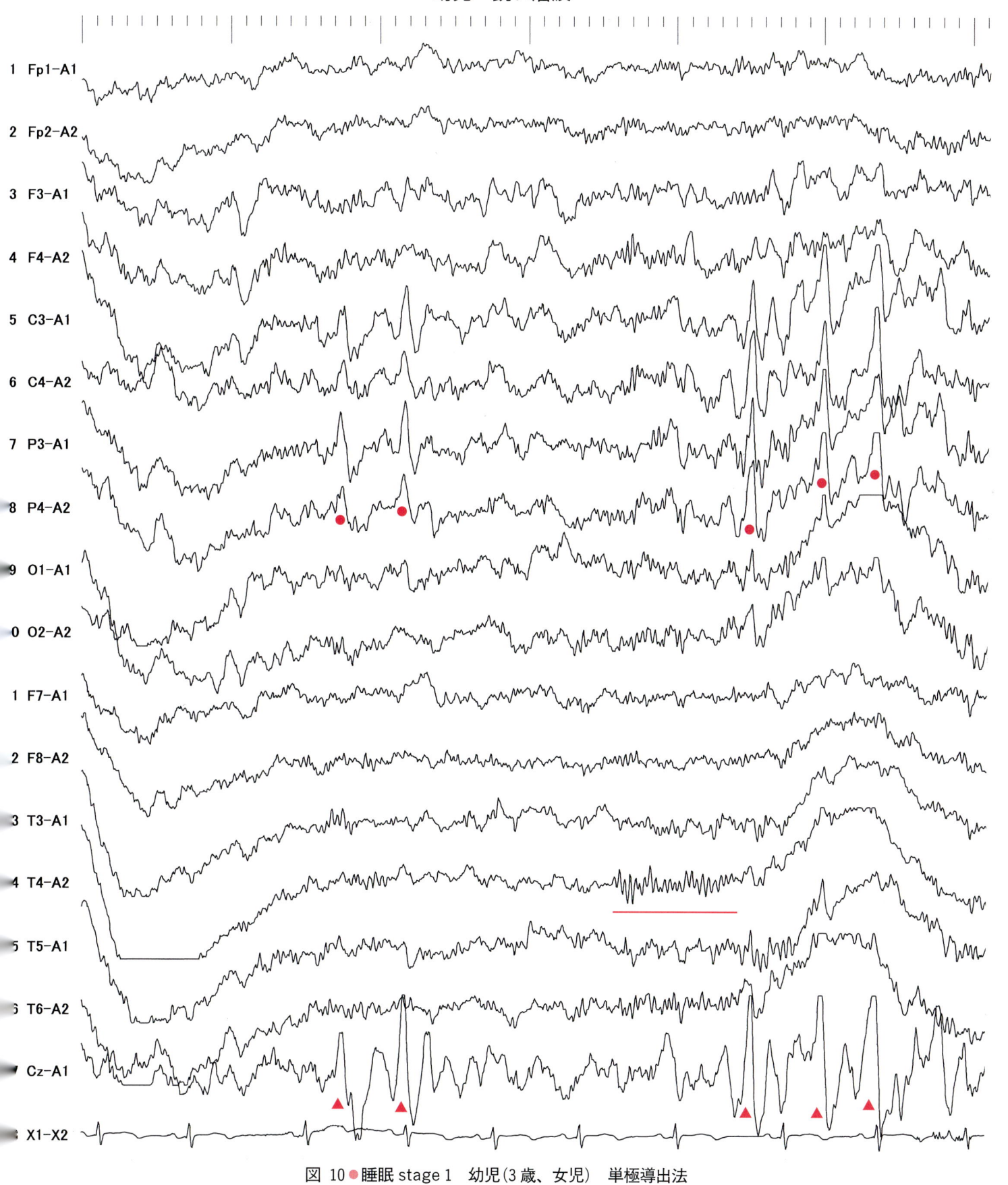

図 10 ● 睡眠 stage 1　幼児（3 歳、女児）　単極導出法

瘤波を中心部（C 3、4）と頭頂部（P 3、4）に対称性に認める（●）。振幅のピークは中心正中部（Cz、▲）である。その他の基礎律動として、50 μV 以下の徐波や速波を認める。本例では、30 Hz 前後の低振幅速波が全誘導にわたって見られる。ところどころ振幅が大きく目立つ（―）が突発性速波ではない。幼児期は軽睡眠期に速波が広汎に持続的に見られることがある。薬剤の影響でさらに高振幅となり、突発波との区別が困難な場合がある。

小児　左右差のある瘤波

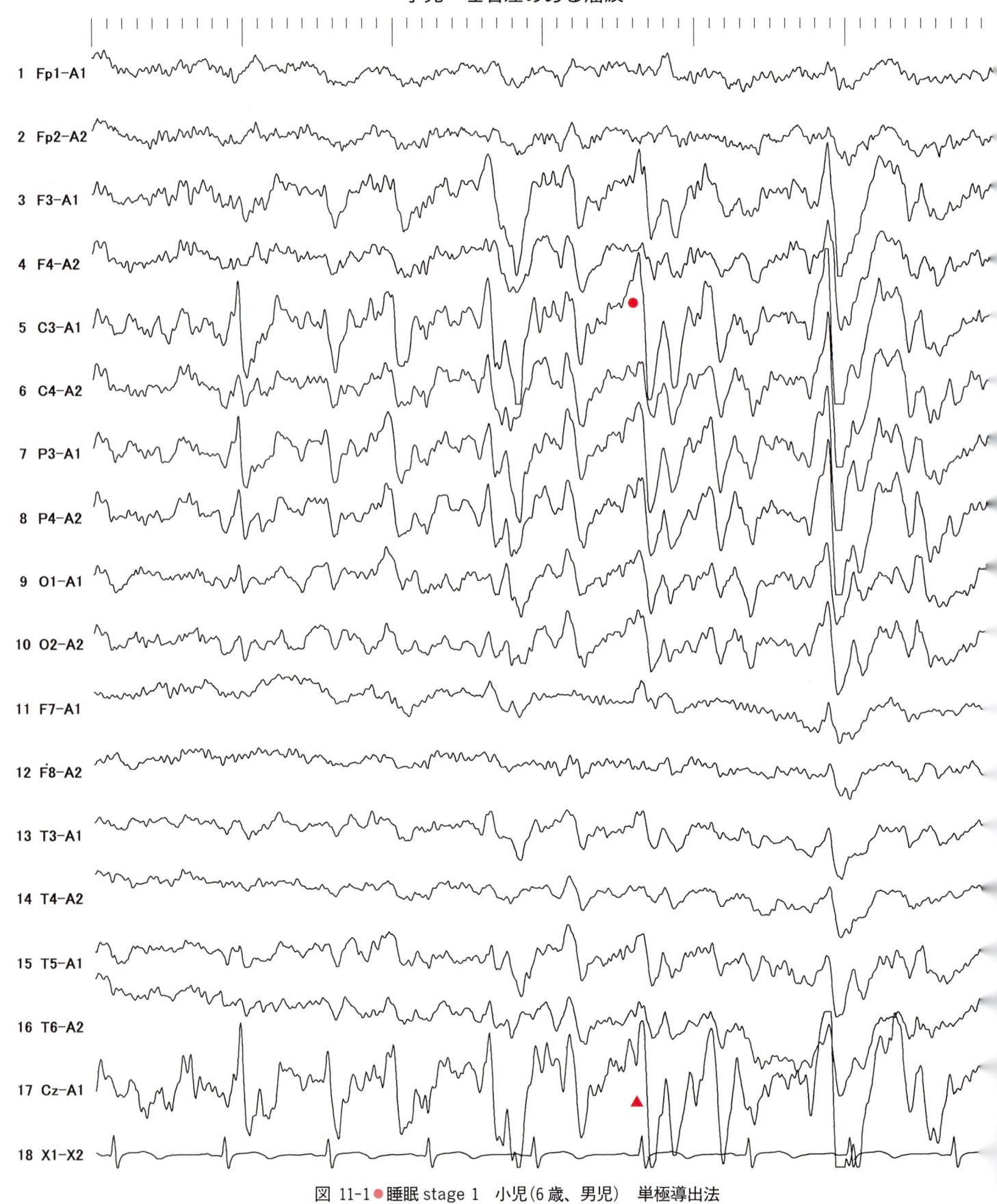

図 11-1●睡眠 stage 1　小児（6歳、男児）　単極導出法

瘤波に振幅の左右差を認める場合がある（●）。左側の振幅が高いが、ピークは中心正中部（Cz）である（▲）。本例の瘤波の多くは左右差なく、他の基礎律動にも左右差がないため病的意義はないと判断した。常に一定の左右差がある場合には、低振幅側の機能障害を疑う必要がある。突発波との区別は、分布（Czがピーク）と波形（二相性）で可能であるが、困難な場合も稀にある。

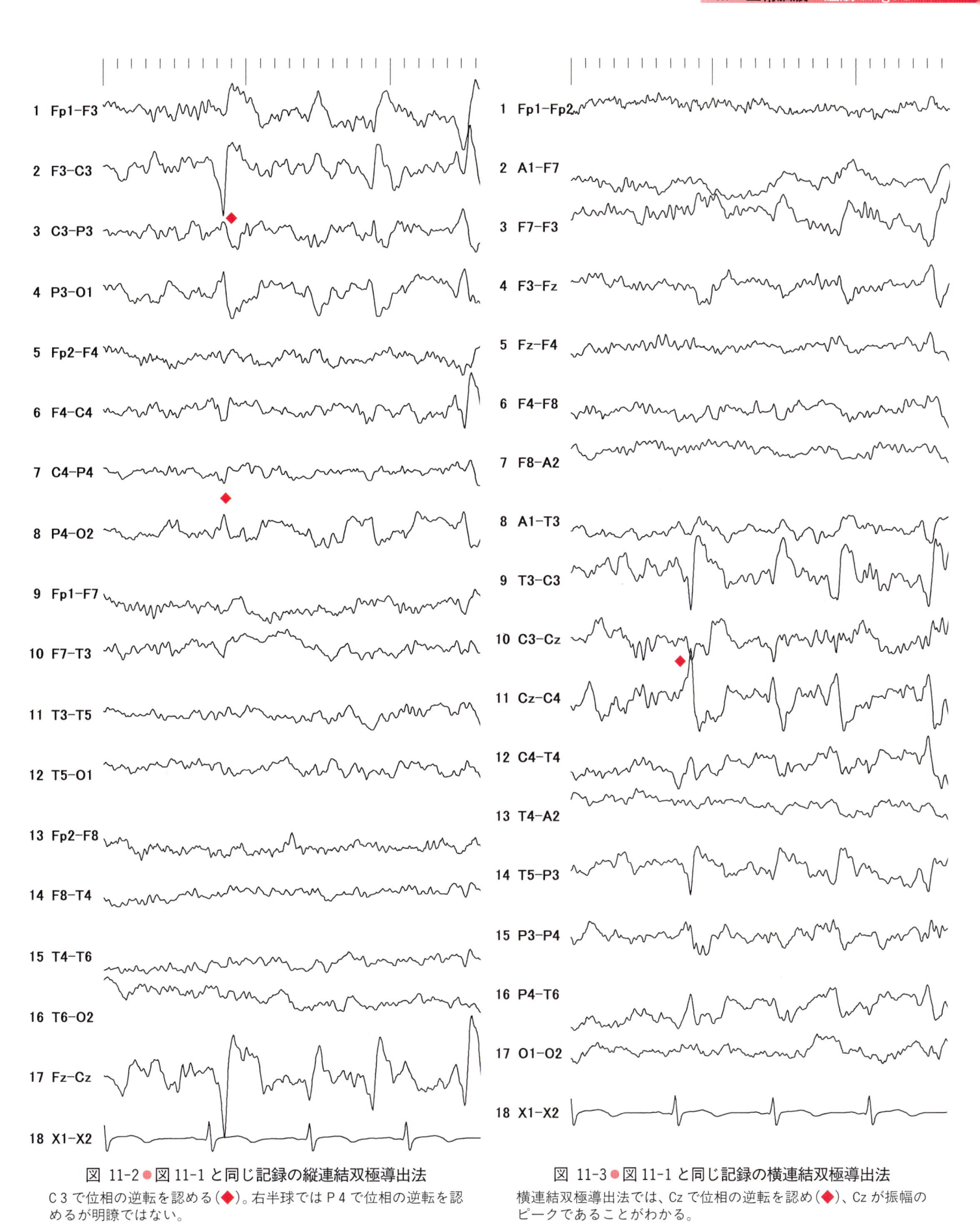

図 11-2 ● 図 11-1 と同じ記録の縦連結双極導出法

C 3 で位相の逆転を認める（◆）。右半球では P 4 で位相の逆転を認めるが明瞭ではない。

図 11-3 ● 図 11-1 と同じ記録の横連結双極導出法

横連結双極導出法では、Cz で位相の逆転を認め（◆）、Cz が振幅のピークであることがわかる。

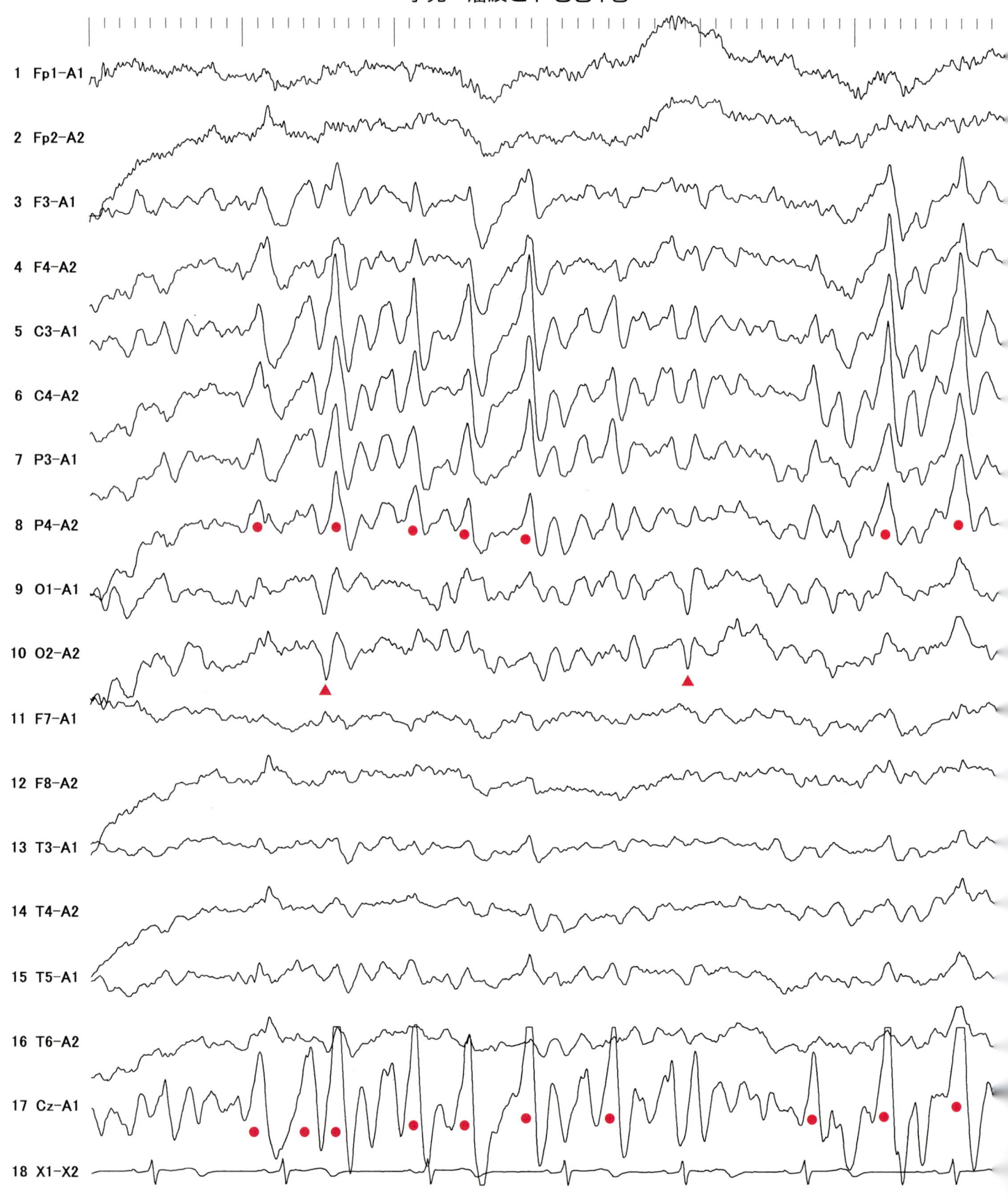

図 12-1 ● 睡眠 stage 1　小児（9歳、男児）　単極導出法

瘤波が連発している（●）。陽性後頭鋭波（positive occipital sharp transients；POSTS）が見られる（▲）。後頭部には瘤波の一部やそれ以外の基礎律動（50μV、5〜6 Hz の θ 波）があるために POSTS は目立たない。

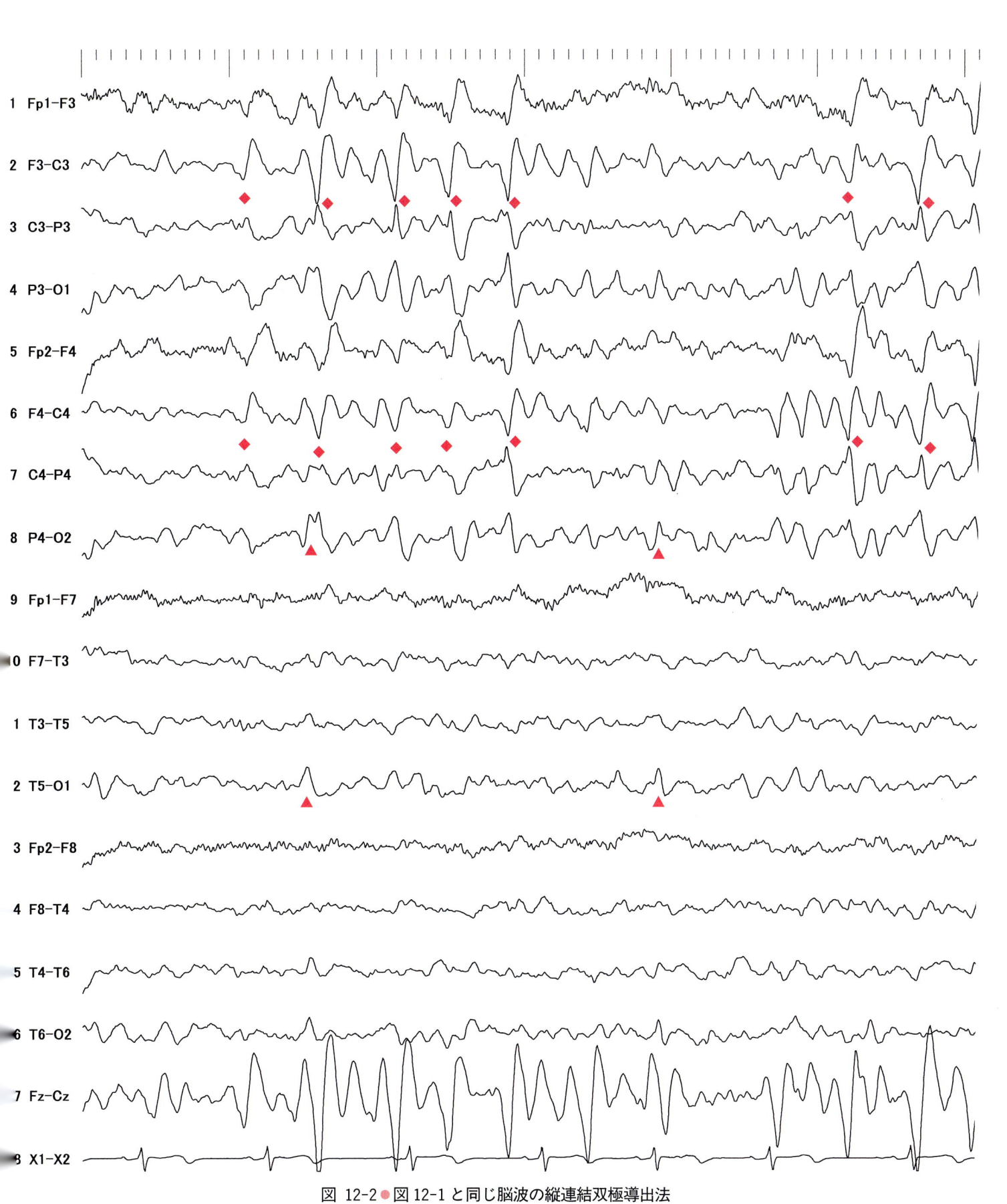

図 12-2 ● 図 12-1 と同じ脳波の縦連結双極導出法

瘤波は左右中心部（C 3、4）で位相の逆転が見られる（◆）。POSTS（▲）は縦連結双極導出法では陰性（上向き）の波として認め、小さな鋭波のように見える。本例では他の基礎律動に混じって目立たない。

小児　瘤波とPOSTS

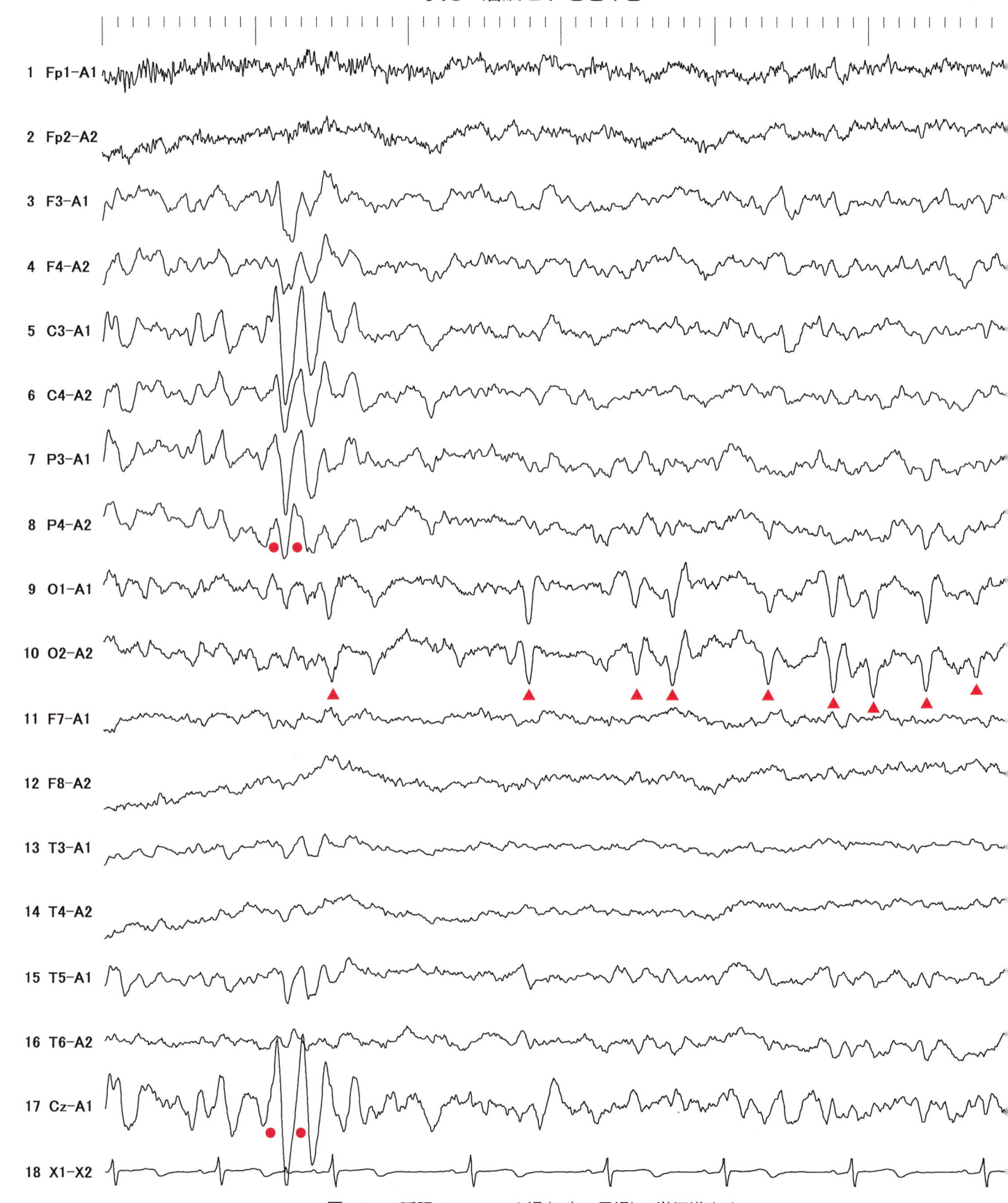

図 13-1●睡眠 stage 1　小児（9 歳、男児）　単極導出法

瘤波（●）と陽性後頭鋭波（POSTS）を認める（▲）。睡眠 stage I に POSTS が頻発する場合がある。この脳波では、ほかに目立った基礎律動が後頭部にないため、POSTS を明瞭に識別できる。瘤波に軽度の左右差を認める。

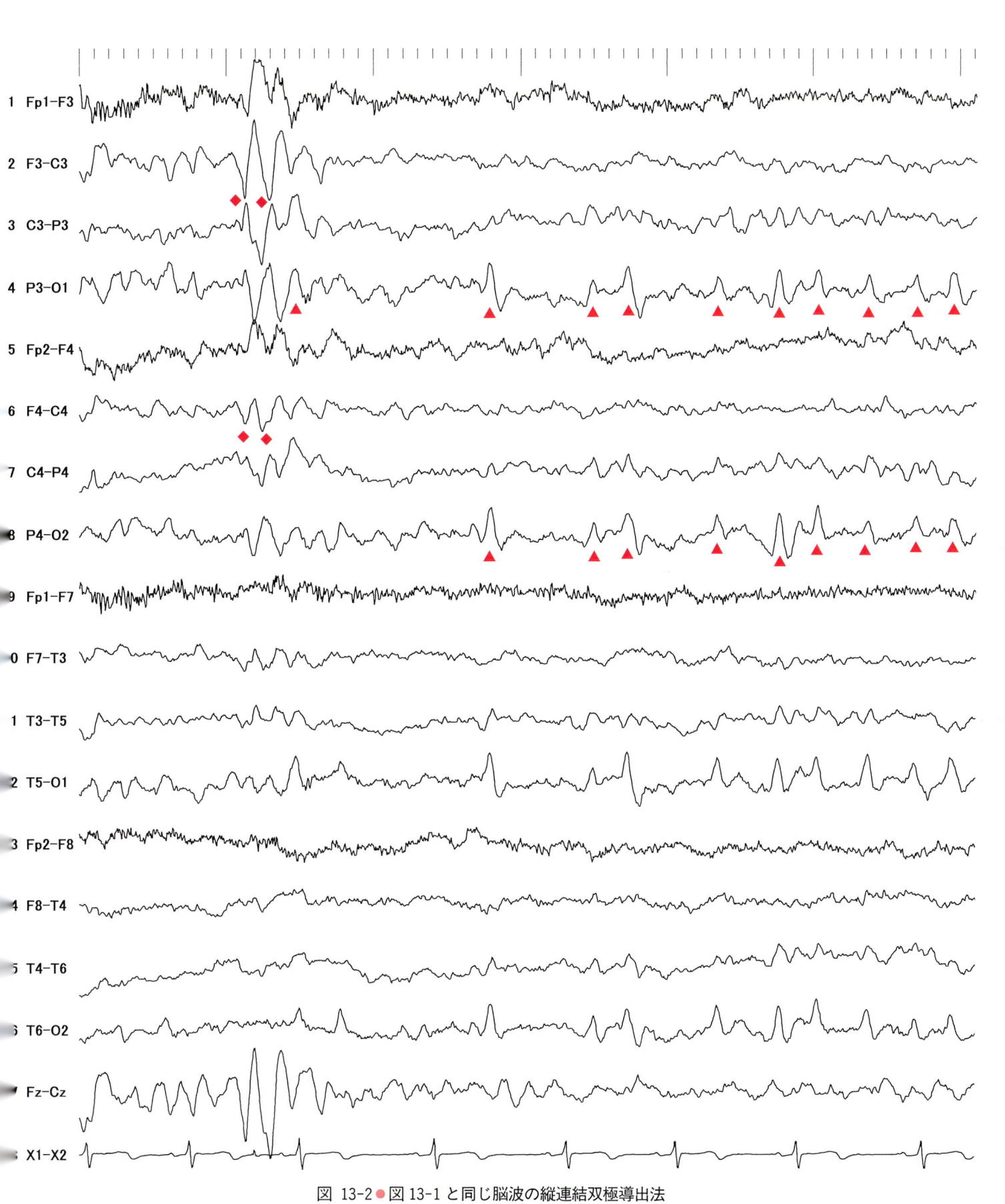

図 13-2 ● 図 13-1 と同じ脳波の縦連結双極導出法

POSTS は縦連結双極導出では陰性の波として認め、棘波のように見えることがある（▲）。POSTS は後頭部に限局する陽性波であるため、双極導出法で描出した場合も位相の逆転を認めない。瘤波は左右中心部（C 3、4）で位相の逆転が見られる（◆）が、右では明瞭ではない。波形と分布から瘤波と判断してよい。

若年

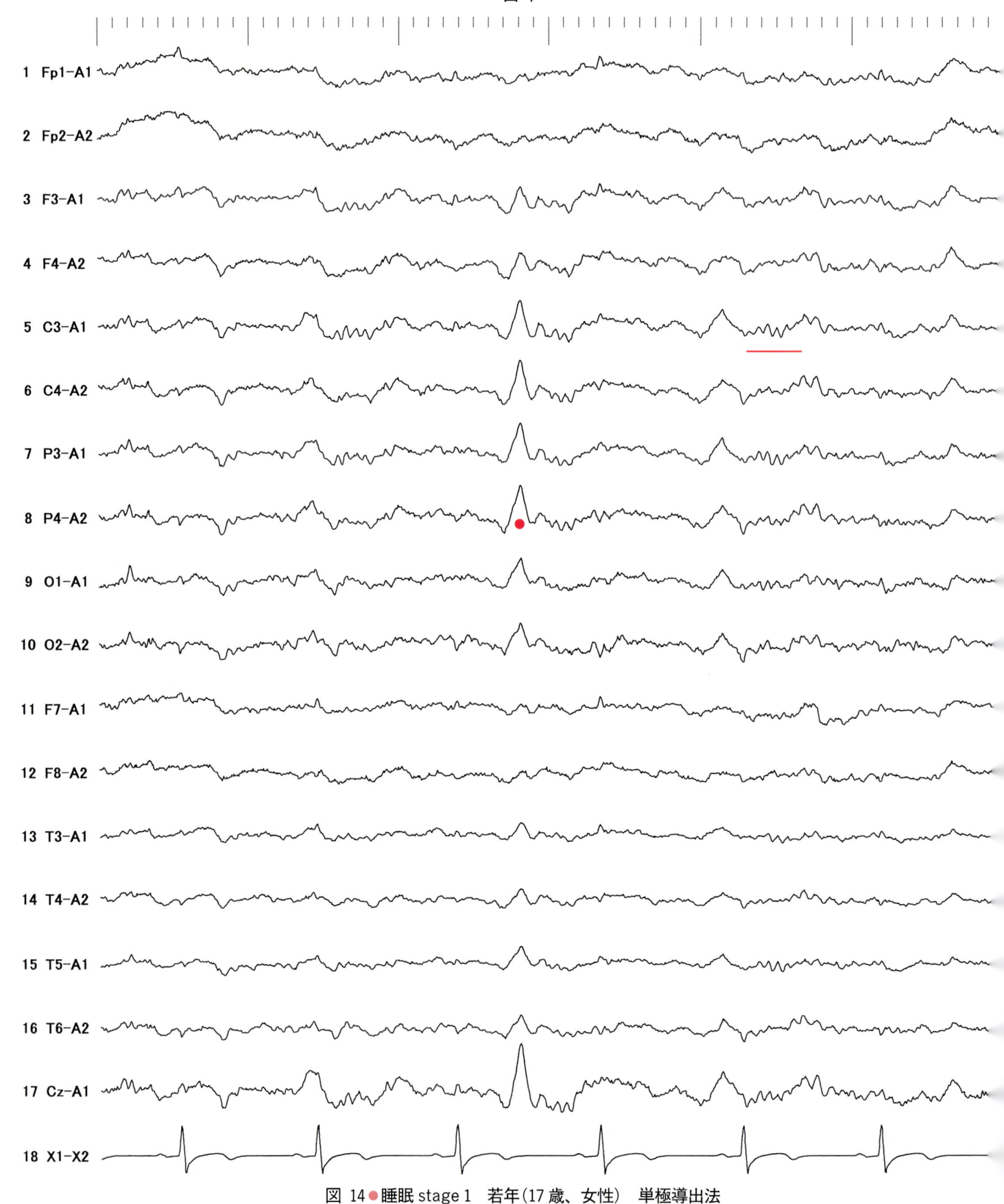

図 14 ● 睡眠 stage 1　若年（17 歳、女性）　単極導出法

　小児期に比べ瘤波は低振幅である（●）。瘤波以外に目立った基礎律動に乏しく単調に見える。14 Hz の低振幅律動波を中心部（C 3、4）・頭頂部（P 3、4）に認めるが持続が 0.5 秒より短く紡錘波ではない（—）。若年になると、すべての基礎律動が低振幅となる。このため成人では、振幅を拡大して脳波表示する場合がある。

3 睡眠 stage 2

▶ 要　点

・睡眠 stage 2 では紡錘波と K 複合波を認める。
・高振幅徐波はないかあっても 20%未満である。
・乳幼児で後頭部・頭頂部に限局する徐波を認めることがあるが生理的である。

　睡眠 stage 2 に特徴的な波は紡錘波と K 複合波である。瘤波はこの stage では、高振幅となり K 複合波となるが、厳密に分ける必要はない(19 頁**参考 1**)。2 Hz 以下の高振幅徐波はないかあっても脳波に占める割合は 20%未満と定義される。陽性後頭鋭波(positive occipital sharp transients；POSTS)は見られることはあるが、この stage には減少する。

　①紡錘波(sleep spindle)：14 Hz 前後の規則的な速波が前頭部・中心部・頭頂部優位に 0.5 秒〜数秒持続する。乳児期は左右交代性に出現することが多い。1 歳以降は左右同期する。幼児期・小児期の紡錘波は高振幅である。睡眠が深くなると前頭部優位の 10〜12 Hz の紡錘波も見られるようになる。

　②K 複合波(K complex)：瘤波に類似するが、高振幅で持続が長い。しばしば後に紡錘波を伴う。中心正中部(Cz)にピークをもち両側中心部(C)・頭頂部(P)に広がる。覚醒しないような小さな音刺激で誘発される。

　③乳幼児期に後頭部・頭頂部に限局する徐波を認めることがあるが著しい場合を除いて生理的である[1]。

● 診療のポイント 1　[初発発作の解釈と治療]

　発熱などの誘因がなく生じた初発発作の再発率は概ね 50%である。約半数は再発しない(てんかんではない)ので、無投薬でみてゆくことが基本であろう。再発のハイリスクとして、神経学的異常(知的障害や運動麻痺、脳障害の既往)、脳波異常、睡眠中の発作、発作の家族歴、部分発作、熱性けいれんの既往などが報告されている[2]。再発が高率であると考えられる場合や、発作症状(危険な発作)、患者・家族の考え方によっては、初発発作後に治療を開始する場合もあり得る。

　再発リスクとしての脳波所見を検討した Shinnar らの報告を紹介する[2]。神経学的異常のない小児では、脳波異常を認めた場合の 5 年以内の発作再発率(59%)は、脳波異常を認めない場合の再発率(32%)より高率であった。棘波や棘徐波などのてんかん性異常の場合は、徐波に比べ、再発率が高率であった(それぞれ約 60%と約 40%)。神経学的異常のある小児の場合は、発作再発率が 68%と非常に高率であり、脳波異常の有無では再発率に差はなかった。重要なことは、発作症状と脳波所見から中心側頭部に棘波を示す良性小児てんかん(BECTS)と後頭部に突発波をもつ小児てんかんの早期発症型(Panayiotopoulos type)と診断した場合は、すぐには投薬する必要がないことである。これらは、再発しないことも多く、仮に再発しても回数は概して少なく、夜間のみであることが多く、長期予後が極めて良好であるからである。これらを説明すると家族はとても安心する。一方、発作症状や脳波所見から予後が推定できる特異的なてんかん症候群は 30%程度で多くはないので、それ以外は一般的な再発率や予後予測で判断せざるを得ない。

■ 文　献

1) Slater GE, Torres F：Frequency-amplitude gradient. Arch Neurol 36：465-470, 1979.
2) Shinnar S, Berg AT, Moshe SL, et al：The risk of seizure recurrence after first unprovoked afebrile seizure in childhood；an extended follow-up. Pediatrics 98：216-225, 1996.

乳児　紡錘波

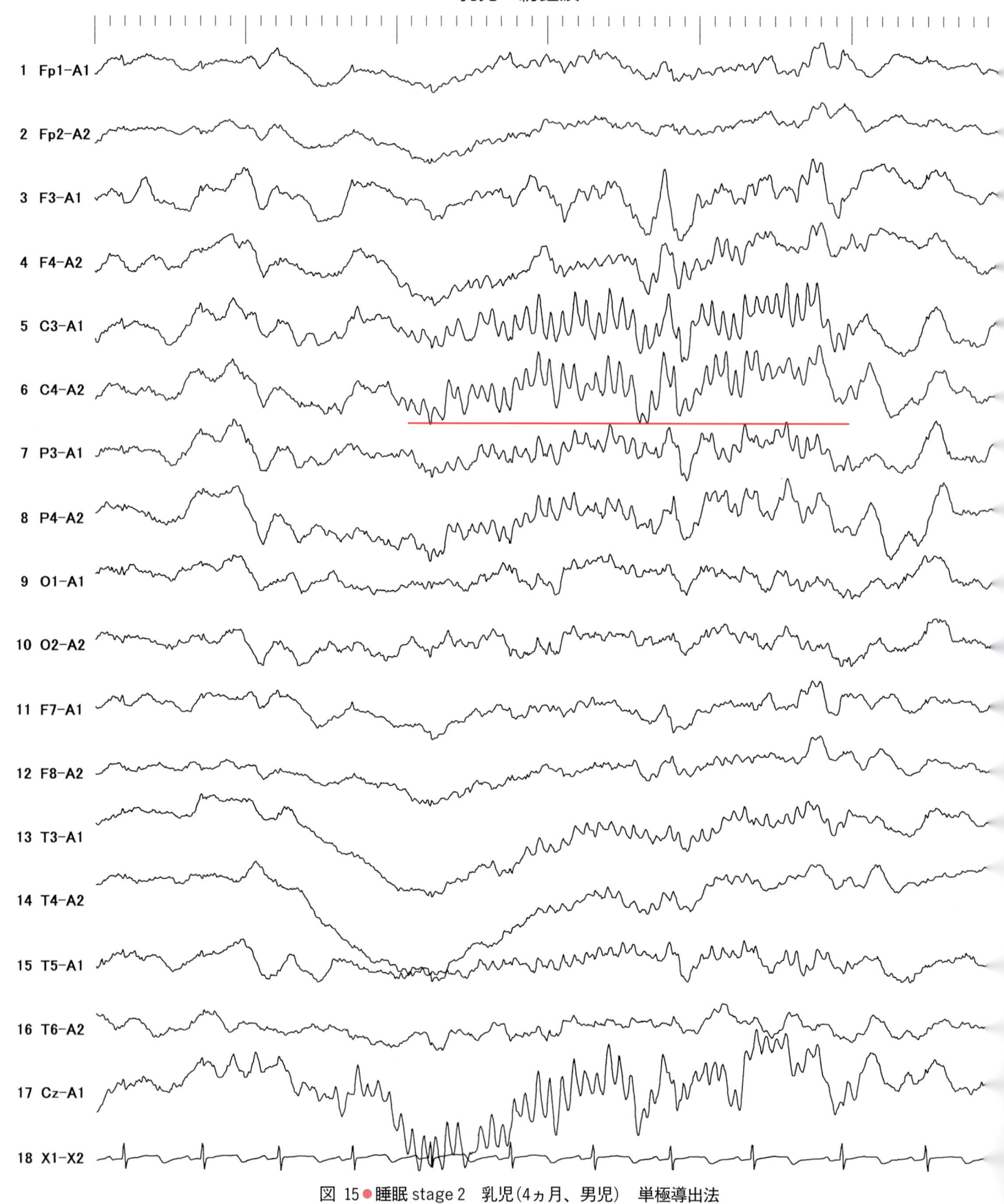

図 15 ●睡眠 stage 2　乳児（4ヵ月、男児）　単極導出法
13〜14 Hz の紡錘波が左右の中心部（C 3、4）・頭頂部（P 3、4）に同期して見られる（—）。持続は約 3 秒である。

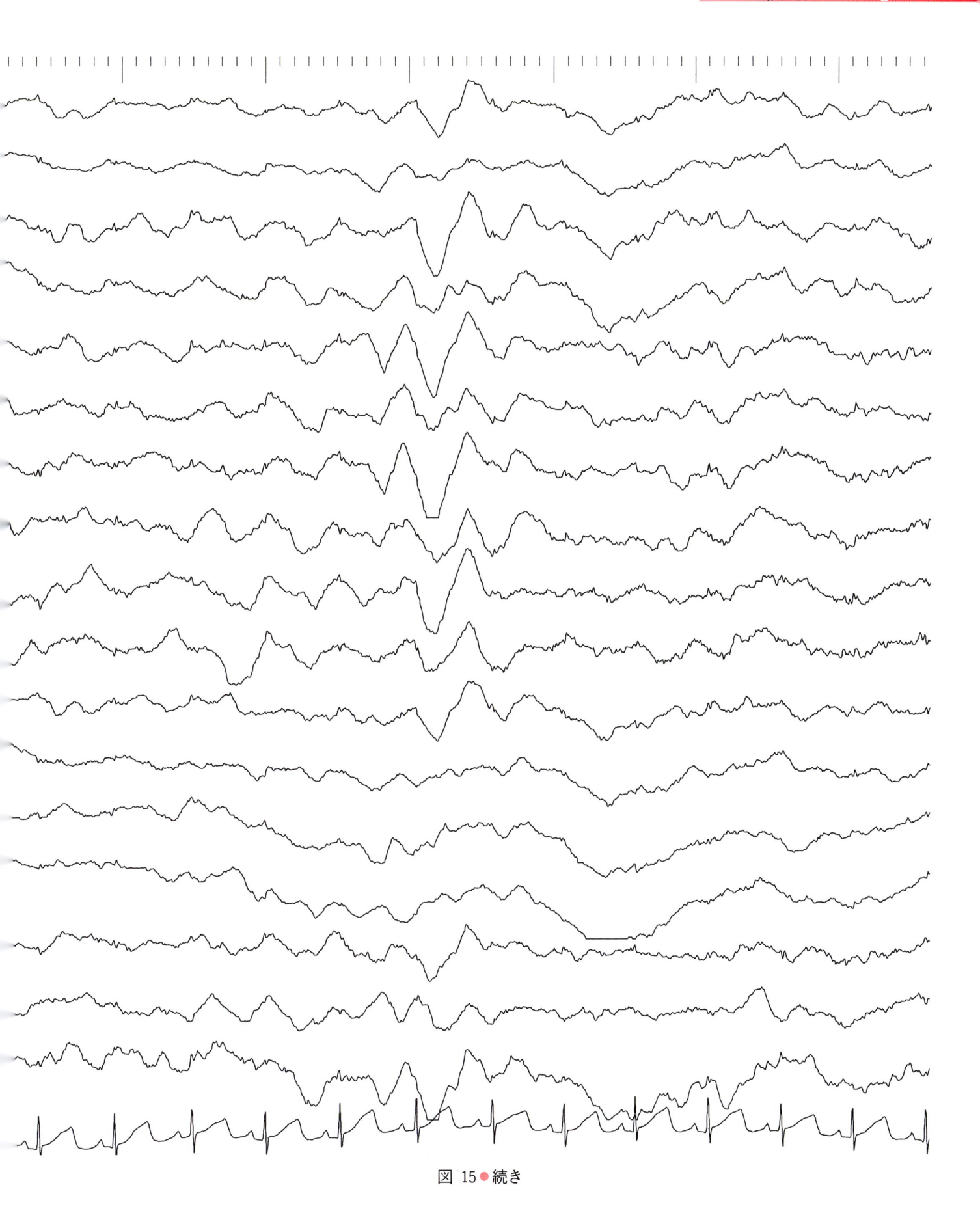

図 15 ● 続き

乳児　交代性の紡錘波

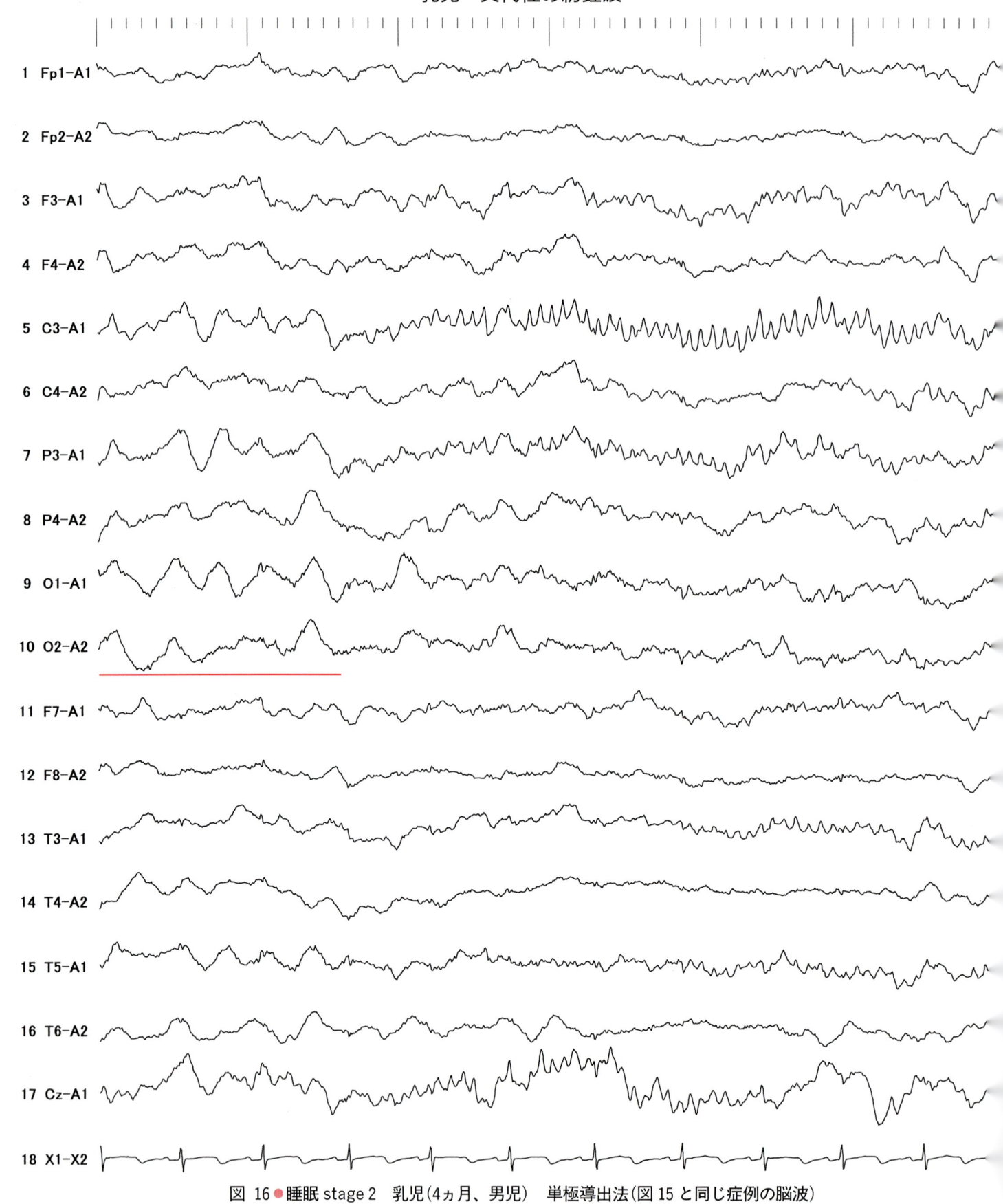

図 16 ● 睡眠 stage 2　乳児（4ヵ月、男児）　単極導出法（図 15 と同じ症例の脳波）

13 Hz の紡錘波を交代性に認める：左中心部（C 3）の紡錘波が消失しかけたところで、右中心部（C 4）に紡錘波が出現している。両側後頭部優位の不規則な徐波（3 Hz、100 μV）を間欠的に認めるが、生理的範囲である（—）。

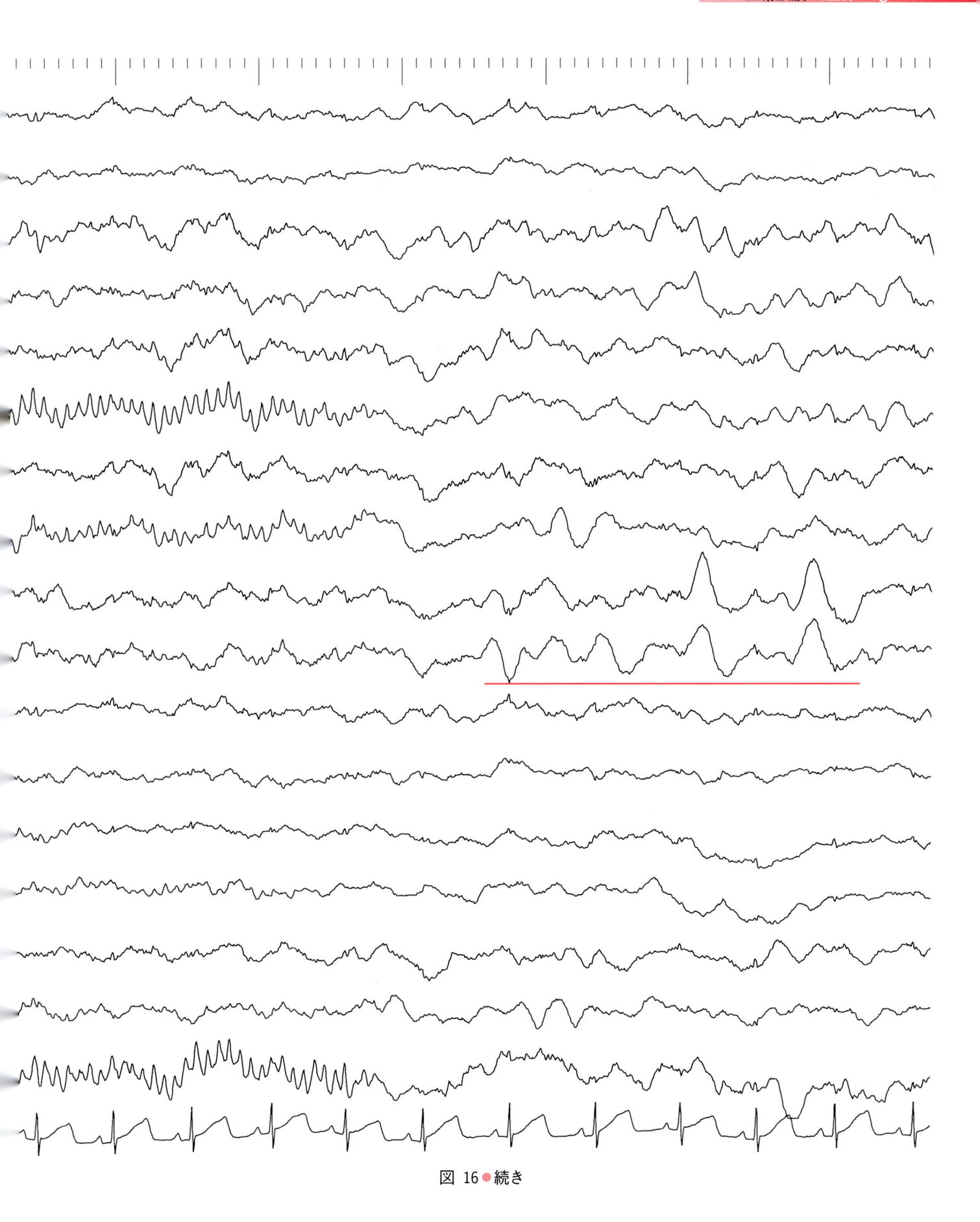

図 16 ●続き

幼児　高振幅の紡錘波

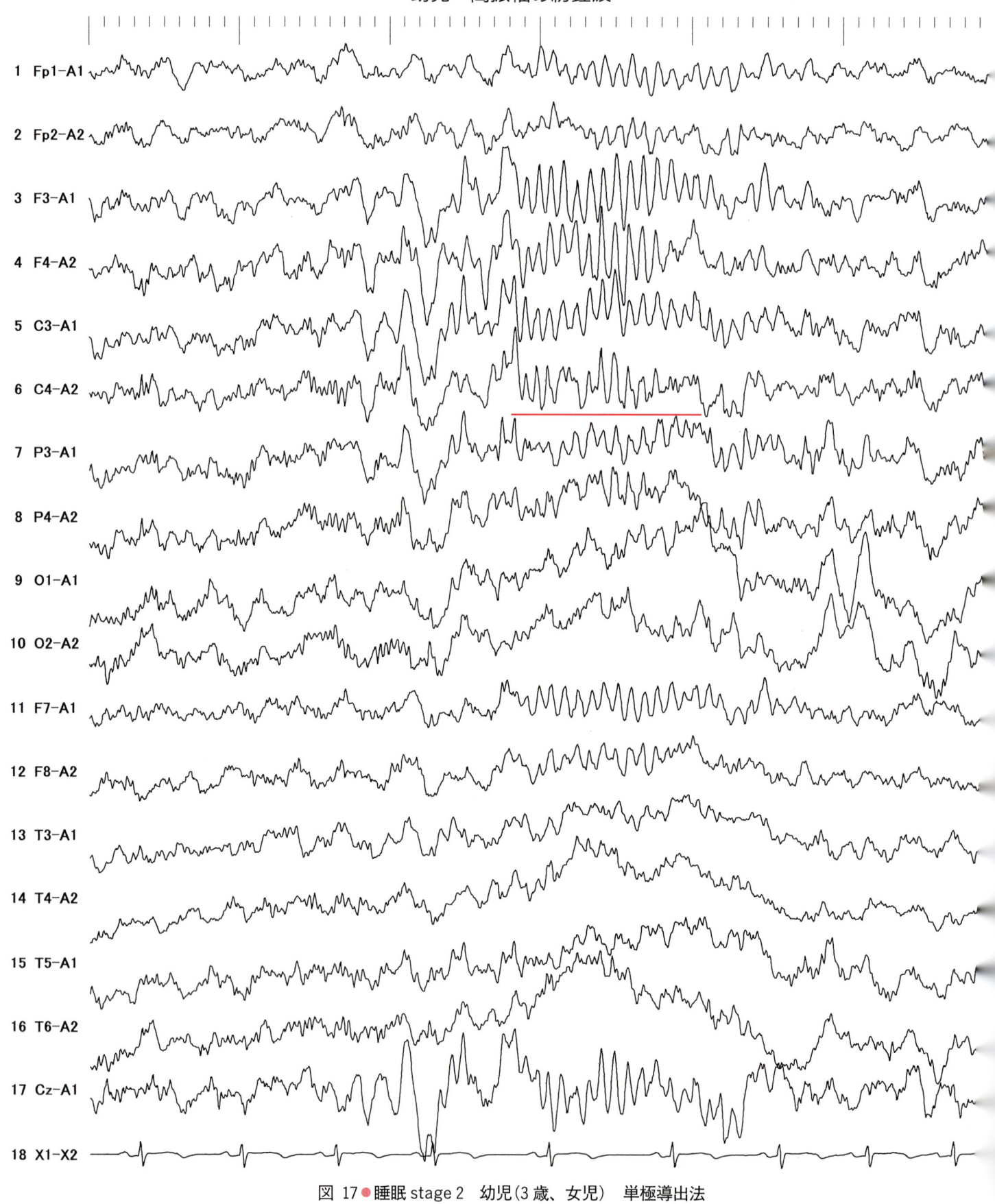

図 17●睡眠 stage 2　幼児（3 歳、女児）　単極導出法

12 Hz の紡錘波を両側前頭（F 3、4）・中心部（C 3、4）に認める（—）。前頭部優位の周波数の遅い紡錘波は、睡眠 stage 2 の中でもやや睡眠深度が深い stage で見られるようになる。幼児期の紡錘波は高振幅で持続時間が長い。

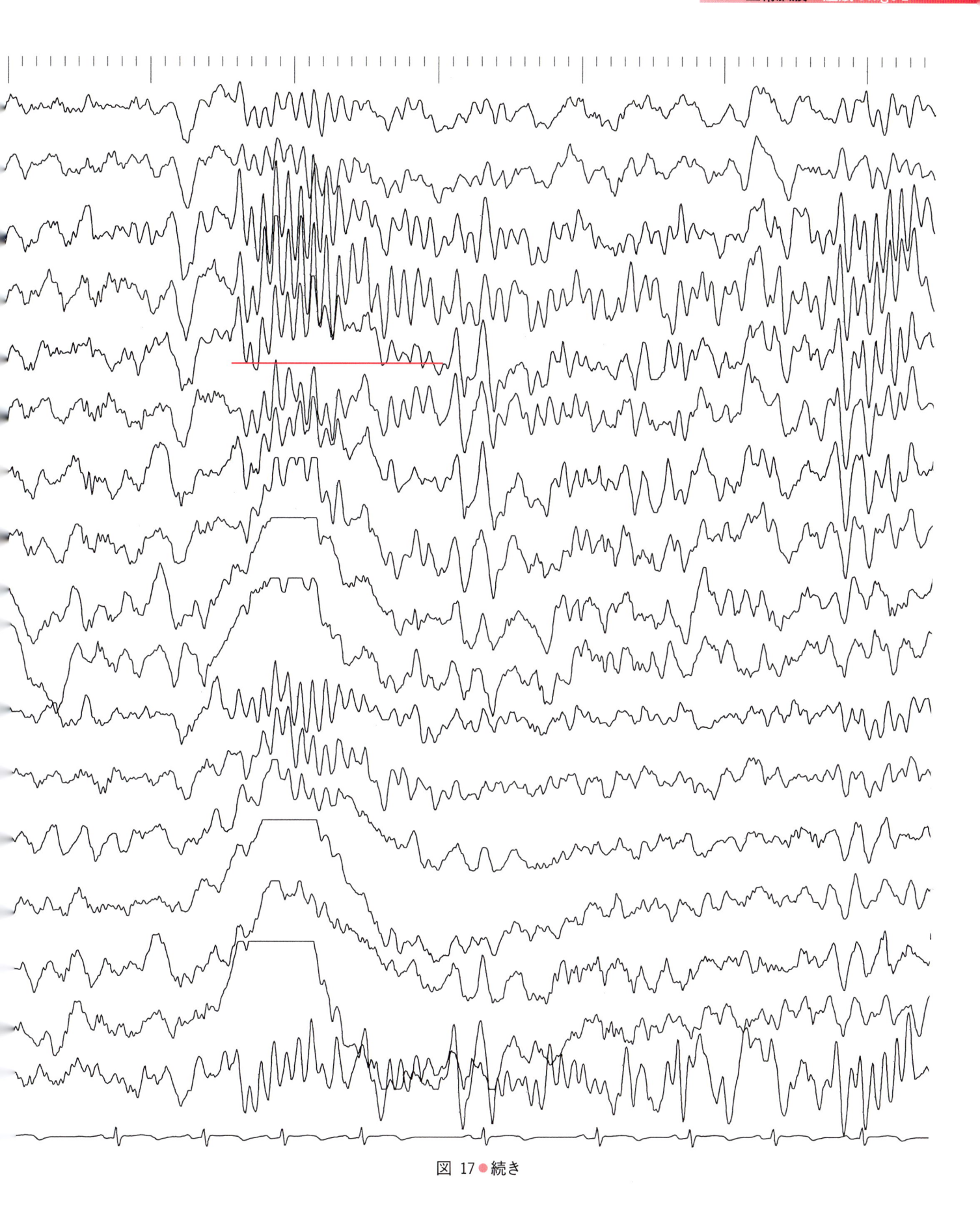

図 17 ● 続き

小児　高振幅の紡錘波

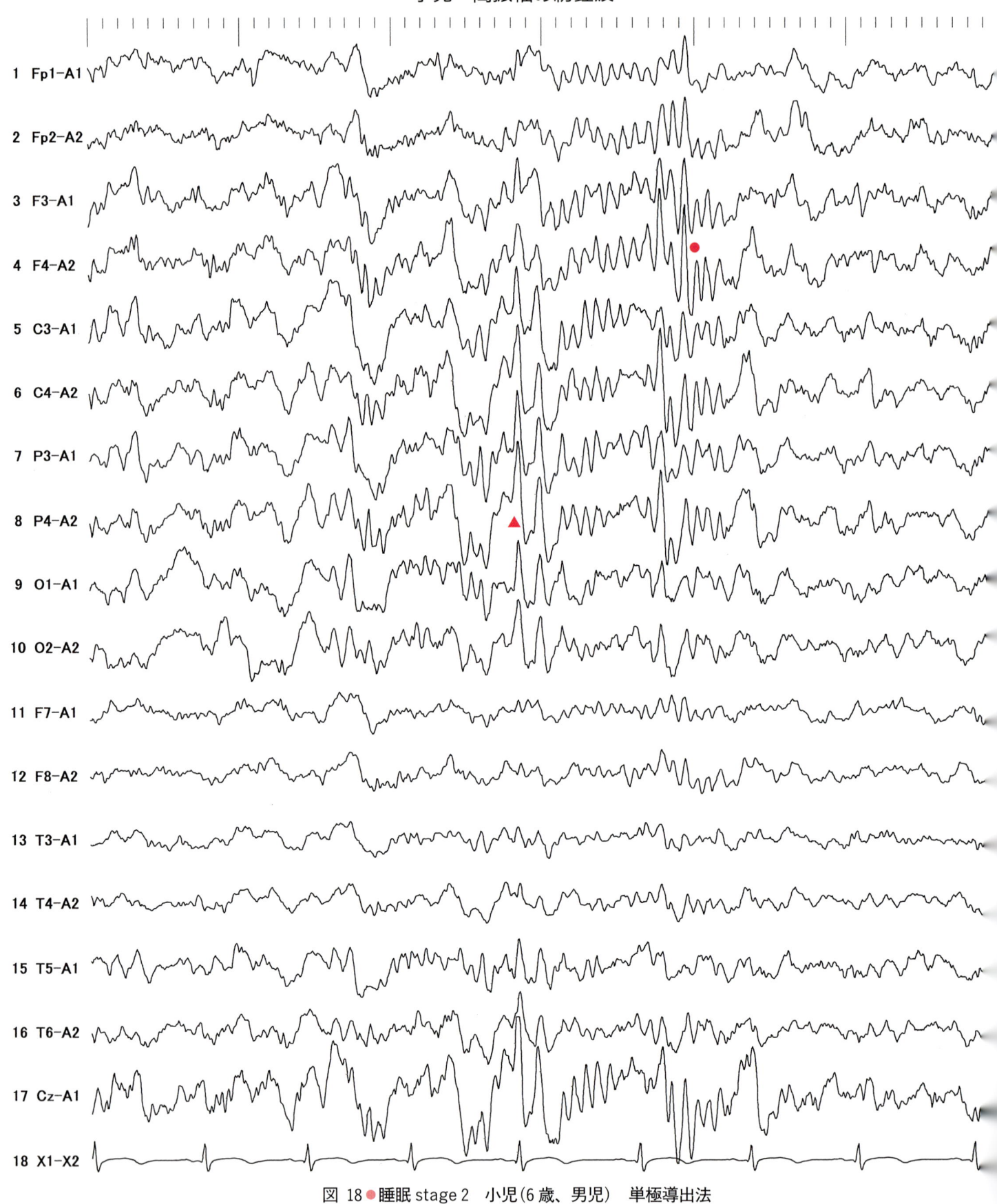

図 18 ● 睡眠 stage 2　小児（6 歳、男児）　単極導出法

12 Hz の紡錘波を中心部（C 3、4）優位に広汎に認める。紡錘波の一部が高振幅で棘波のように見える（●）。前後の紡錘波と同じリズムであり、紡錘波としてよい。紡錘波に混じって瘤波を認める（▲）。

小児　K 複合波

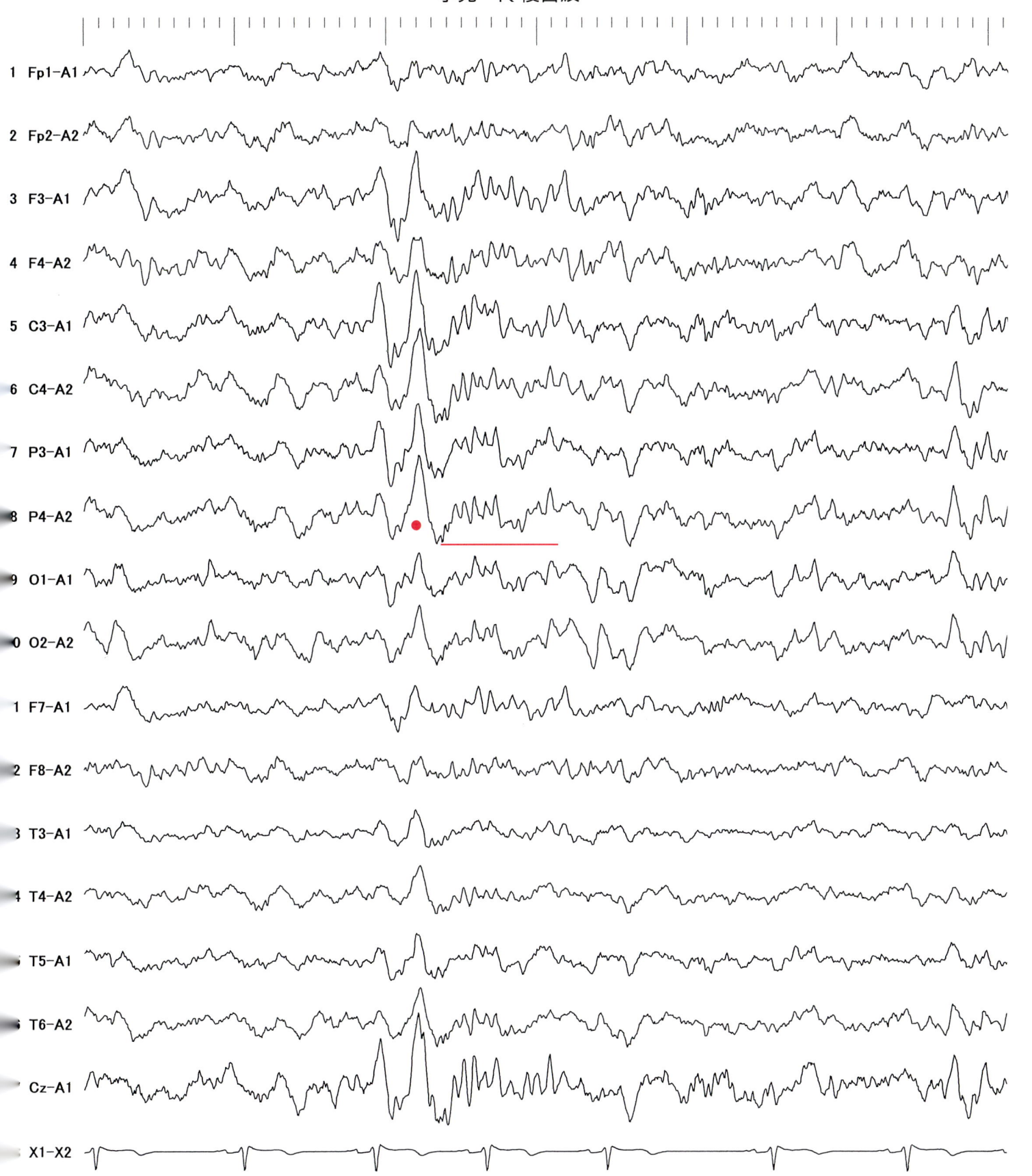

図 19 ● 睡眠 stage 2　小児（12 歳、男子）　単極導出法

K 複合波を両側前頭部（F 3、4）から中心部（C 3、4）・頭頂部（P 3、4）に認める（●）。振幅のピークは中心正中部（Cz）である。高振幅で二相性の前半部分は分布・波形が瘤波に類似している。紡錘波を伴っている（―）。

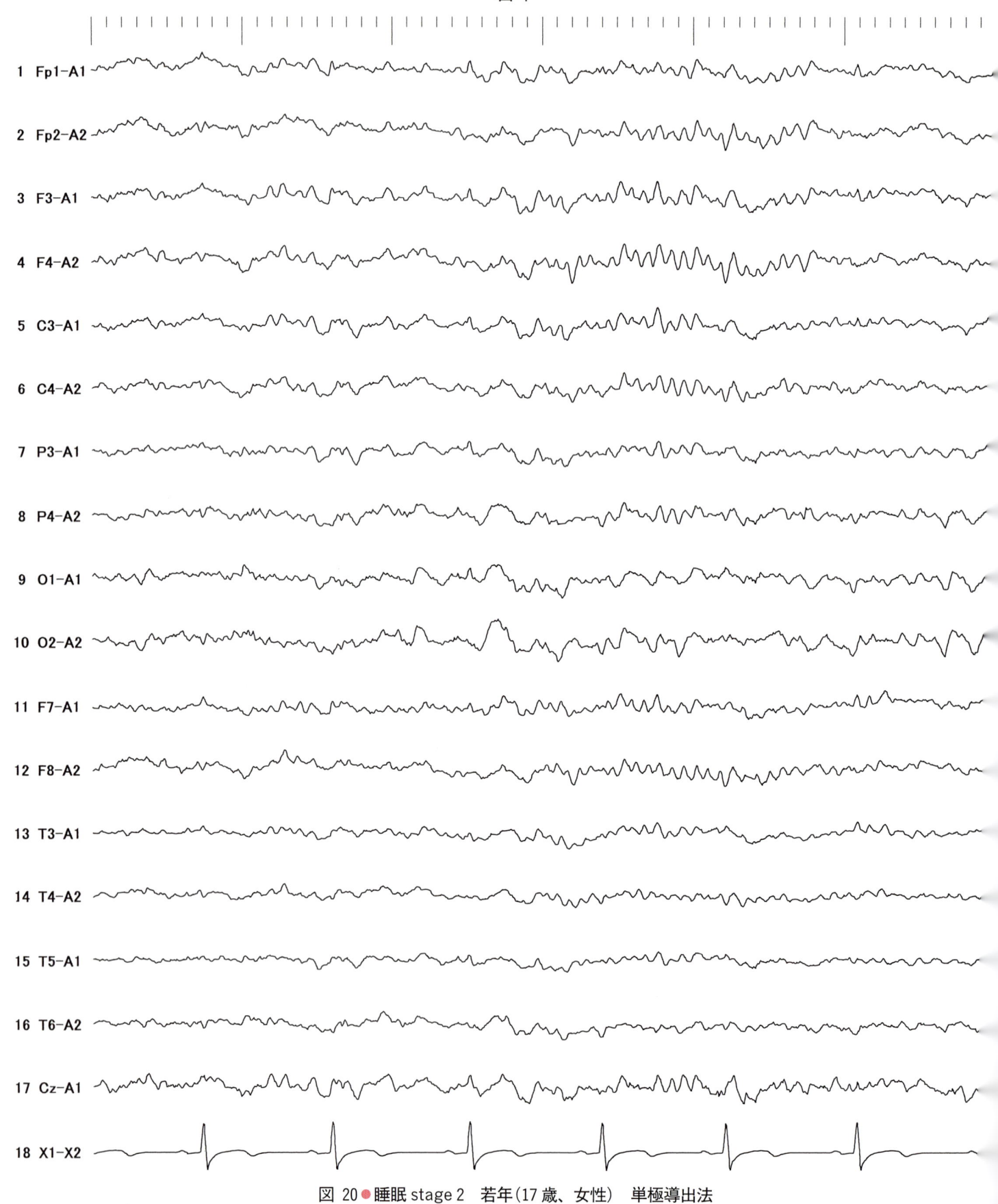

図 20 ● 睡眠 stage 2　若年（17 歳、女性）　単極導出法

紡錘波が両側前頭（F 3、4）・中心部（C 3、4）優位に見られる。小児期の紡錘波に比べ低振幅である。紡錘波以外の基礎律動も低振幅である

4 睡眠 stage 3、4

2 Hz 以下、75 μV 以上の不規則高振幅徐波が増加し、脳波記録の 20％以上 50％未満を占めると stage 3 となる。Stage 3 では 10 Hz 前後の周波数の遅い紡錘波がみられる。小児期には睡眠 stage 2〜3 に律動性 θ 波が広範に持続することがある。

高振幅徐波がさらに増加し、50％以上を占めると stage 4 となる。紡錘波は減少する。外来脳波検査で stage 4 まで睡眠深度が深くなることは少ない。Stage 3、4 では突発波は減少することが多い。

5 覚醒反応

・覚醒後過同期（postarousal hypersynchrony）：乳幼児—小児期には、睡眠から覚醒の時期に徐波群発を認める。2〜5 歳がピークで 10 歳くらいまで見られる。年齢とともに徐波の周波数が速くなり低振幅となる。5 歳頃までは 2〜4 Hz、それ以降は 4〜8 Hz である。

● 診療のポイント 2 ［てんかん治療における脳波検査の意味］

てんかんの診断において脳波検査は必須である。治療中の患者の脳波検査は、年に 1〜2 回行っている施設が多いようである。治療開始後の脳波検査の意義はてんかん症候群ごとに大きく異なる。

①治療効果判定：特発性全般てんかん（特に欠神てんかん）や点頭てんかんでは、発作頻度と脳波異常がほぼ相関するため、脳波を治療効果判定に用いる。徐波睡眠時に持続性棘徐波を示すてんかん（continuous spikes and waves during slow sleep；CSWS）や後天性てんかん性失語（Landau-Kleffner 症候群）では、脳波所見改善を治療の目安にする（64 頁参照）。一方、大部分の局在関連性てんかんでは、脳波異常と発作頻度には関連性が乏しく、治療効果を脳波で判定できない（「てんかんの経過と脳波変化」3 頁参照）。

②抗てんかん薬中止の判断：てんかん発作が 2〜3 年抑制され、脳波が正常化することが減薬開始の基準とすることが一般的である。しかし、てんかん症候群ごとに治癒率（あるいは再発率）は大きく異なるので、それぞれに中止の基準を定めるべきである。中心側頭部に棘波を示す良性小児てんかん（BECTS）と後頭部に突発波をもつ小児てんかんの早期発症型（Panayiotopoulos type）では、再発率が低く、治癒率が極めて高いこと、ほとんど夜間のみの発作であるために、脳波異常が残存していても 1〜2 年間発作が抑制されれば減薬は可能である（脳波正常化まで投薬すると不必要に長期服用することになる）。それ以外のてんかんでは、脳波正常化を待ってから減薬した方が再発率は低いようである。一方、若年ミオクロニーてんかんは、バルプロ酸で容易に発作は抑制され、脳波も改善するが、断薬後の再発率は 100％近いことが知られているので、継続治療が必要な場合が多い。

③治療経過が良好でない場合：経過中に行動や発達上の問題が生じた場合には CSWS や Landau-Kleffner 症候群を念頭に脳波をとるべきである。治療中に発作が頻発したり、新たな発作型が生じた場合は、薬によって発作が増悪したことを疑うべきである。脳波は悪化することが多い。どの薬剤でも生じ得るが、カルバマゼピンとベンゾジアゼピン類に比較的多い。

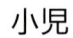

小児

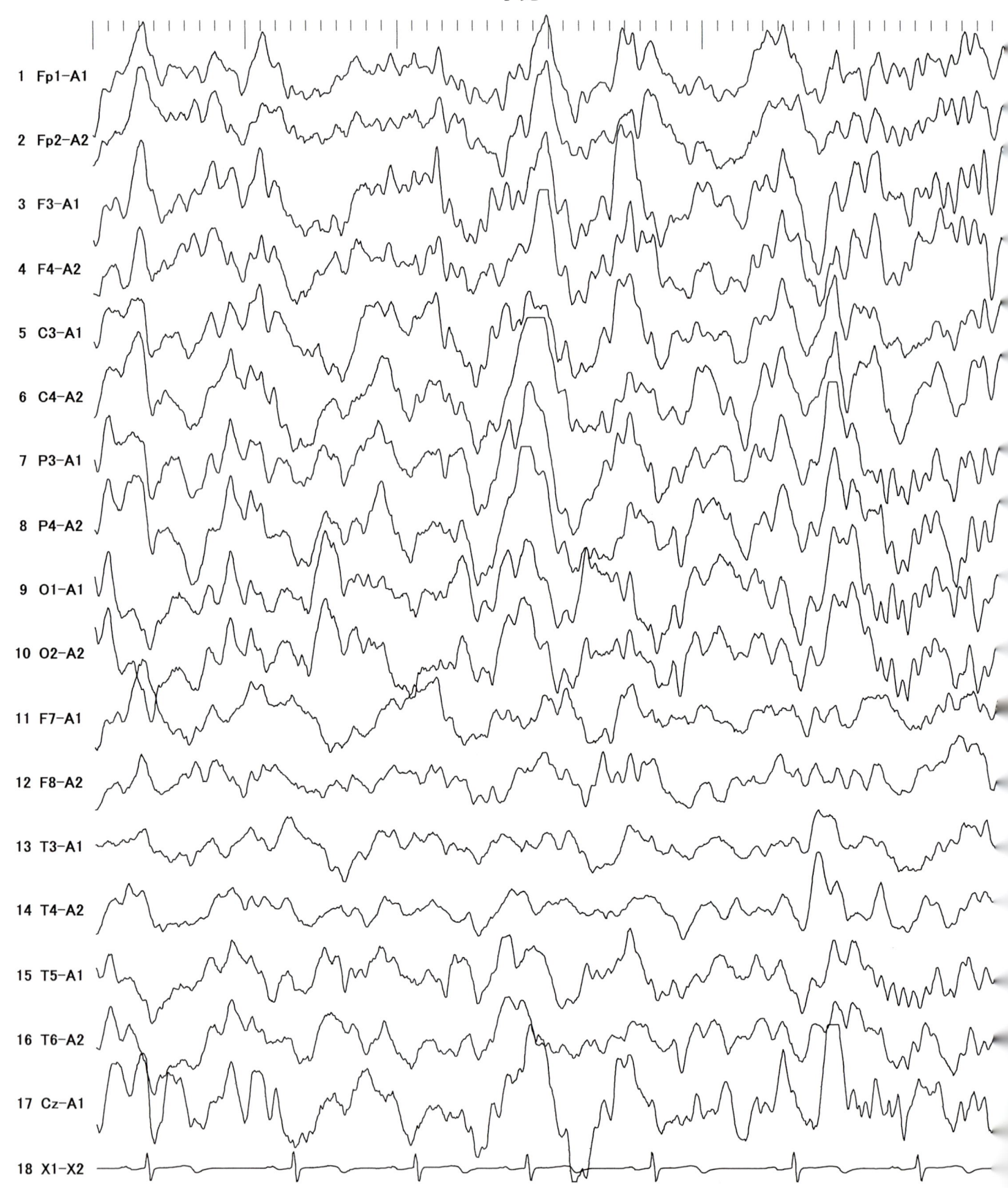

図 21 ● 睡眠 stage 3　小児（8 歳、女児）　単極導出法
不規則な高振幅徐波が増加し、20%程度を占める。12〜14 Hz の紡錘波が広汎に見られる。

小児

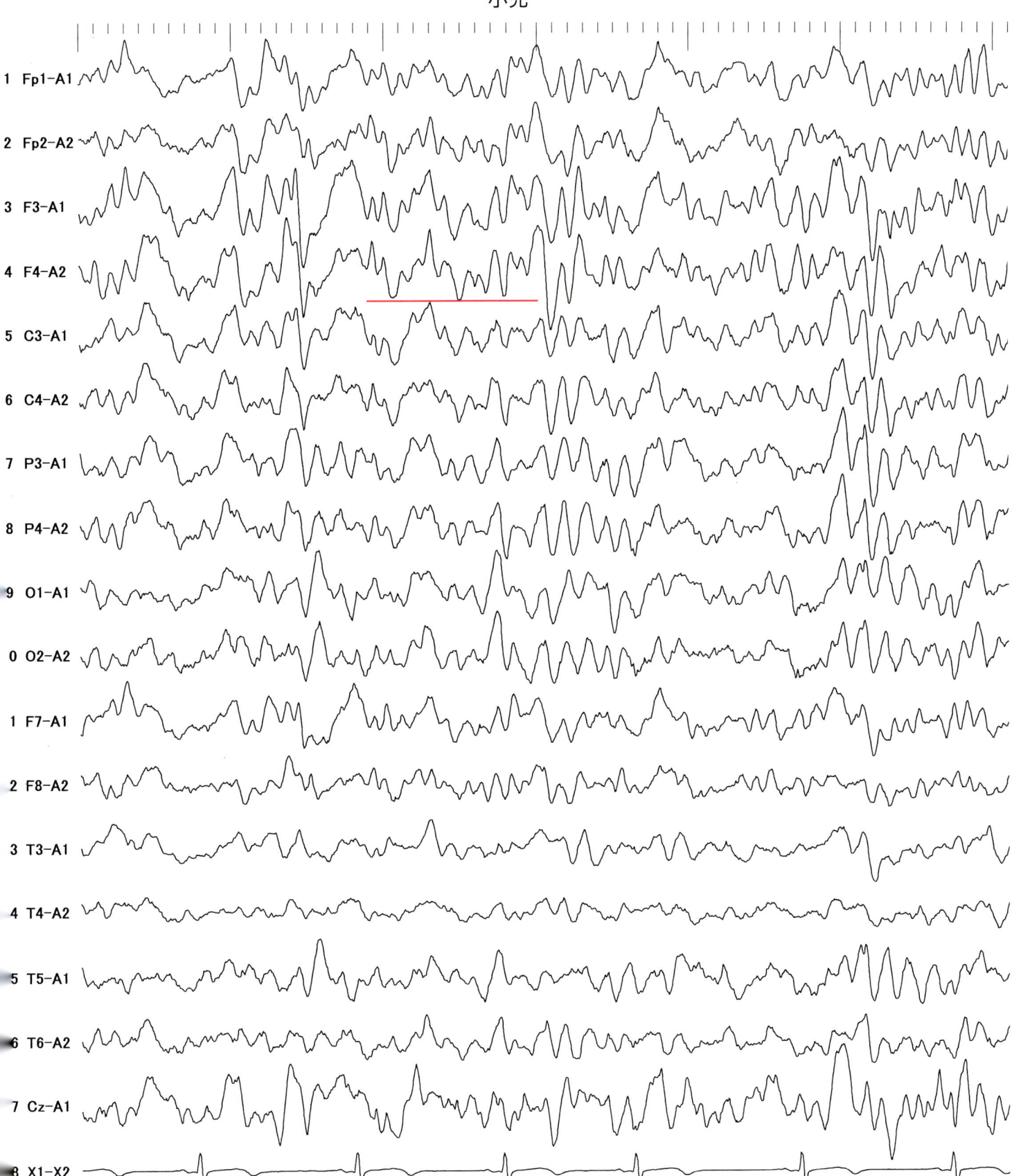

図 22 ● 睡眠 stage 3　小児（6 歳、男児）　単極導出法

睡眠 stage 2 に引き続き、6〜7 Hz の律動性 θ 波が広汎に出現している。前頭部優位に 10 Hz の紡錘波を認める（—）。小児期には stage 2〜3 に律動性 θ 波が群発することがある。

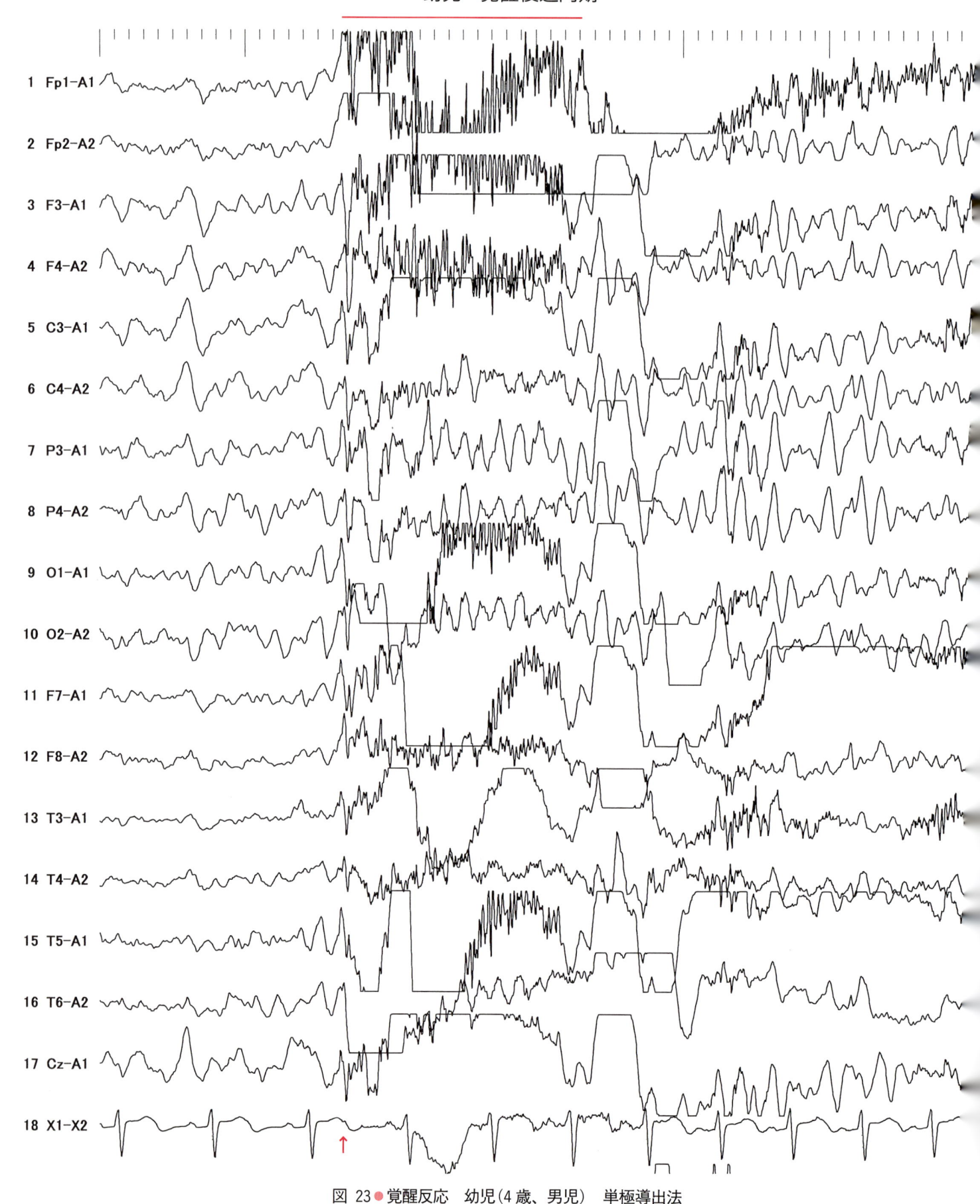

図 23 ● 覚醒反応　幼児（4歳、男児）　単極導出法

刺激後に 5～7 Hz の律動性徐波群発（覚醒後過同期）を広汎に認める。刺激直後から 2 秒ほどは、体動（↑）により脳波と心電図が揺れており、高周波の筋電図活動が脳波に混入している（─）。

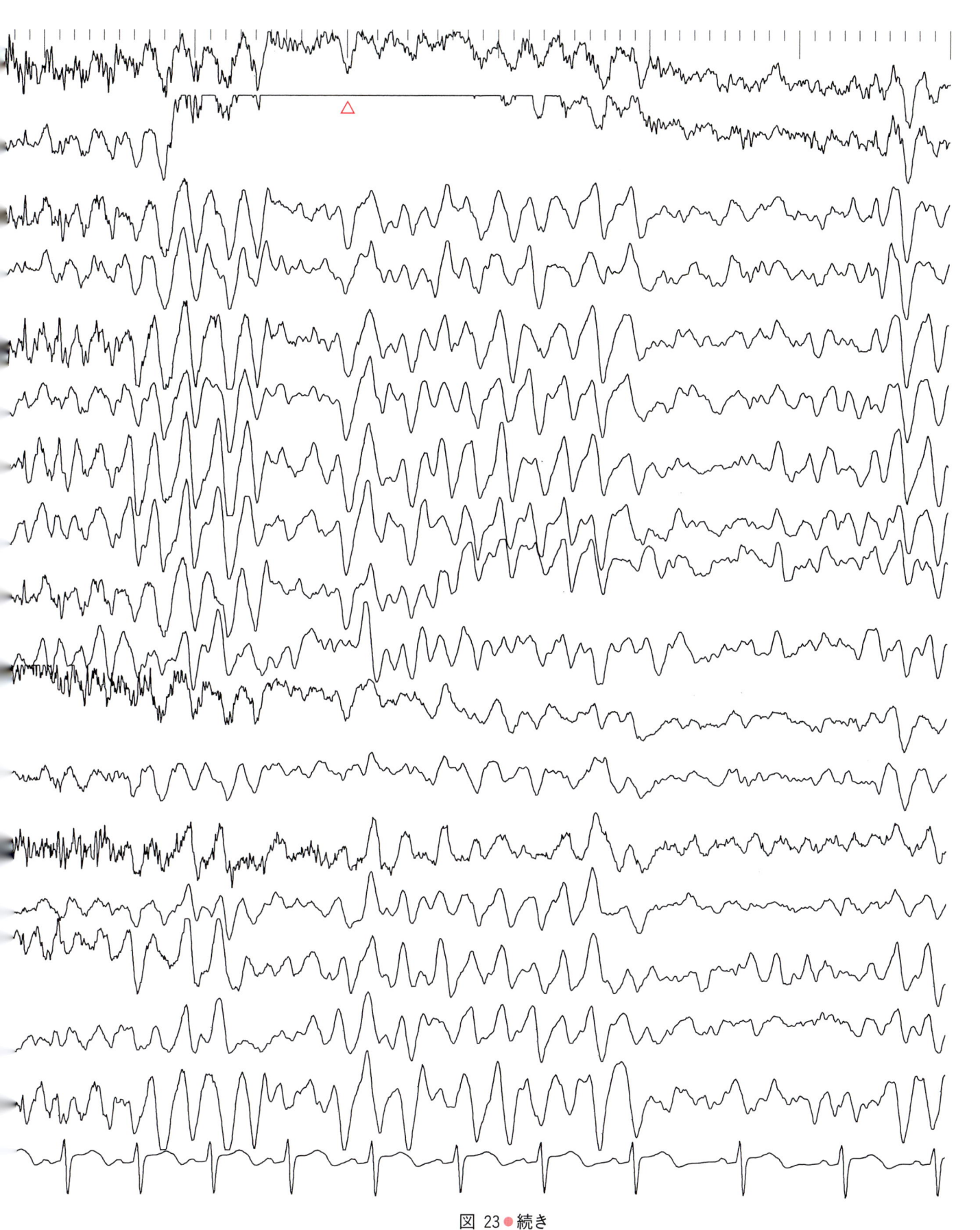

図 23●続き

体動で電極にアーチファクトが入り基線が大きく揺れたために、ペンの可動上限に達し直線となっている（△）。

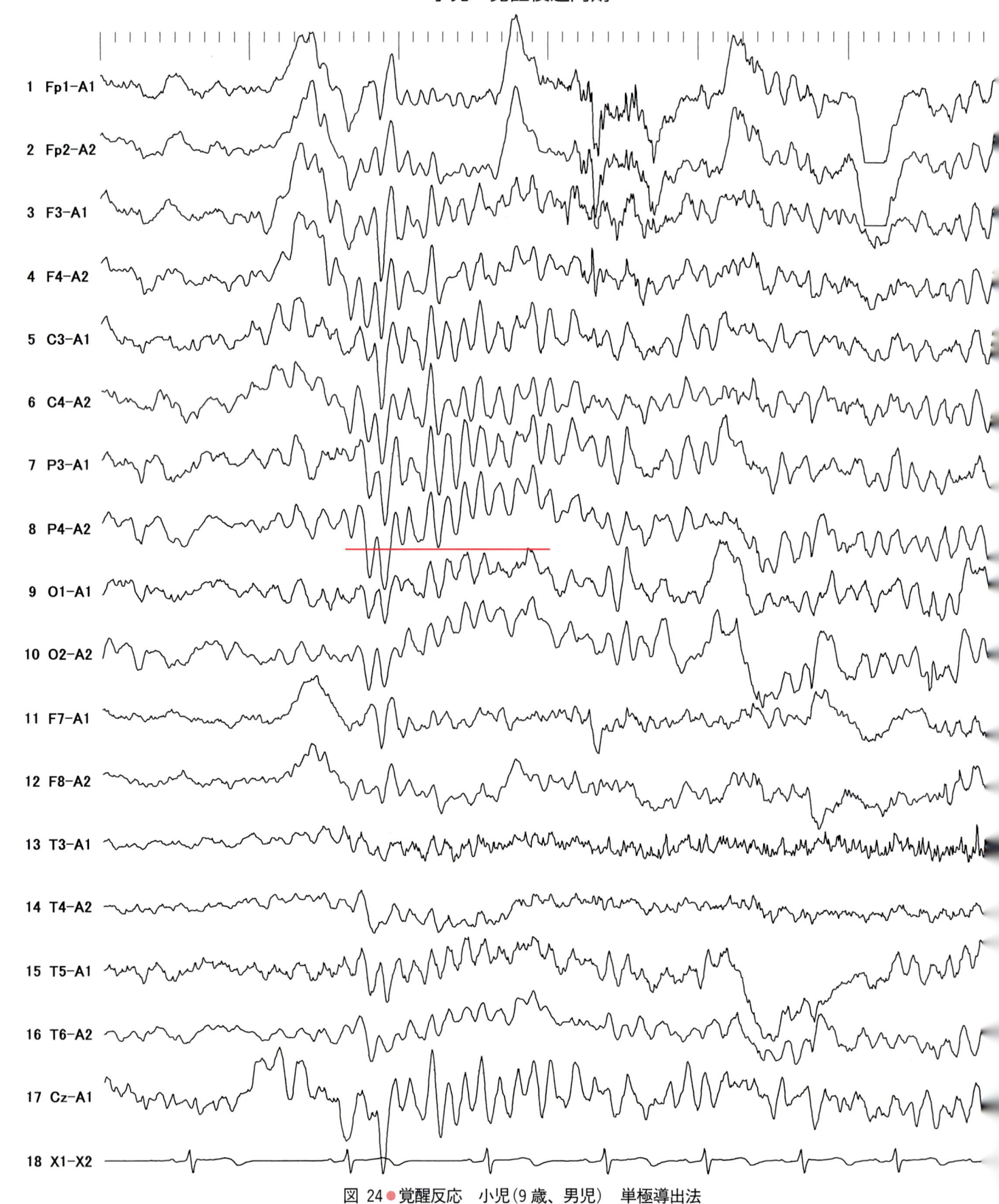

小児　覚醒後過同期

図 24 ● 覚醒反応　小児（9歳、男児）　単極導出法

刺激後に8Hzの覚醒後過同期が全般性に見られる（—）が2秒ほどで消失し、9〜10Hzの基礎律動が後頭部優位に出現している。

3 賦活脳波

　最も一般的に外来脳波検査で行われている脳波の賦活は、開閉眼と過呼吸、光刺激である。生理的な脳波変化と病的な変化を区別する必要がある。異常反応に見えるが病的意義のない反応もあるので注意が必要である。

1 開閉眼

　比較的明るい部屋で、数秒〜10秒おきに開眼と閉眼を数回繰り返す。

　開眼で後頭部基礎律動(α波)が抑制される。閉眼により突発波が誘発されることがある(光過敏性てんかんや後頭部に突発波をもつ小児てんかんなど)(80頁参照)。

2 過呼吸(hyperventilation；HV)

　1分間に20回の割合で3〜4分間行う。幼児では、紙テープや風車を吹かせるとよい。

> ▶ 要　点
> ・小児は過呼吸負荷で徐波化(build up)を高率に認める。
> ・欠神発作は過呼吸で誘発される。
> ・もやもや病では著しい build up や re-build up を認める。

・生理的な反応：脳波が徐波化し、振幅が増大することを build up という。10歳以下の小児は build up が高率に起こる(図L)。成人でも数%程度に著しい build up が見られる。正常では過呼吸停止後30秒以内に徐波は消失し、もとの基礎律動に戻る。小児の build up の徐波分布は後頭部・側頭部優位で、年長児—成人は前頭部優位である。

　過呼吸の異常反応として以下が挙げられる。

・Build up の異常：左右差がある、分布が生理的でない、HV 停止後1分以上持続する。
・突発波が誘発される。

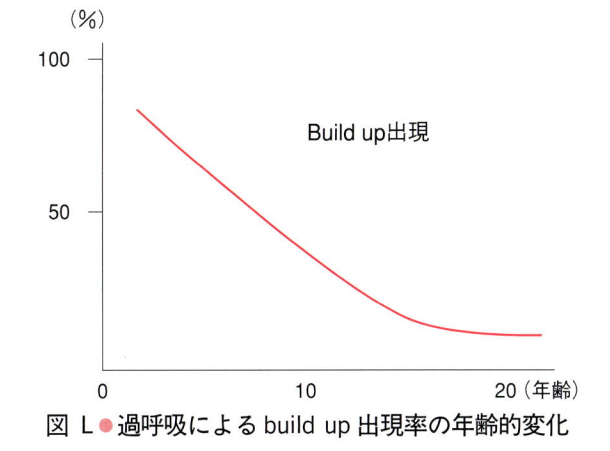

図 L ● 過呼吸による build up 出現率の年齢的変化

［過呼吸で特異的な所見を認める疾患］

　①欠神てんかん：HV で欠神発作が誘発される(脳波は3〜4 Hz 全般性棘徐波)。

　②もやもや病：HV で著しい build up、左右差のある build up、HV 終了後も長く続く build up などがほぼ100%見られる。HV 終了後に再び build up が出現する所見(re-build up)はもやもや病に特異的である。

［注意］　もやもや病は MRI・MRA で高率に診断がつくので、診断目的の脳波検査は不要である。病初期で MRI 所見に乏しい場合には、有力な診断法である。HV で梗塞を起こす危険性があるので、医師の立ち会いのもとに行うべきである。著しい build up が見られたら直ちに中止する。

　③低血糖：著しい build up を認める。

幼児　生理的 build up

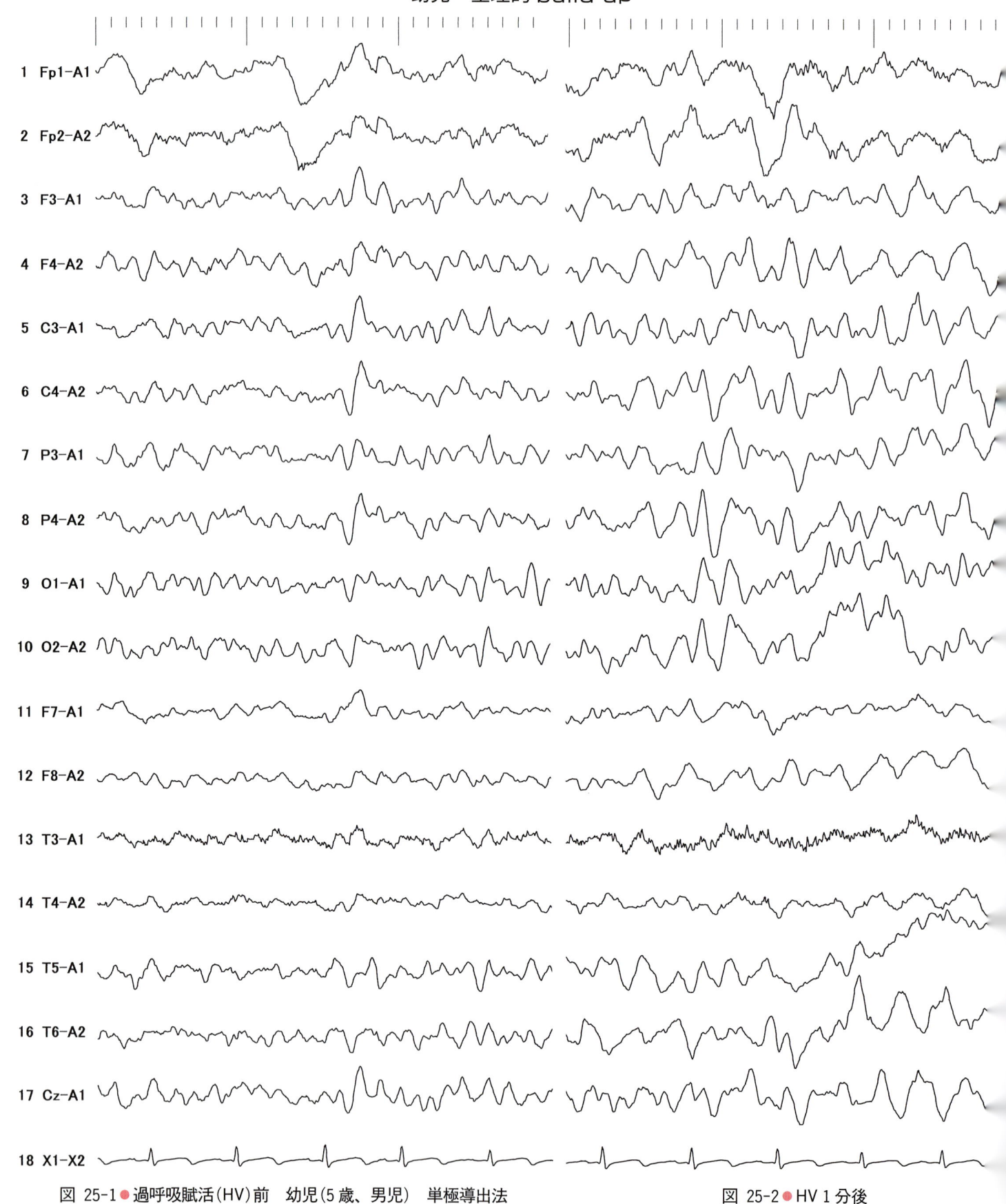

図 25-1●過呼吸賦活（HV）前　幼児（5歳、男児）　単極導出法　　　　　図 25-2●HV 1分後

HV 開始直前の脳波（図 25-1）では、後頭部に 10 Hz の α 波が見られる。HV 1分後の脳波（図 25-2）では、4〜5 Hz の徐波を全般性に認める（build up）。徐波は生理的範囲内であり、左右差を認めない。

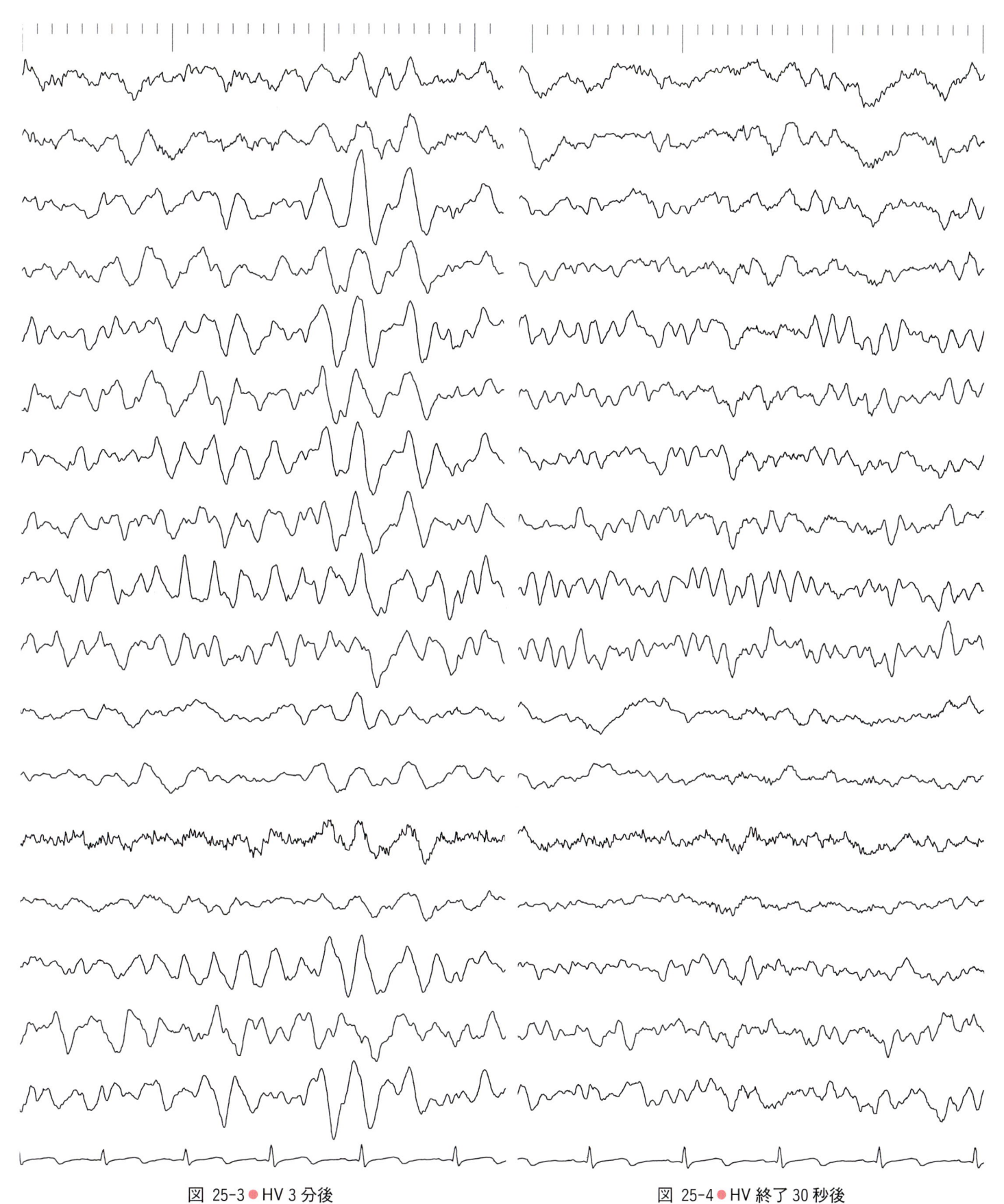

図 25-3 ● HV 3 分後　　　　　　　　　　　　図 25-4 ● HV 終了 30 秒後

HV 3 分後の脳波（図 25-3）では、4〜5 Hz の徐波を全般性に認め、振幅も増大している。HV 終了 30 秒後（図 25-4）には徐波は消失し、もとの α 波が後頭部に律動的に出現している。

小児　生理的 build up

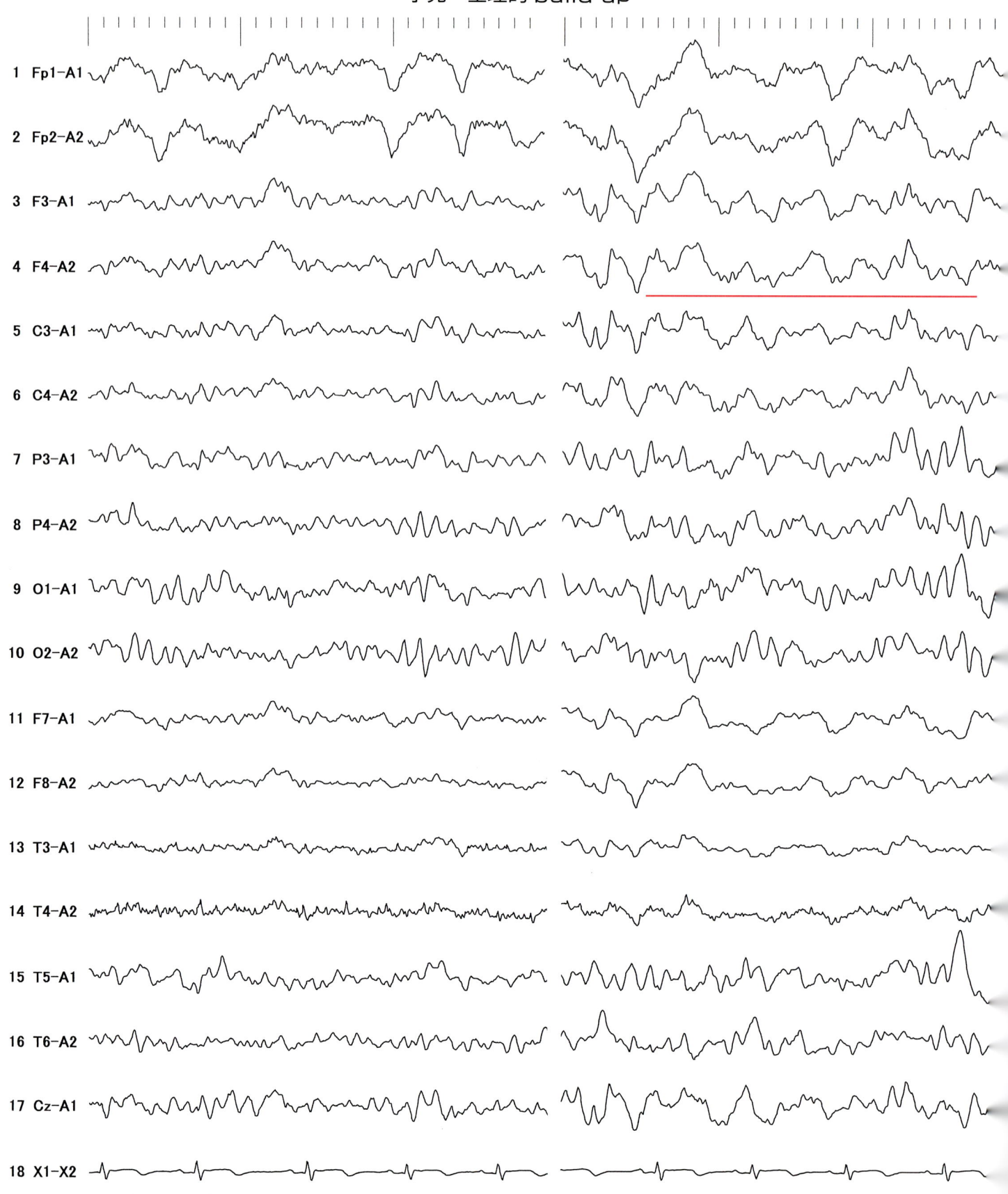

図 26-1●過呼吸賦活（HV）前　小児（11歳、男児）　単極導出法　　　図 26-2●HV 1分後

HV 開始前には後頭部に 10 Hz の律動的な α 波を認める（図 26-1）。HV 1分後の脳波（図 26-2）では前頭部に 3〜4 Hz の徐波（build up）を認める（—）。後頭部 α 波は 8 Hz となり振幅が増大している。これらは生理的な反応である。

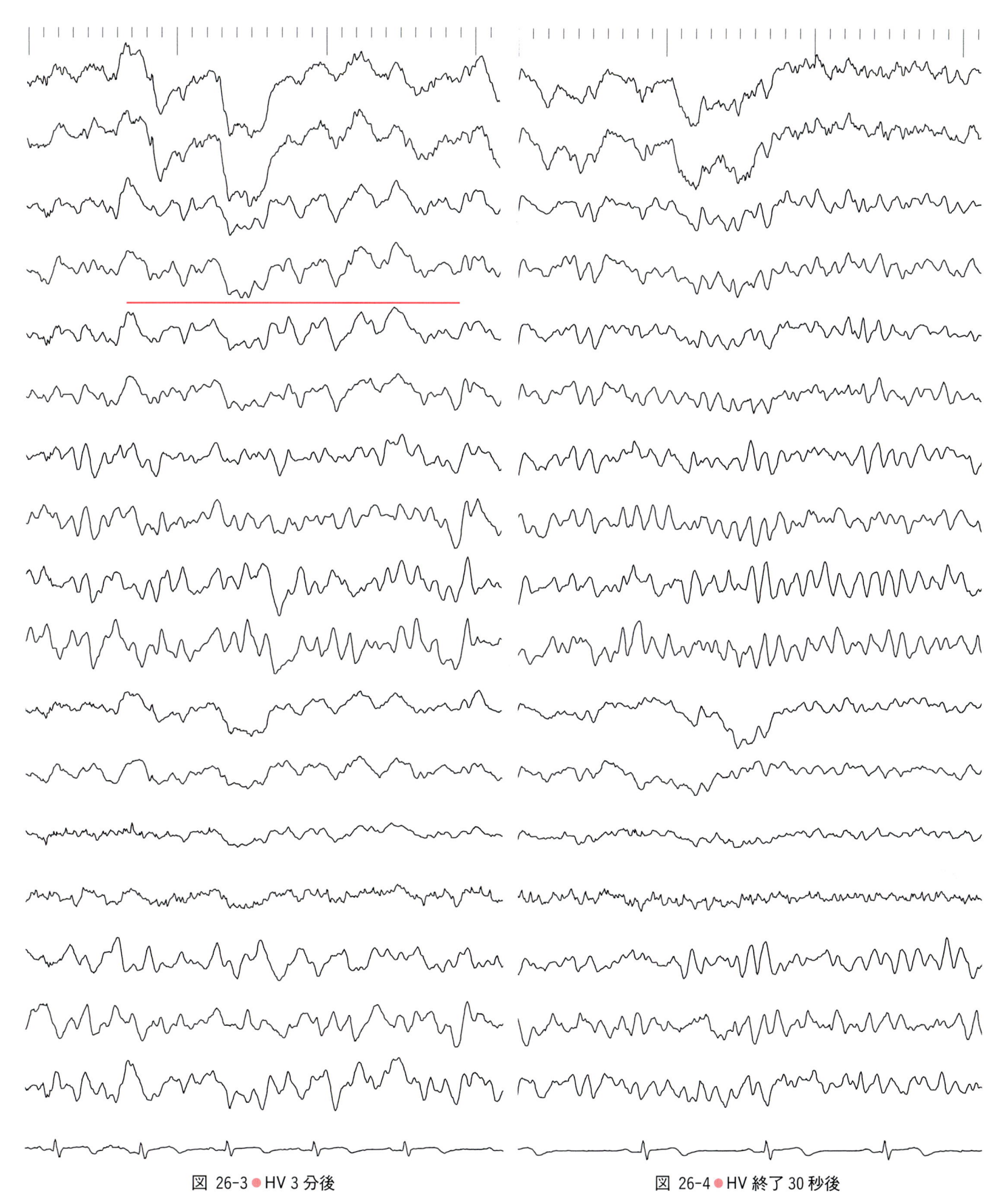

図 26-3 ● HV 3 分後

図 26-4 ● HV 終了 30 秒後

HV 3 分後の脳波（図 26-3）では前頭部の徐波が持続している（build up）（—）。HV 終了 30 秒後の脳波（図 26-4）では後頭部 α 波は 10 Hz となり、徐波も消失している。

著しい build up　もやもや病

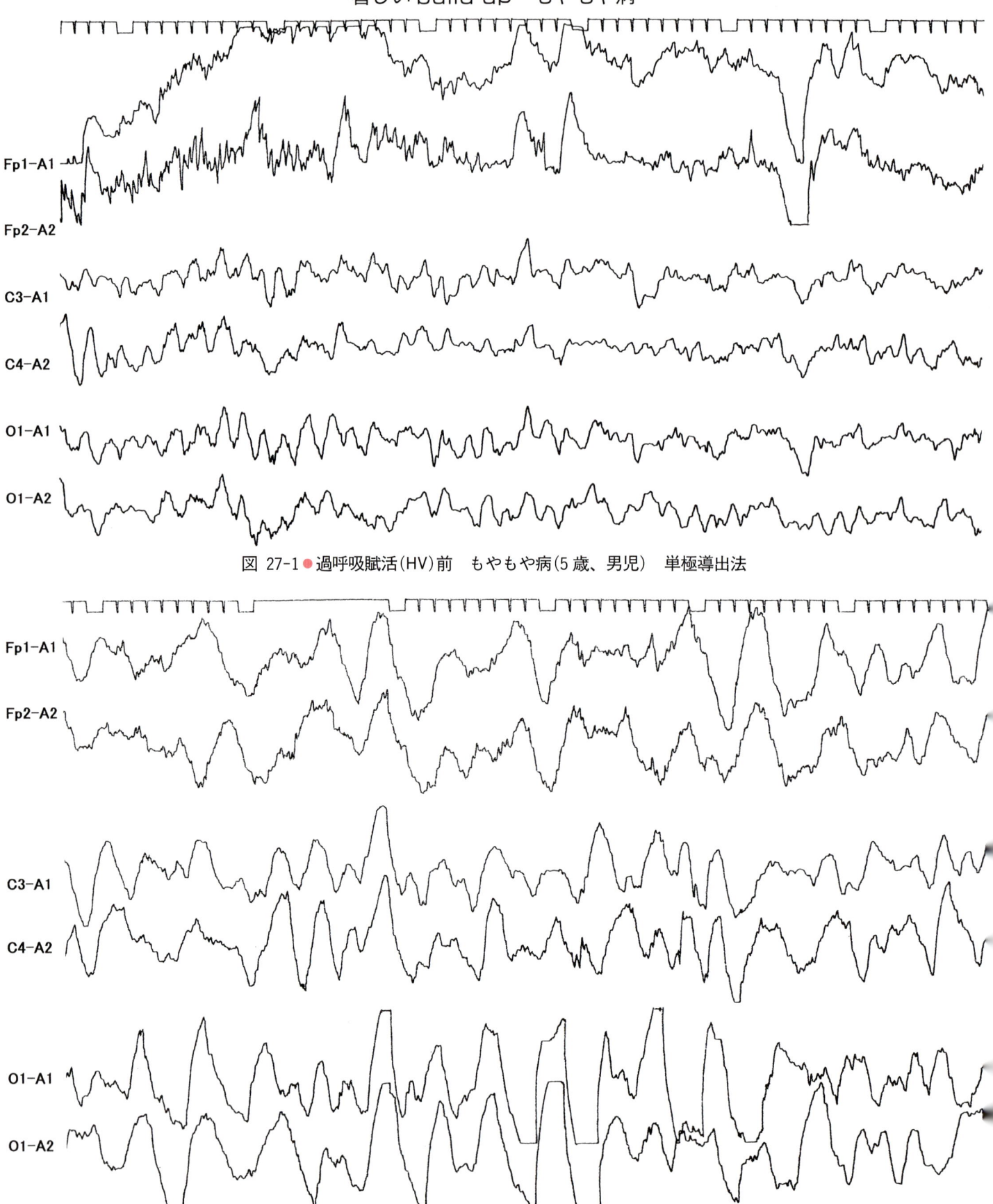

図 27-1 ● 過呼吸賦活(HV)前　もやもや病(5歳、男児)　単極導出法

図 27-2 ● HV 3 分後

HV 前には、両側後頭部に α 波を認め、徐波は見られない(図 27-1)。HV 3 分後の脳波(図 27-2)には著しい徐波を全般性に認めるが、左右差は見られない。著しい徐波化は、正常でも見られるので必ずしも異常ではない。

症例：1 年前より泣いたときに右足が固くなることを主訴に来院。MRI では異常所見なく、MRA では中大脳動脈起始部にごく軽度の狭窄を認めたが、もやもや病の確定には至らなかった。脳波所見を確認後、脳血管撮影で診断が確定した。

re-build up　もやもや病

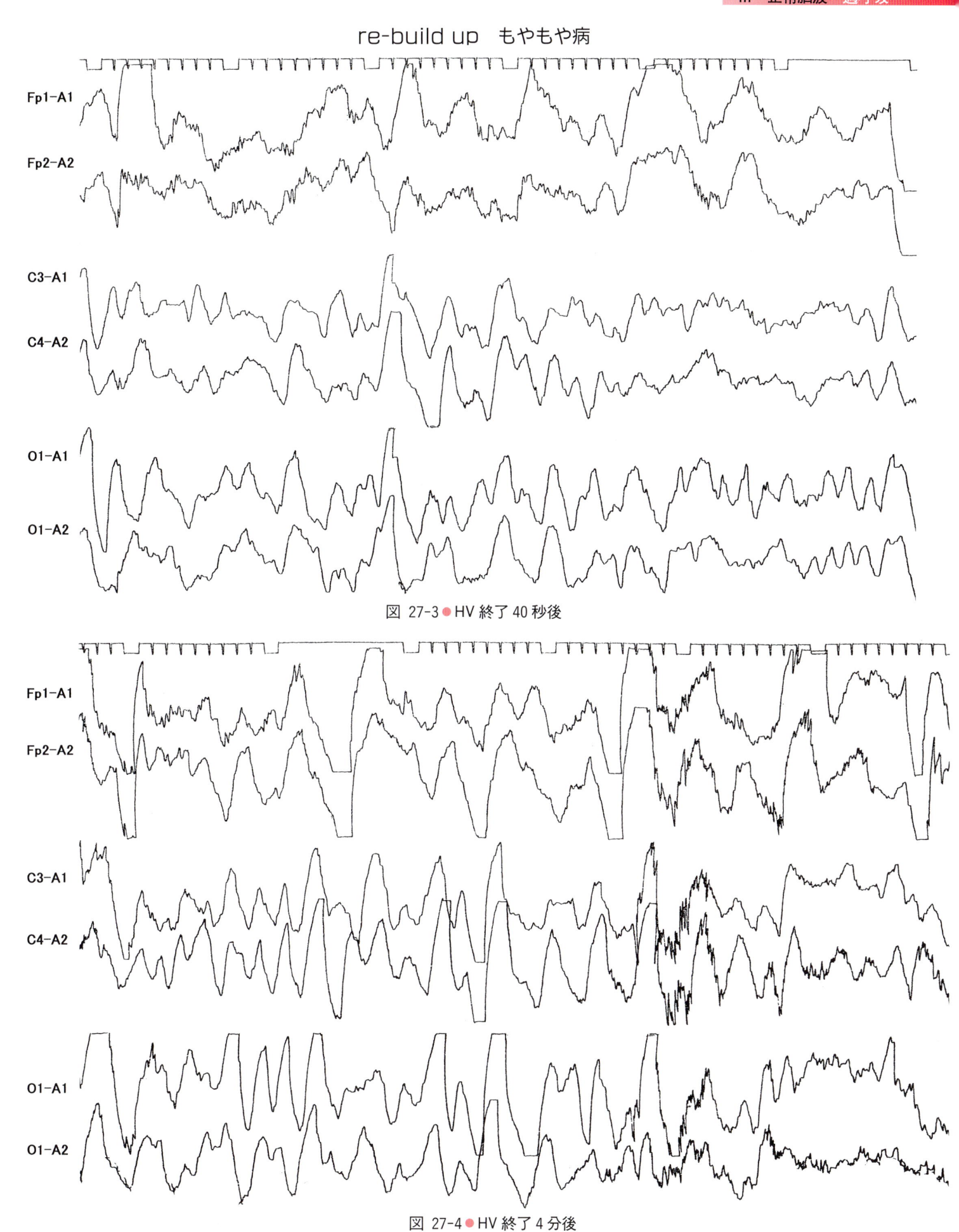

Fp1-A1

Fp2-A2

C3-A1

C4-A2

O1-A1

O1-A2

図 27-3 ● HV 終了 40 秒後

Fp1-A1

Fp2-A2

C3-A1

C4-A2

O1-A1

O1-A2

図 27-4 ● HV 終了 4 分後

HV 終了 40 秒後（図 27-3）には徐波はやや減少するも残存するので明らかに異常である。HV 終了 4 分後（図 27-4）には、徐波が再び増加している（re-build up）。このとき患児は不穏状態となり、右下肢の一過性のジストニアを生じた。

3 光刺激（photic stimulation；PS）

外来で行われている光刺激法は、青白色のストロボスコープによる閃光刺激がほとんどである。刺激頻度は 1～30 Hz までを段階的に変化させながら行う。PS は覚醒時に行うのが基本である。病的反応が見られる症例でも睡眠中に PS を行うと異常反応を検出できない場合が多い。

▶ 要 点
- 光駆動は、正常反応としてしばしば認めるが見られないことも多い。
- 光刺激に同期し後頭部に限局する棘波は、病的意義は少ない。
- 光突発波反応は、病的である場合がほとんどであるが、稀に正常者にも認める。

［生理的反応］

- 光駆動（photic driving）：光刺激に同期した律動的な脳波が後頭部優位に見られる。刺激の周波数の 2 倍あるいは 1/2 のこともある。後頭部律動波に近い周波数（10 Hz 前後）で光駆動は見られやすい。光駆動は、刺激開始と同時に出現し終了と同時に終わる。出現の有無には臨床的意義はない。片側のみにしか光駆動を認めない場合は、見られない半球の機能障害を示唆する。
- 光刺激に同期し後頭部に限局する棘波は、必ずしも異常ではない。
- 光筋原反応（photo-myogenic response, photo-myoclonic response）：光刺激により顔面・眼瞼のミオクロニーが生じるもので、棘徐波を伴わない場合には病的意義はない。

［異常反応］

- 光突発波反応（photoparoxysmal response）：光刺激で棘徐波などの突発波が誘発される場合をいう。通常は全般性棘徐波であるが、後頭部優位の棘波・棘徐波のこともある。

［光突発波反応が見られやすい疾患］
- 光過敏性てんかん
- 若年ミオクロニーてんかん（15～20 Hz の高頻度刺激時に多い）
- 進行性ミオクローヌスてんかん（1～3 Hz の低頻度刺激時に多い）
- 正常でも見られることがある（2%）

 **参考2　睡眠導入剤の使用**

外来での乳幼児の脳波検査は時間の制約があるため、睡眠導入剤を使うことが多い。トリクロホスナトリウムと抱水クロラールがよく使われる。これらの薬剤は、脳波の基礎律動や突発波に対する影響が少ないことが知られている。上手に寝かせるために、昼寝の時間に合わせる、早起きさせる、空腹時は避ける（何か食べさせておく）など、ちょっとした配慮で成功しやすい。敏感な子どもは、母に抱かれたままで記録する場合もある。睡眠が深くなり過ぎると突発波が減少することがある。また、入眠すると発汗が多くなり電気抵抗が大きく変動するために、脳波が大きく揺らぎ判読できなくなる（152 頁）。脳波記録を行う技師が、それらを判断して速やかに対処することが重要である。

光駆動

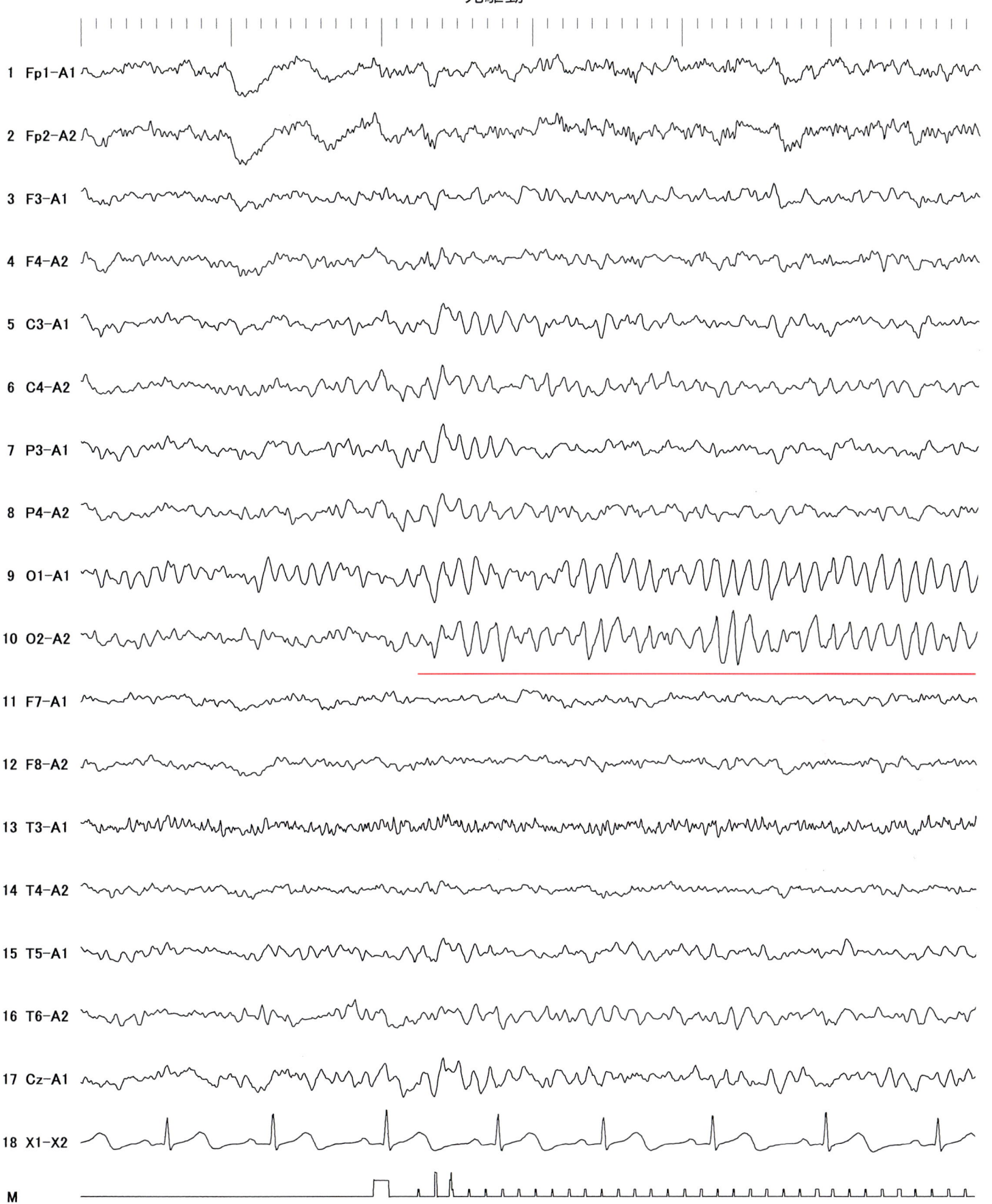

図 28 ● 光駆動　小児（8 歳、男児）　単極導出法

本児の後頭部 α 波は 10～11 Hz であるが、9 Hz の PS 中の α 波は 9 Hz になり、光刺激に同期している（光駆動）（―）。振幅も PS 中は増大している。最下段は光刺激の同期信号である。

光駆動

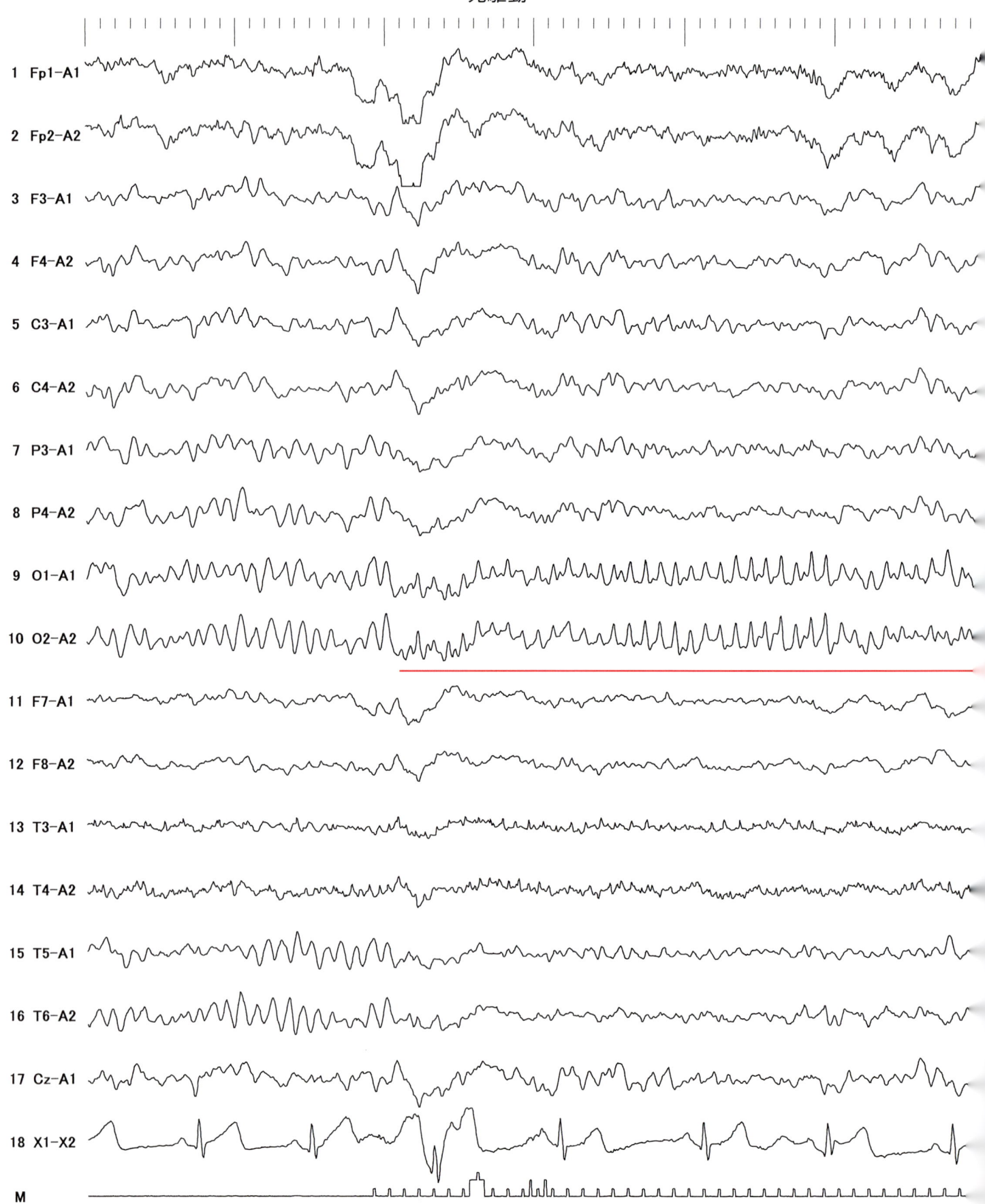

図 29 ● 光駆動　棘波様に鋭い波形　小児（11 歳、男児）　単極導出法

本児の後頭部 α 波は 10 Hz である。10 Hz の PS 中の α 波は鋭く棘波のように見える（━）が、光刺激に同期しているので光駆動である。

光駆動

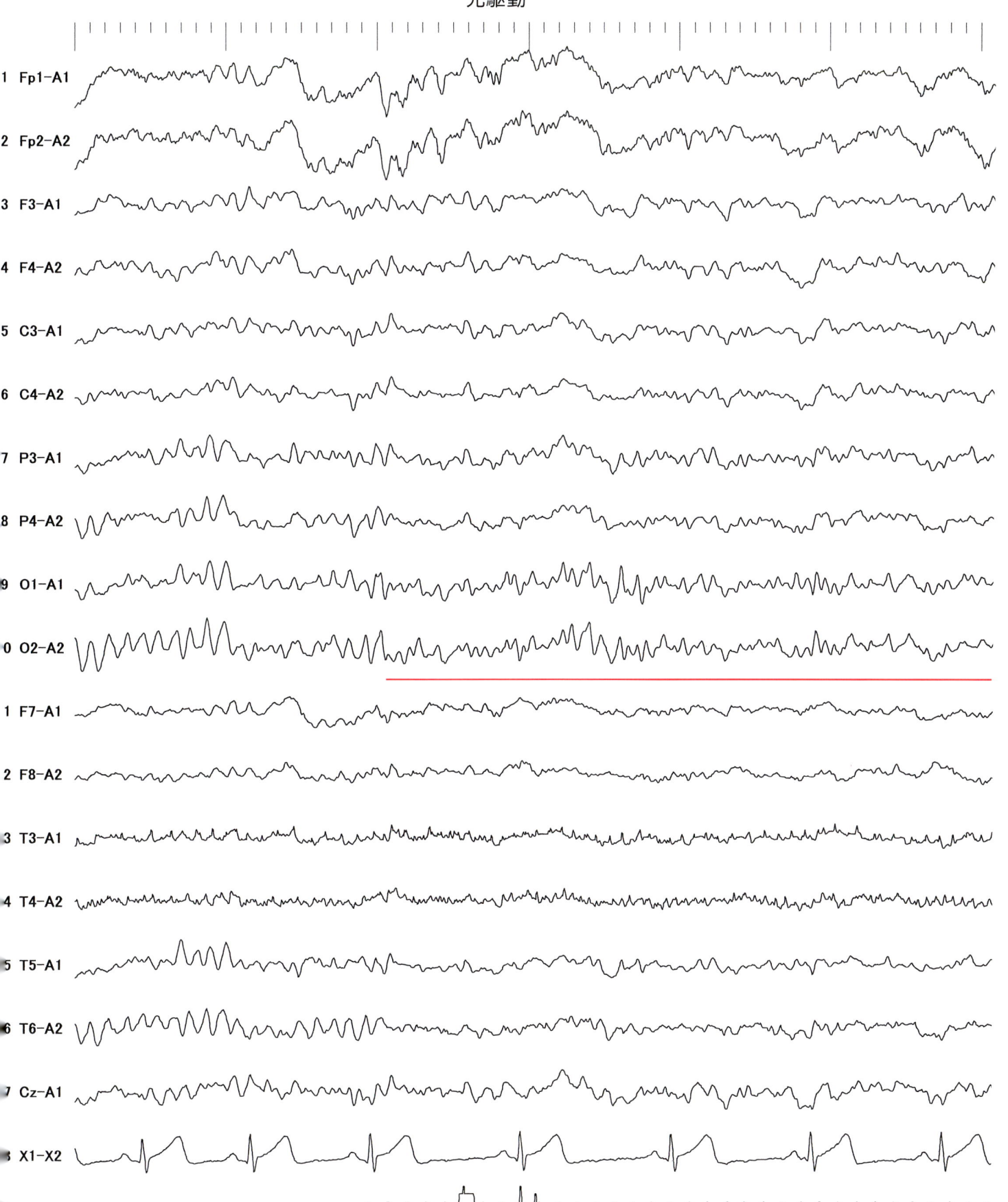

図 30 ● 光駆動　小児（11 歳、男児）　単極導出法

本児の後頭部 α 波は 9 Hz である。8 Hz の PS では刺激頻度の 2 倍の 16 Hz の光駆動が見られる（—）。

光駆動

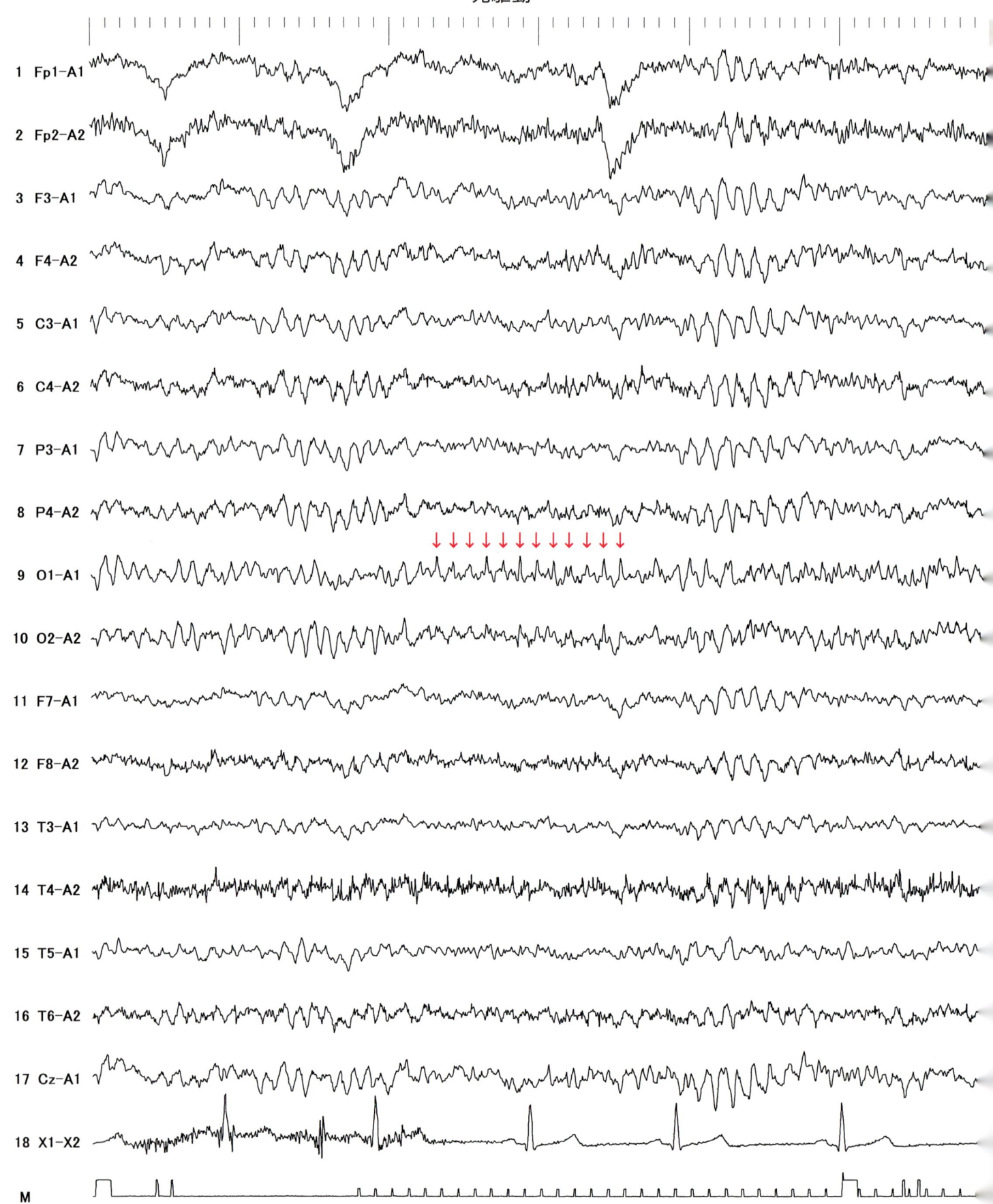

図 31 ● 光刺激に同期する後頭部の棘波様の光駆動　小児（14 歳、男子）　単極導出法
9 Hz の PS 中、光刺激に同期して両側後頭部（特に O1）に低振幅の棘波が見られる（↓）。光刺激に同期する両側後頭部の棘波は生理的である。

光突発波反応　小児期後頭葉てんかん

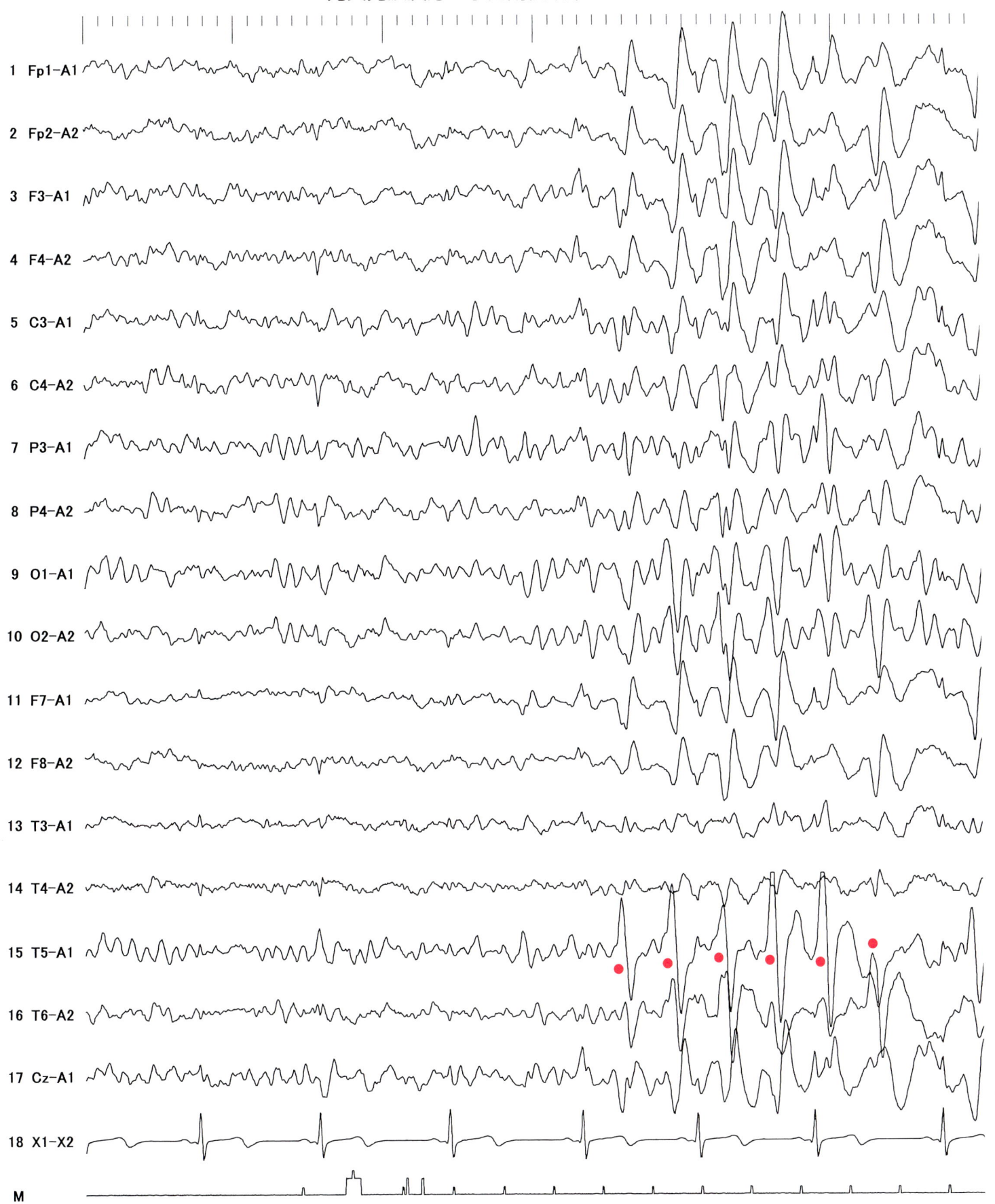

図 32 ● 光突発波反応　小児期後頭葉てんかん（10歳、男児）　単極導出法

3 Hz の光刺激中は、左側頭後部（T 5）の鋭波が著しく増加している（●）。光刺激とは同期していない。連発しているが発作ではない。

光突発波反応　若年ミオクロニーてんかん

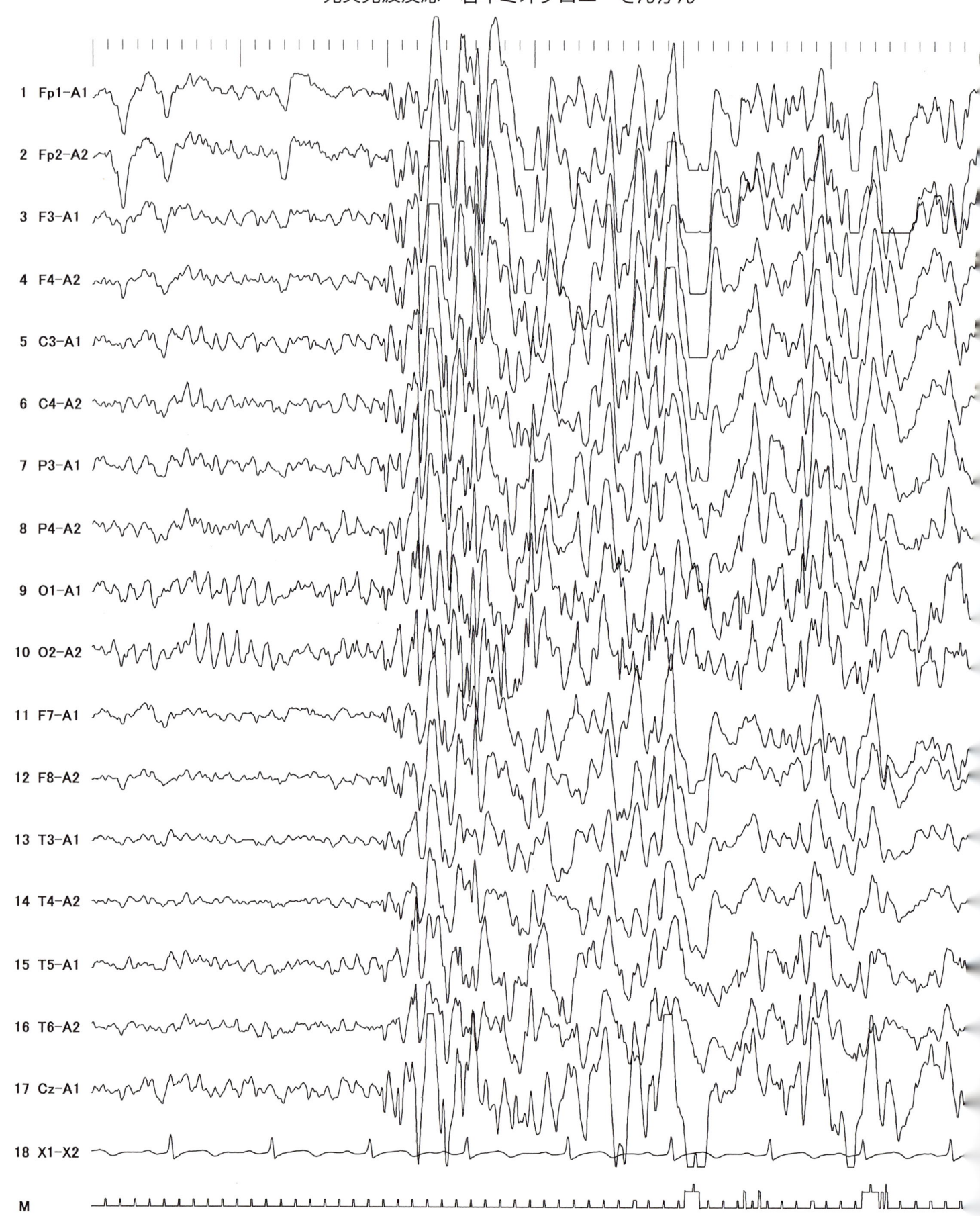

図 33 ● 光突発波反応　若年ミオクロニーてんかん（14 歳、女子）　単極導出法

I0 Hz の PS 中に全般性棘徐波が誘発されている（光突発波反応、photo-paroxysmal response）。若年ミオクロニーてんかんでは高率に全般性の光突発波反応を認め、診断の助けとなる。

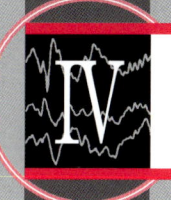

頻度の高い小児てんかんと急性脳症の脳波

1 中心側頭部に棘波を示す良性小児てんかん（BECTS、ローランドてんかん）

BECTS（benign childhood epilepsy with centro-temporal spikes）は小児てんかんの中で最も頻度が高く、8〜23%を占める。神経学的異常はなく知的に正常であることが診断のうえで必須であるが、軽微な行動上の問題や高次脳機能障害と突発波との関連が最近注目されている。予後は極めて良好で、最近の知見では 99.8%は成人までに治癒するとされる。なお、中心溝はローランド溝とも呼ばれるために、BECTS はローランドてんかんとも呼ばれる。

1 臨床的特徴

- 発症年齢は 3〜14 歳でピークは 5〜8 歳である。
- 片側顔面の間代けいれんが主症状であり、同側の顔面や口・舌の異常感覚が先行することがある。流涎が多く、しゃべれない場合が多い。ゴロゴロとのどを鳴らすことも多い。
- 意識は保たれることが多いが、広汎に広がると意識混濁する場合もある。
- 発作持続は 1〜2 分がほとんどである。幼児の場合は、半身けいれんに進展し重積化する場合が稀にある。
- 発作は 65〜70%の患児で夜間のみである（入眠直後と覚醒前が多い）。
- 発作頻度は概して少なく、数回である場合が 66〜70%である。発作はまったくみられず、典型的な脳波異常（ローランド発射）が偶然見つかることがある（頭痛や熱性けいれんなど）。
- 治療に対する反応は概ね良好である。時に治療抵抗性のこともあるが、年齢とともに自然治癒する。

2 脳波所見

▶ 要　　点

- ローランド発射は中—高振幅の二相性 sharp wave であり、しばしば後に低振幅の徐波を伴い三相性を呈する。
- ローランド発射は中心（C 3、4）・側頭部（T 3、4）あるいは頭頂部（P 3、4）にピークをもつ。
- 特徴的な頭皮上の分布（前頭部で逆位相）を呈する場合は、診断的価値が高い。
- ローランド発射は睡眠時に高頻度となる。
- ローランド発射が左右独立して出現したり、中心・側頭部以外にも見られることがある。
- 経過上、ローランド発射が消失したり、増加したり、出現部位が移動することはよくある。
- 発作頻度や臨床経過とローランド発射の出現頻度や部位の変動とは関連性がない。
- 年長児では、ローランド発射が低振幅となり波形の特徴は乏しくなる。
- 背景脳波活動は正常である。

- 特徴的な波形（ローランド発射 rolandic discharge）：中—高振幅（100 μV 以上が多い）の sharp wave で二相性である。ローランド発射の後に小さな陰性徐波を伴い三相性を呈することが多い（図 M）。また、ローランド発射の前に非常に鋭く低振幅の陽性成分を伴うことも多い。
- 特徴的な頭皮上の分布：中心（C 3、4）・側頭部（T 3、4）あるいは頭頂部（P 3、4）にピークをもつ。前頭部はそれに一致して陽性に振れることが多い（単極導出であるが位相が逆転する）（図 N）。これはローランド発射の向きが脳表に対して接線方向であるためとされる（dipole field）。この特徴的な分布は、BECTS と他のてんかんを区別するのに役立つ[1]。

- 覚醒ではローランド発射の頻度は少ないが入眠すると著しく増加し高振幅となる。睡眠時にのみローランド発射が見られることも多い。
- ローランド発射は片側のみのことが多い(60〜70%)が、経過の中で反対側に移動することも多い。
- 左右半球に独立してローランド発射を認めることも稀ではない。
- 経過中、ローランド発射が消失したり増加したりすることはしばしば見られるが、発作頻度や治療効果との関連性はない。
- 中心・側頭部以外の部位にも突発波を認めることがある(中心・側頭部＋他の部位)。この場合の波形もローランド発射の特徴をもつ。
- 年齢が進むとローランド発射は低振幅となり、典型的な波形ではなくなる。
- 治療で発作が抑制されてもローランド発射は直ちには消失しない(10〜15歳まで存続することが多い)。
- 全般性棘徐波を同時に認めることも稀ではないが、出現頻度は低い[2]。
- 背景脳波活動は正常に保たれ、睡眠構築も正常である。

図 M に典型的なローランド発射(a)とそれ以外の鋭波(b)、棘徐波(c)を示す。

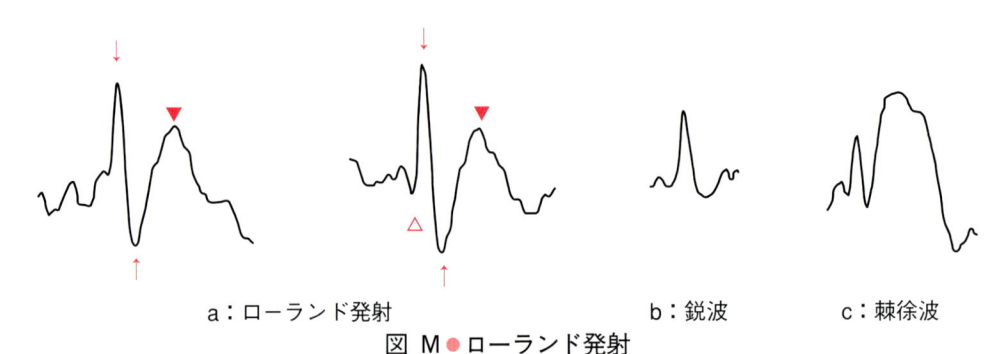

a：ローランド発射　　　　　b：鋭波　　　c：棘徐波

図 M ● ローランド発射

ローランド発射は陰性・陽性の二相性(↓↑)が基本であるが、多くの場合はその後に小さな陰性徐波(▼)を伴い三相性を呈する(a 左)。周波数は 14 Hz よりも遅く鋭波である(例示したローランド発射は 12 Hz である)。また、はじめに小さな鋭い陽性成分(△)を伴うことも多い。ローランド発射以外の棘波や鋭波は、単相性のことが多い(b)。通常の棘徐波(鋭徐波)は、棘波(鋭波)から徐波に移行するときに深く陽性(下向き)に振れることは少ない(c)。

> **参考3　BECTS 関連疾患**
>
> 　BECTS 関連疾患はいくつか知られているが、重要なものを 3 つ紹介する。初期に BECTS と診断されていた症例で、稀に以下の状態に進展する場合がある。このような場合は、早めに専門医へ紹介すべきである。
>
> 　①徐波睡眠時に持続性棘徐波を示すてんかん(continuous spikes and waves during slow sleep；CSWS)：深睡眠期に棘徐波が群発し、行動や言語の退行をきたす。発作は多くない。
>
> 　②後天性てんかん性失語(Landau-Kleffner 症候群)：後天性に失語をきたす。しばしば自閉症や難聴と間違われる。脳波は CSWS であることが多い。発作は多くない。
>
> 　③非定型良性部分てんかん(atypical benign partial epilepsy)：部分発作に加えて脱力発作や非定型欠神発作などを同時に起こす。脳波で広汎な棘徐波が頻発する。行動や学習の問題が併発し、一時期難治性てんかんの様相を呈するため pseudo-Lennox syndrome ともいわれる。成長とともに発作は消失し脳波も改善するため「良性」と名前がついている。
>
> 　いずれも、年齢依存的で脳波やてんかん発作は年齢とともに改善するが、知能や学習の問題が生じるために、専門的な治療が必要である。

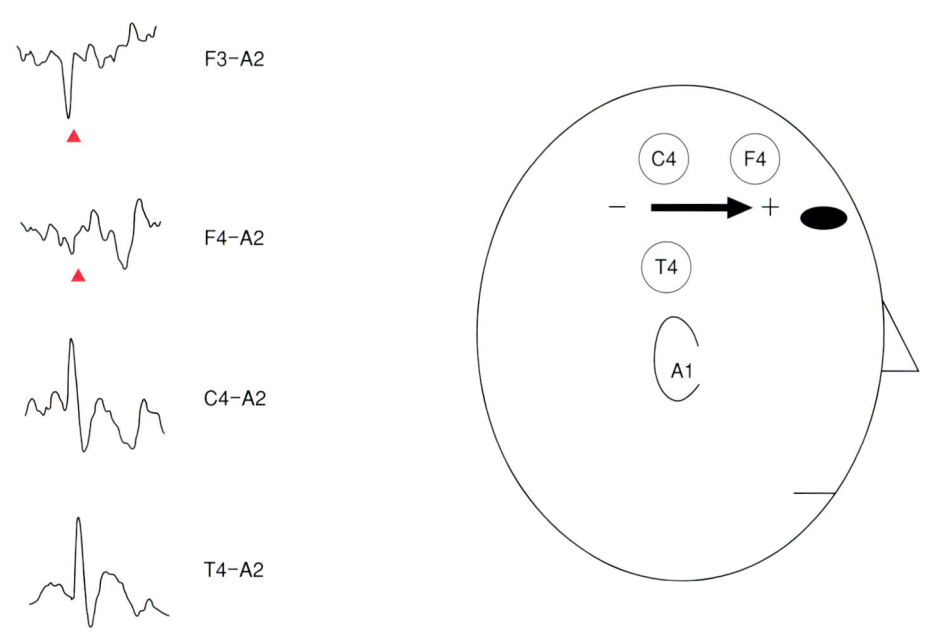

図 N● ローランド発射の頭皮上の分布

ローランド発射は右中心部（C4）と側頭部（T4）に見られる。両側前頭部（F3、F4）ではローランド発射の陰性成分に一致する波が陽性に振れている（▲）。単極導出であるのにもかかわらず、位相の逆転が見られる。これは、ローランド発射の電位の向きが脳表に対して平行に前後方向であるためと解釈される。中心溝（ローランド溝）を境に後ろは陰性、前は陽性の電位である。

ローランド発射の典型的な頭皮上の分布（dipole field）を図 N に示す。

■ 文　献

1）Yoshinaga H, Amano R, Oka E, et al：Dipole tracing in childhood epilepsy with special reference to rolandic epilepsy. Brain Topography 4：193-199, 1992.

2）Dalla Bernardina B, Beghini G：Rolandic spikes in children with and without epilepsy. Epilepsia 17：161-167, 1976.

ローランド発射　覚醒

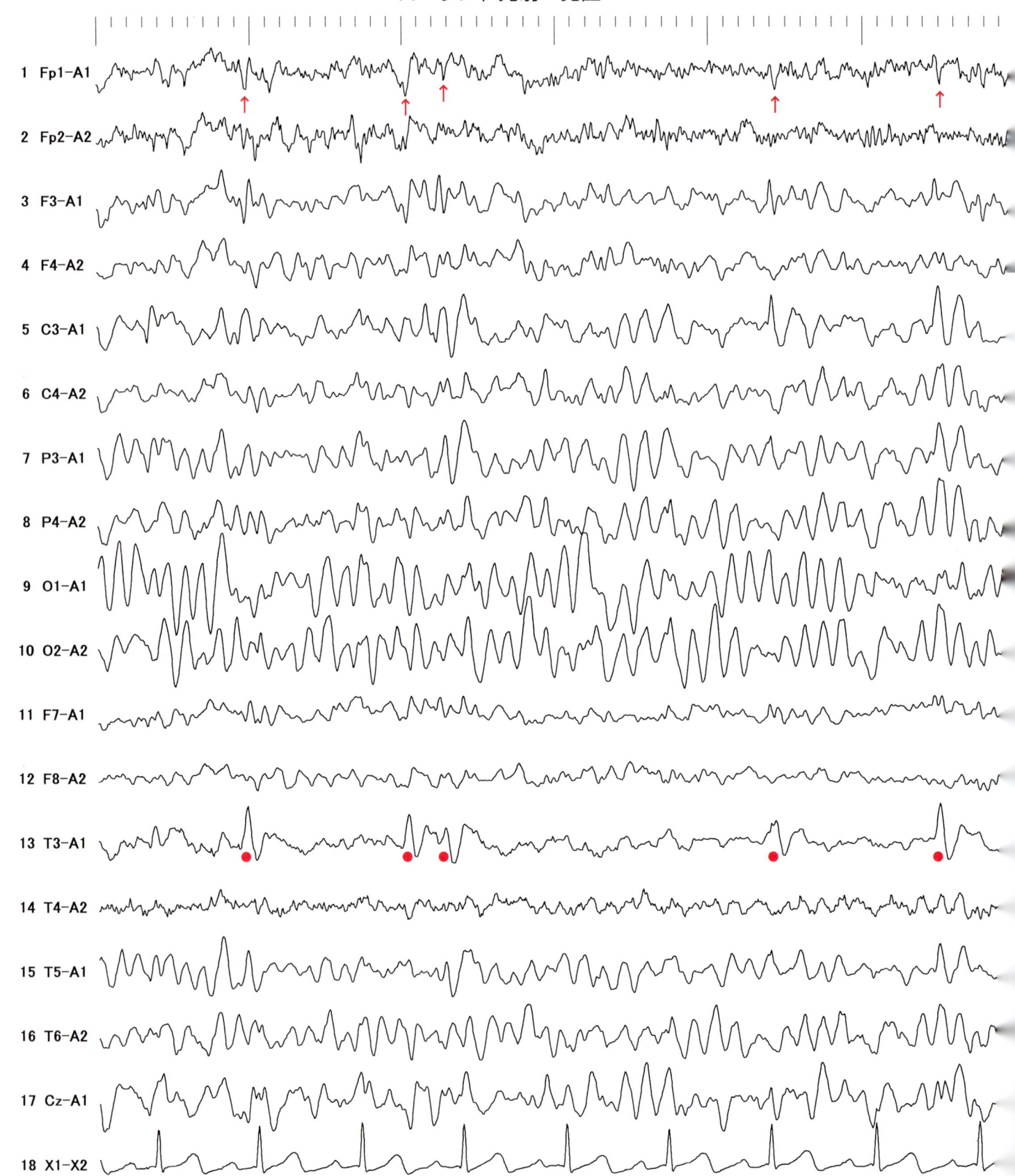

図 34-1 ● 中心側頭部に棘波を示す良性小児てんかん　覚醒（症例 BECTS 1、9 歳、男児）　単極導出法

左中心部（C 3）と側頭中部（T 3）にローランド発射が見られる（●）。突発波の頻度は 10 秒あたり 4〜5 回である。よく見ると左前頭極部（Fp l）は、ローランド発射に一致して陽性に振れている（↑、dipole field）。

症例 BECTS 1（図 34〜36）：7 歳時に発作を初発。朝方、吐くような音がするので母が見ると、顔面のけいれん発作を起こしていた。持続は 1 分。同様の発作を 2〜3 ヵ月ごとに繰り返し、バルプロ酸を開始したが発作は続いた。カルバマゼピンに変更し発作頻度は減少した。

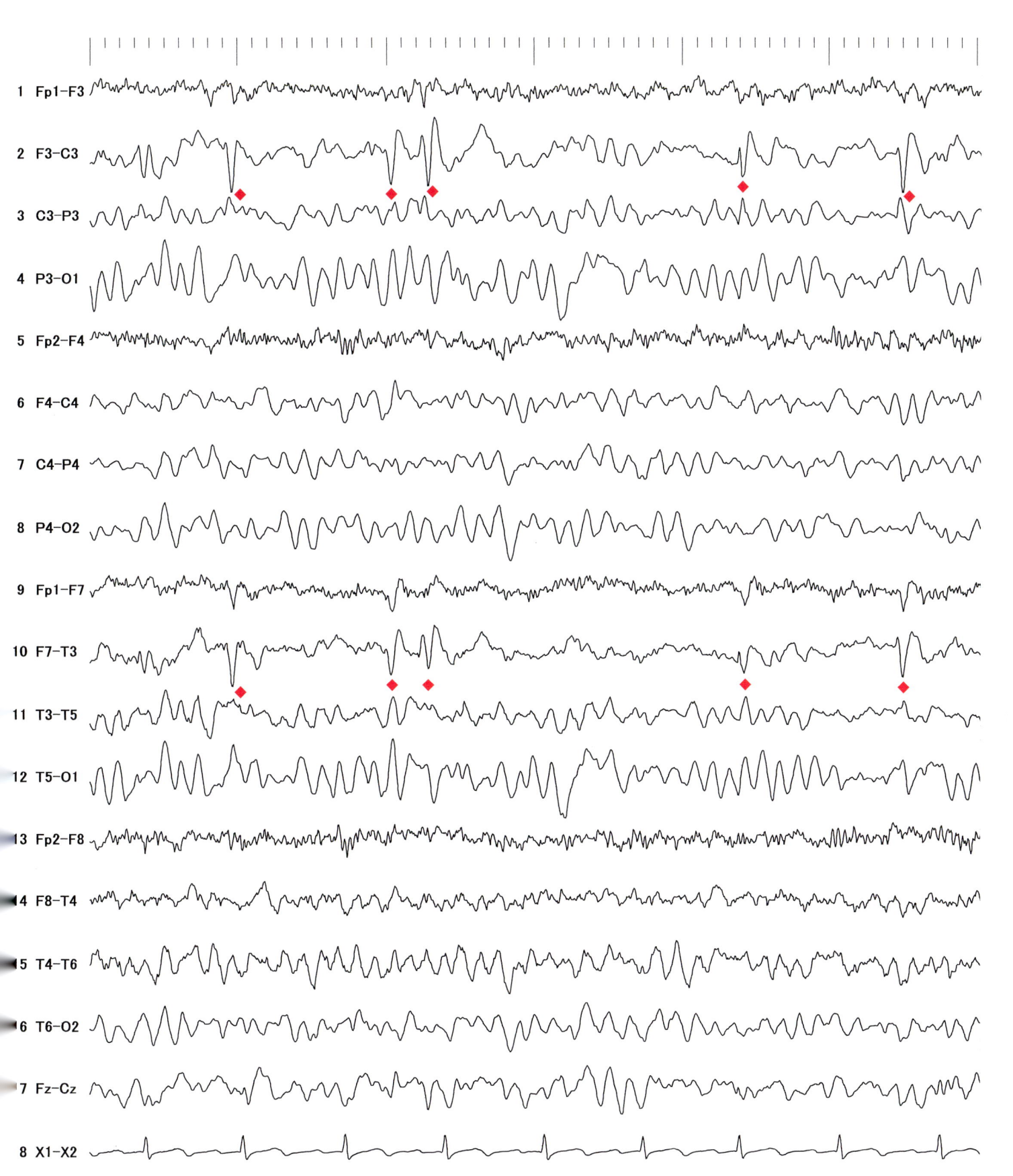

図 34-2●図34-1と同じ脳波を縦連結双極導出法で描出したもの

左中心部（C3）と左側頭中部（T3）で位相の逆転（◆）が見られる。

睡眠によるローランド発射の増加

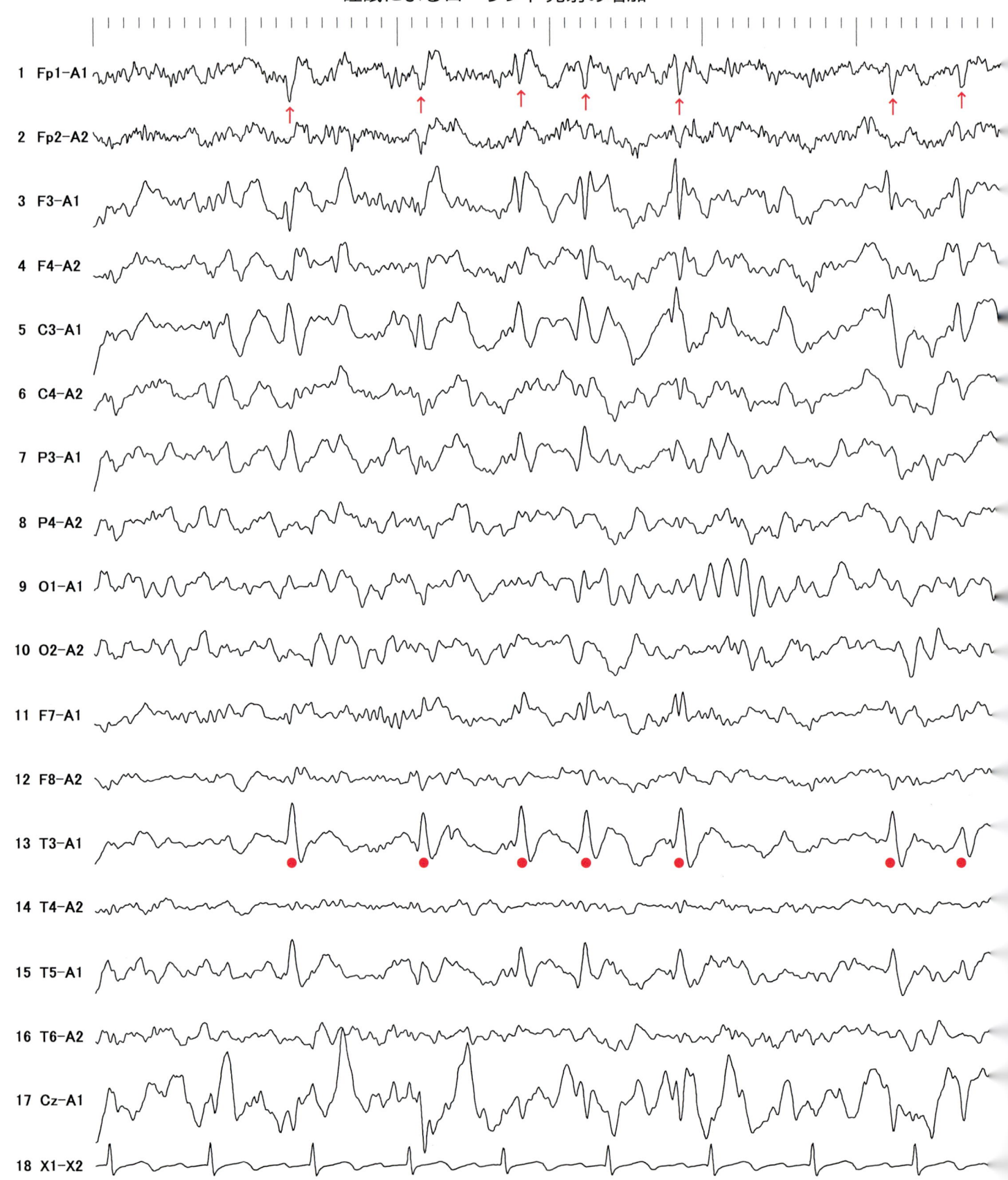

図 35-1 ● 中心側頭部に棘波を示す良性小児てんかん　睡眠 stage 1（症例 BECTS 1、9 歳、男児）　単極導出法
睡眠によるローランド発射の増加

ローランド発射の頻度が睡眠により増加している（●）。睡眠 stage 1 では突発波の頻度は 10 秒あたり 7〜8 回に増加している。左前頭極部（Fp 1）と左前頭部（F 3）は、ローランド発射に一致して陽性に振れている（↑、dipole field）。

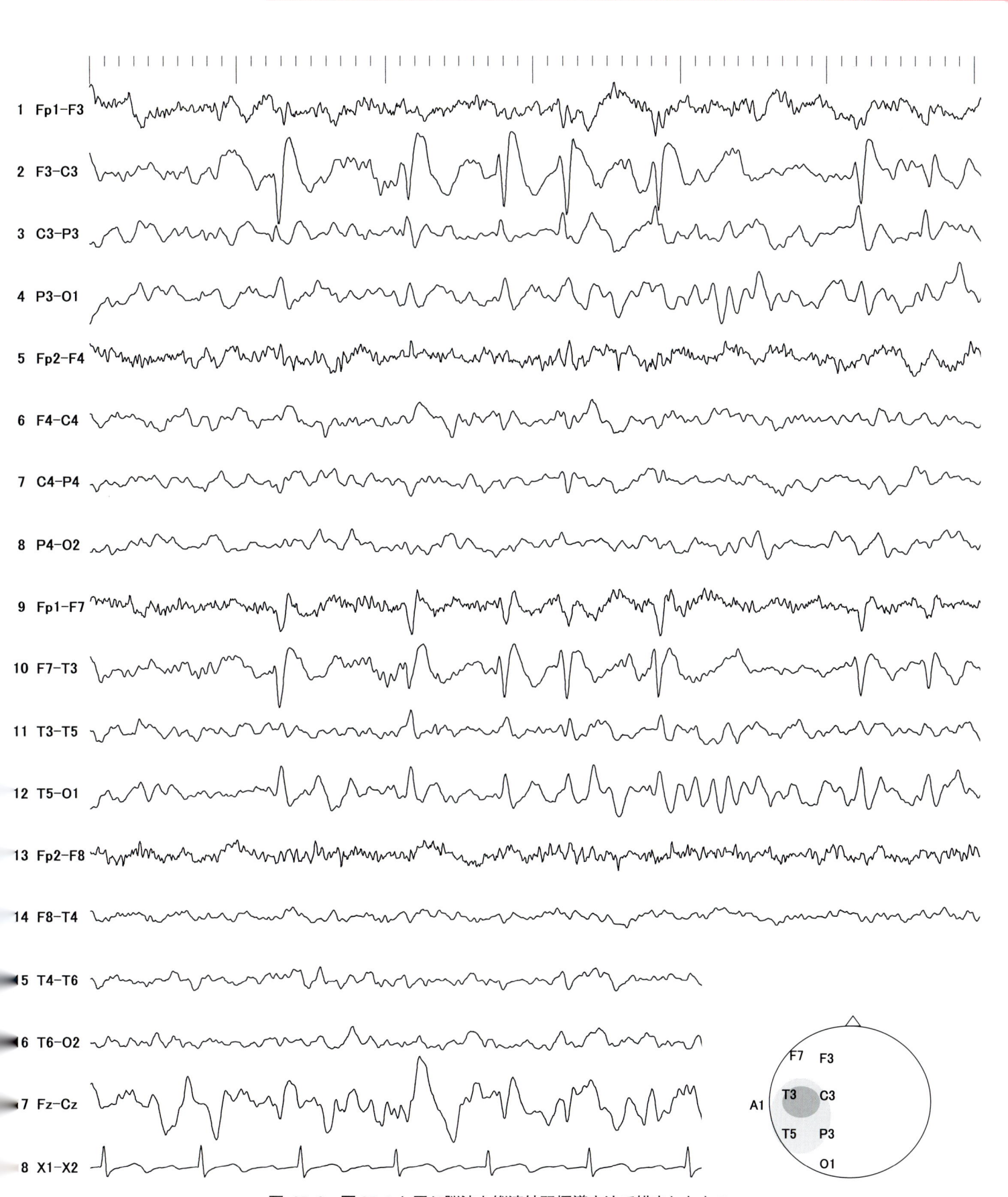

図 35-2 ● 図 35-1 と同じ脳波を縦連結双極導出法で描出したもの

ローランド発射は左中心部（C 3）と左側頭中部（T 3）で位相が逆転している。双極導出では突発波の確認が容易である。

ローランド発射の年齢変化

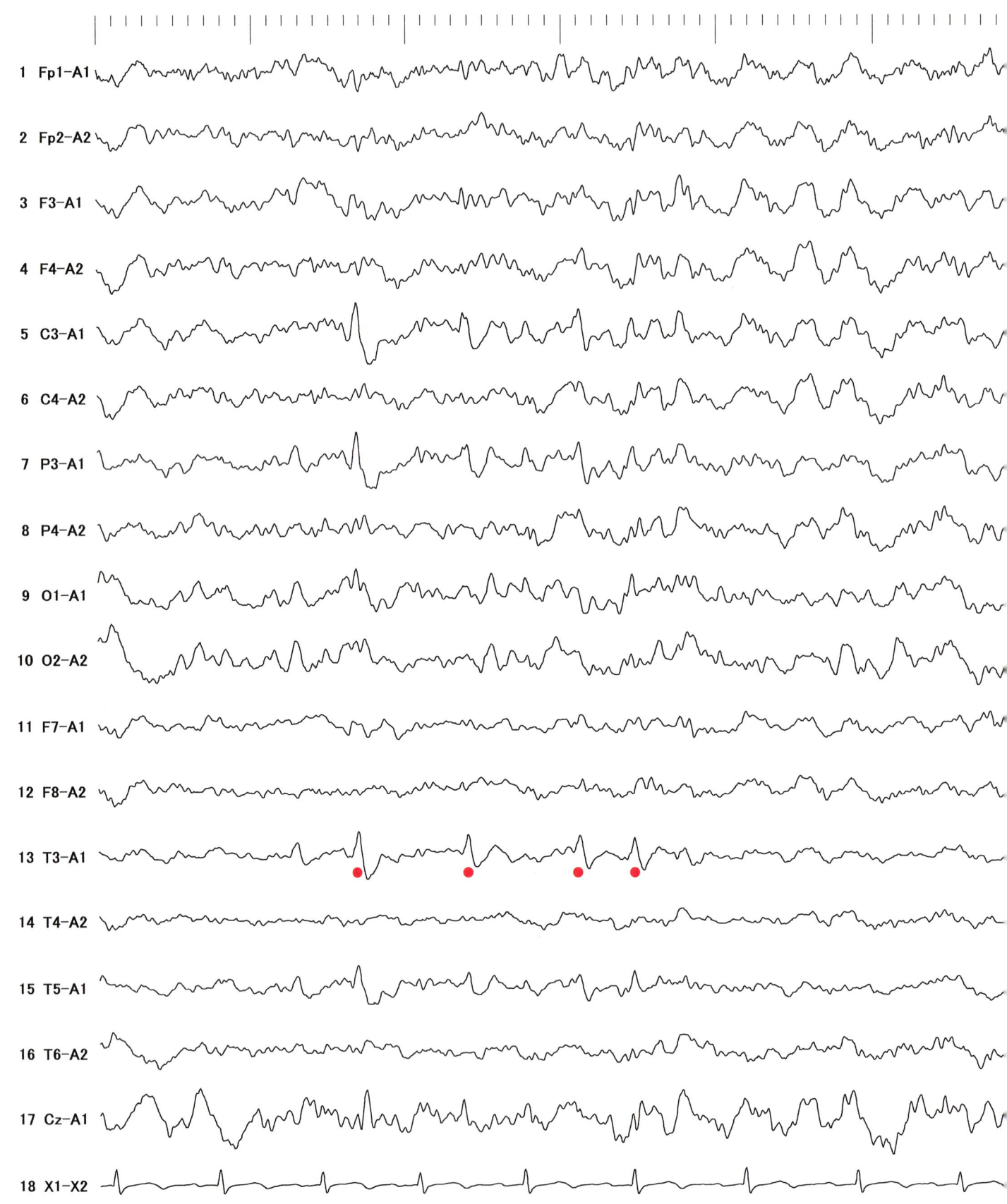

図 36-1●中心側頭部に棘波を示す良性小児てんかん　睡眠 stage 1（症例 BECTS 1 の 2 年後の経過、11 歳、男児）　単極導出法
経過によるローランド発射の低振幅化

左中心部（C 3）・頭頂部（P 3）・側頭中部（T 3）・側頭後部（T 5）にローランド発射が見られる（●）。9 歳時に比べローランド発射の頻度が減少し、振幅も低下している。年長児になると、典型的なローランド発射の特徴的な波形を呈さなくなる。

症例 BECTS 1 の経過：10 歳頃より発作が再び増加し月に 2〜3 回となった。家族の不安が強いため、カルバマゼピンにスルチアムを加え、以後発作はみられていない。BECTS は通常、バルプロ酸かカルバマゼピンで容易にコントロールされるが、時に治療抵抗性の症例がある。このような場合にはスルチアムが有効である。

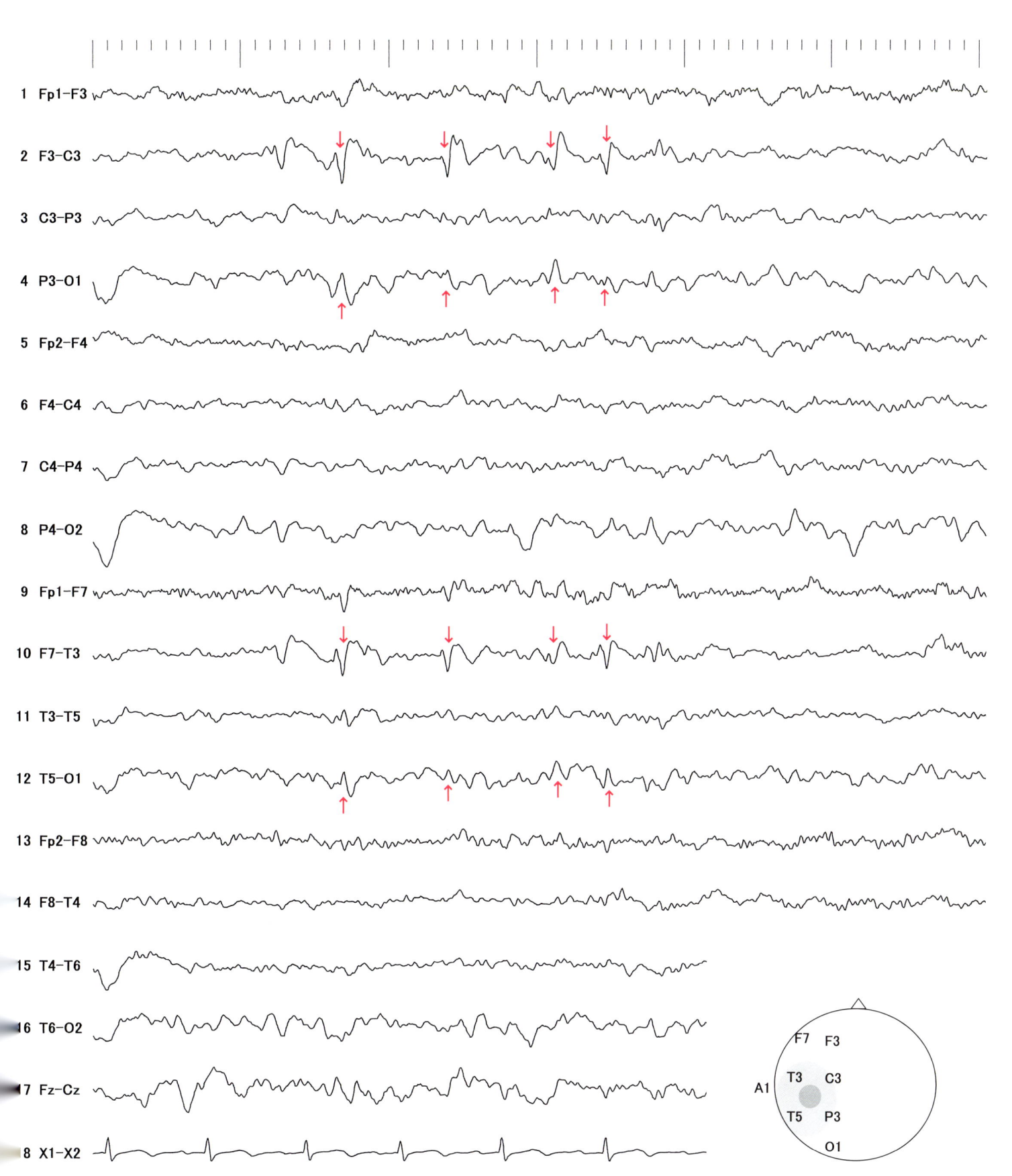

図 36-2 ● 図 36-1 と同じ脳波を縦連結双極導出法で描出したもの

Ｆ３-Ｃ３(↓)とＰ３-Ｏ１(↑)の間で位相の逆転を認める。Ｃ３-Ｐ３ではほとんど波を認めない。これは、Ｃ３とＰ３がほぼ同じ電位にあることを意味しており、Ｃ３とＰ３の中間あたりに電位のピークがあると推定される。同様にＦ７-Ｔ３(↓)とＴ５-Ｏ１(↑)の間で位相の逆転を認める。Ｔ３とＴ５の中間あたりに電位のピークがあると推定される。

左右別々に出現するローランド発射

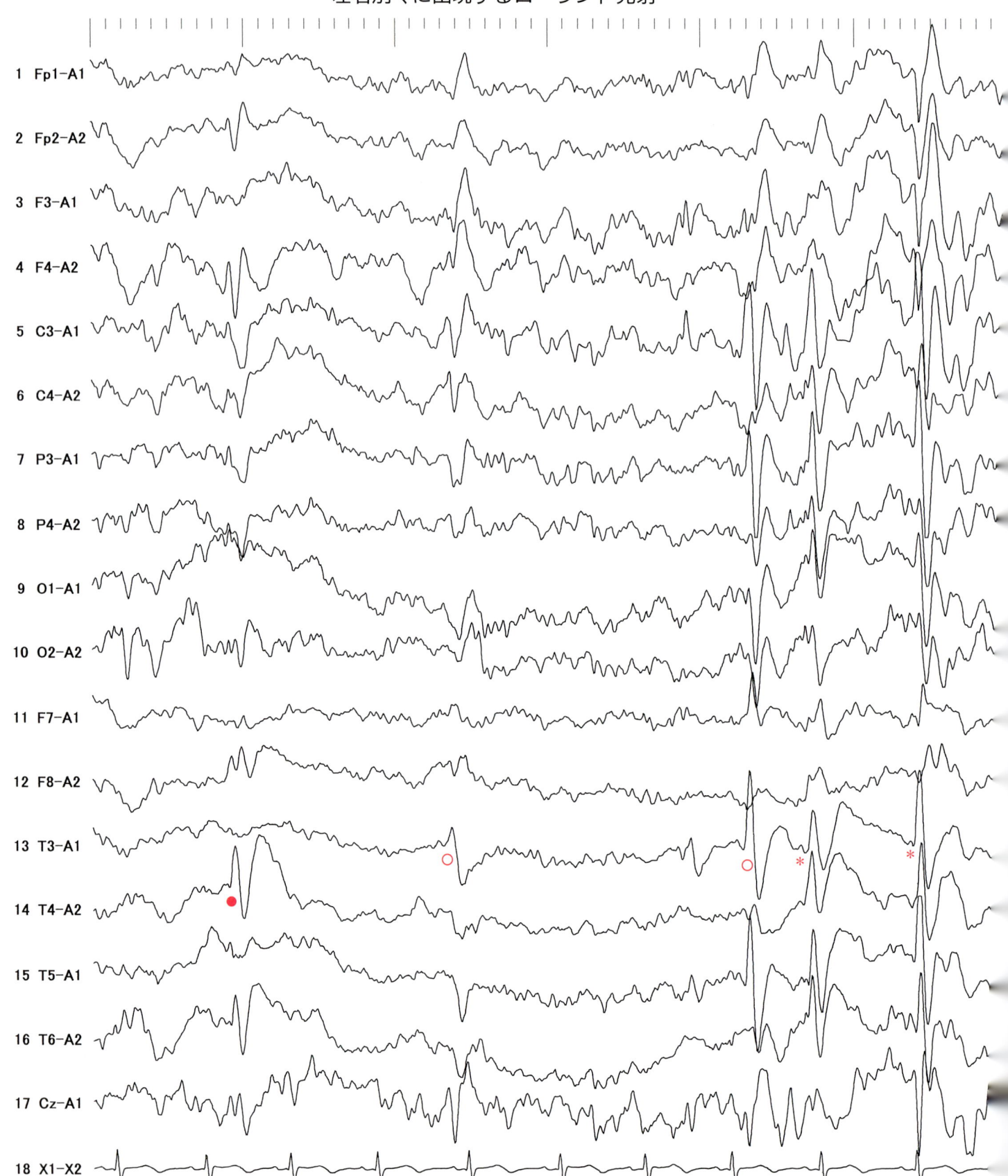

図 37-1● 中心側頭部に棘波を示す良性小児てんかん　睡眠 stage 2（症例 BECTS 2、6歳、男児）　単極導出法
　左右独立するローランド発射

右側頭中部（T 4）（●）と左側頭中部（T 3）（○）に独立してローランド発射が見られる。左右半球に独立してローランド発射が見られることは
しばしばある。左右同期して出現する場合もあるが、よく見るとどちらかがわずかに時間的に早い（＊）。

> 症例 BECTS 2：3歳 10ヵ月に、片側口角のピクツキが約 1時間持続した（重積）。バルプロ酸およびカルバマゼピンを投与したが、年に数回の短時間
> の同様の発作が夜間のみに起こっていた。

深睡眠で広汎に広がるローランド発射

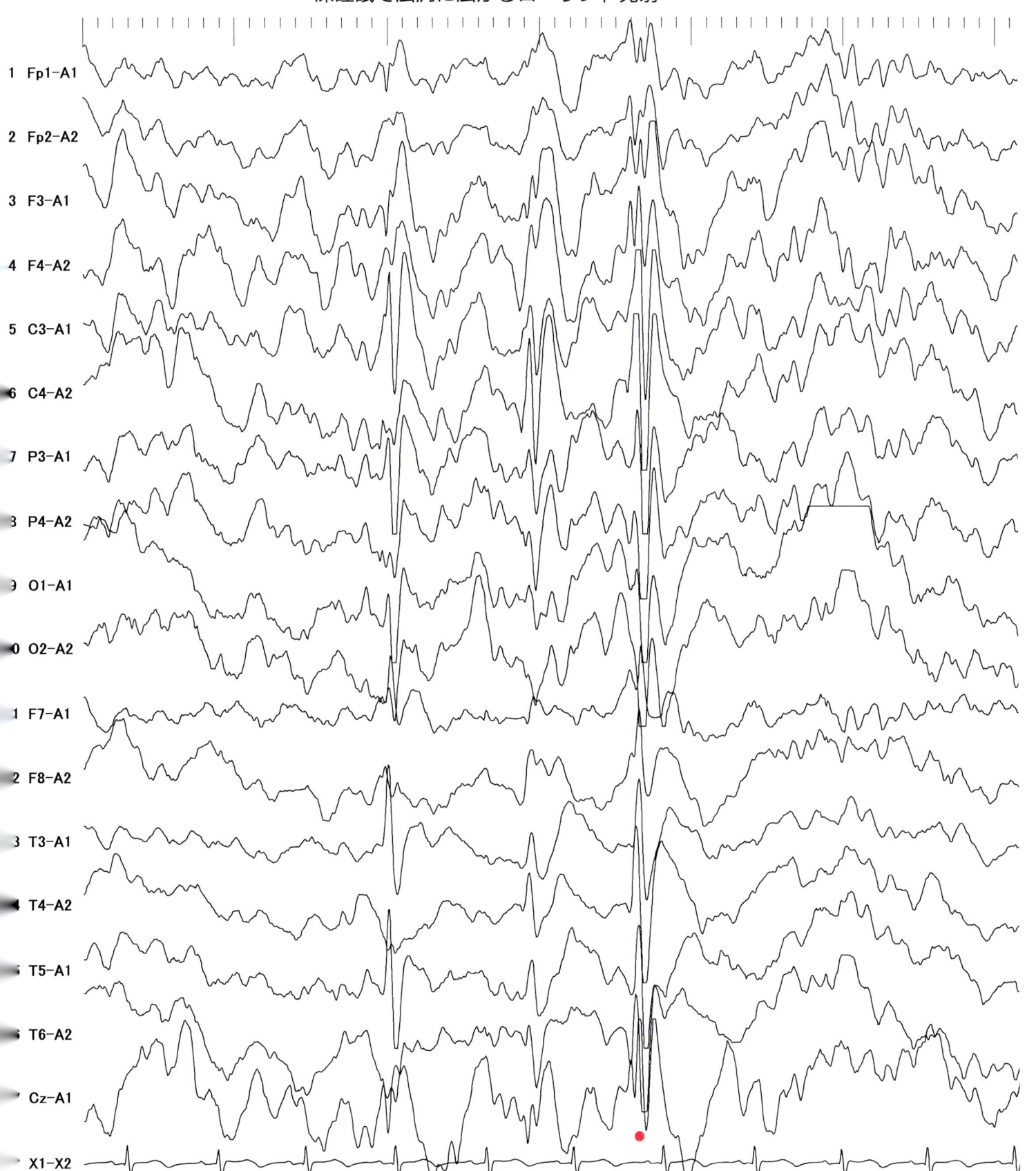

図 37-2 ● 中心側頭部に棘波を示す良性小児てんかん　睡眠 stage 3（症例 BECTS 2、6 歳、男児）　単極導出法
深睡眠で広汎に広がるローランド発射

図 37-1 と同じ日の脳波である。睡眠深度が深くなるとローランド発射は広汎性鋭徐波の形を呈している（●）。深睡眠期に広汎性鋭徐波が頻発する場合は、行動面や言語面に問題がないかどうかを慎重にみる必要がある。本例では、CSWS ほど高頻度ではなく発達面の問題も指摘されていなかったので、それまでの治療を継続されていた。

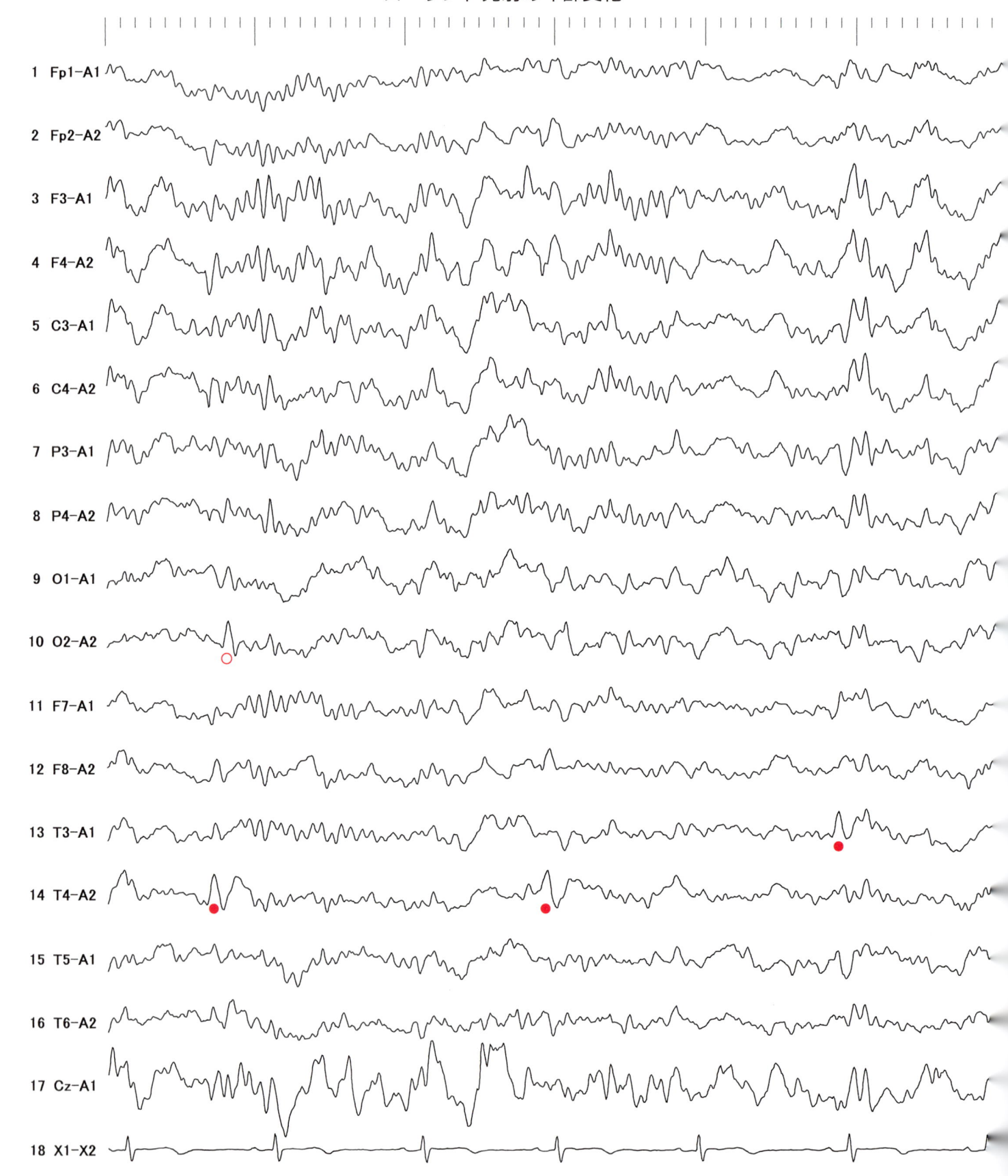

ローランド発射の年齢変化

1 Fp1–A1
2 Fp2–A2
3 F3–A1
4 F4–A2
5 C3–A1
6 C4–A2
7 P3–A1
8 P4–A2
9 O1–A1
10 O2–A2
11 F7–A1
12 F8–A2
13 T3–A1
14 T4–A2
15 T5–A1
16 T6–A2
17 Cz–A1
18 X1–X2

図 38-1 ● 中心側頭部に棘波を示す良性小児てんかん　睡眠 stage 2（症例 BECTS 2 の 4 年後の経過、10 歳、男児）　単極導出法
右側頭中部（T 4）と左側頭中部（T 3）にローランド発射が見られる（●）。右後頭部（O 2）にも鋭波を認める（○）。ローランド発射の振幅は著しく低下している。ローランド領域以外に突発波が見られることも稀ではない。

症例 BECTS 2 の臨床経過：バルプロ酸、カルバマゼピンでも発作が続くために紹介となった。発作を止めてほしいと家族の希望もあり、9 歳よりカルバマゼピンにスルチアムを加え発作は減少・消失した。この頃より、ローランド発射は減少し、低振幅化したが、全般性棘徐波を認めるようになった（図 38-2）。臨床経過がよいので薬の減量を開始した。

全般性棘徐波群発

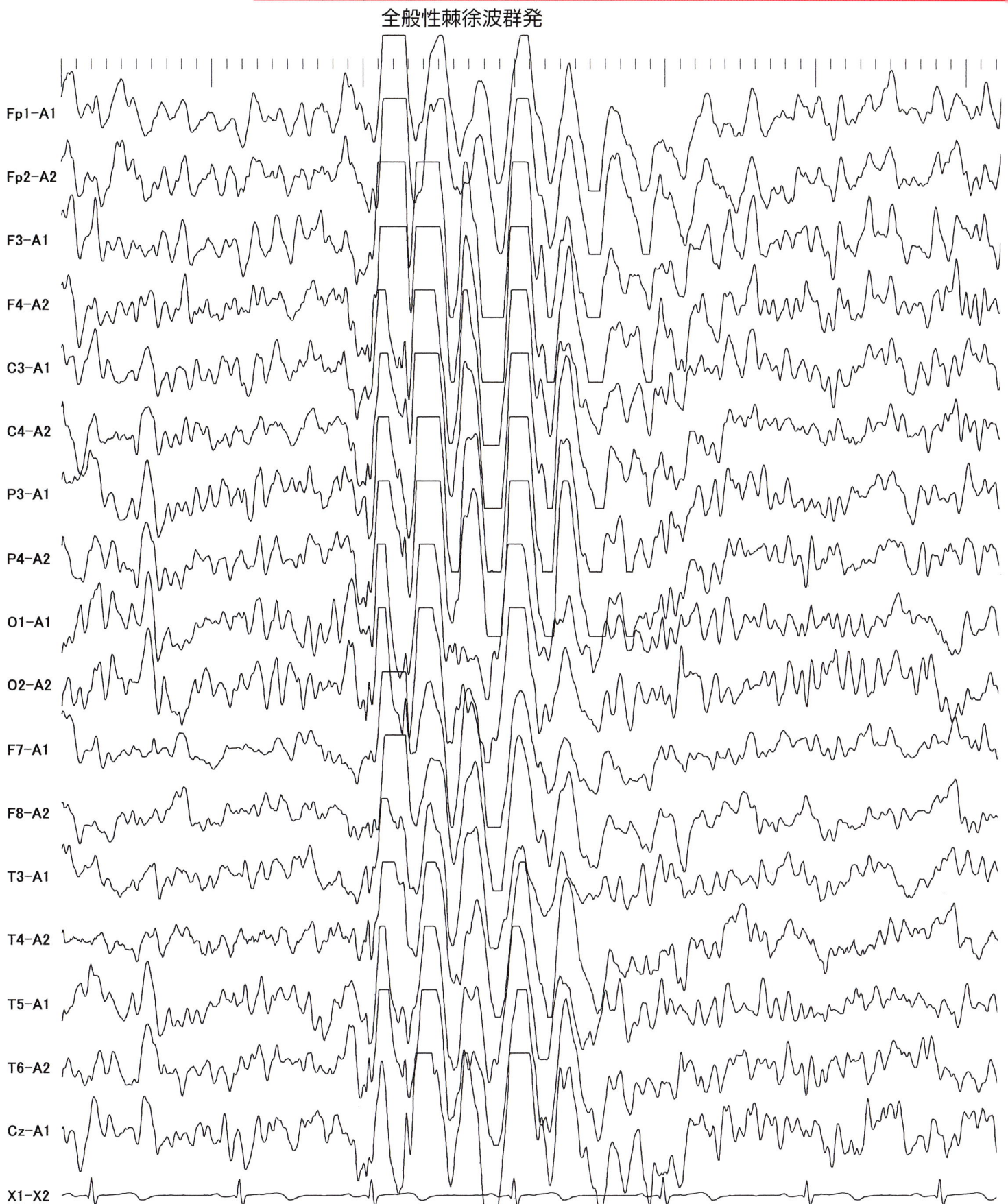

図 38-2 ● 中心側頭部に棘波を示す良性小児てんかん　覚醒（症例 BECTS 2 の 4 年後の経過、10 歳、男児）　単極導出法

後頭部 α 波を両側後頭部（O1、2）に認める。全般性棘徐波群発を1.5秒認める。BECTS では、短時間の全般性棘徐波を認めることがあるが、臨床症状との関連性は乏しい。棘波成分は低振幅であることが多い。

ローランド発射と瘤波

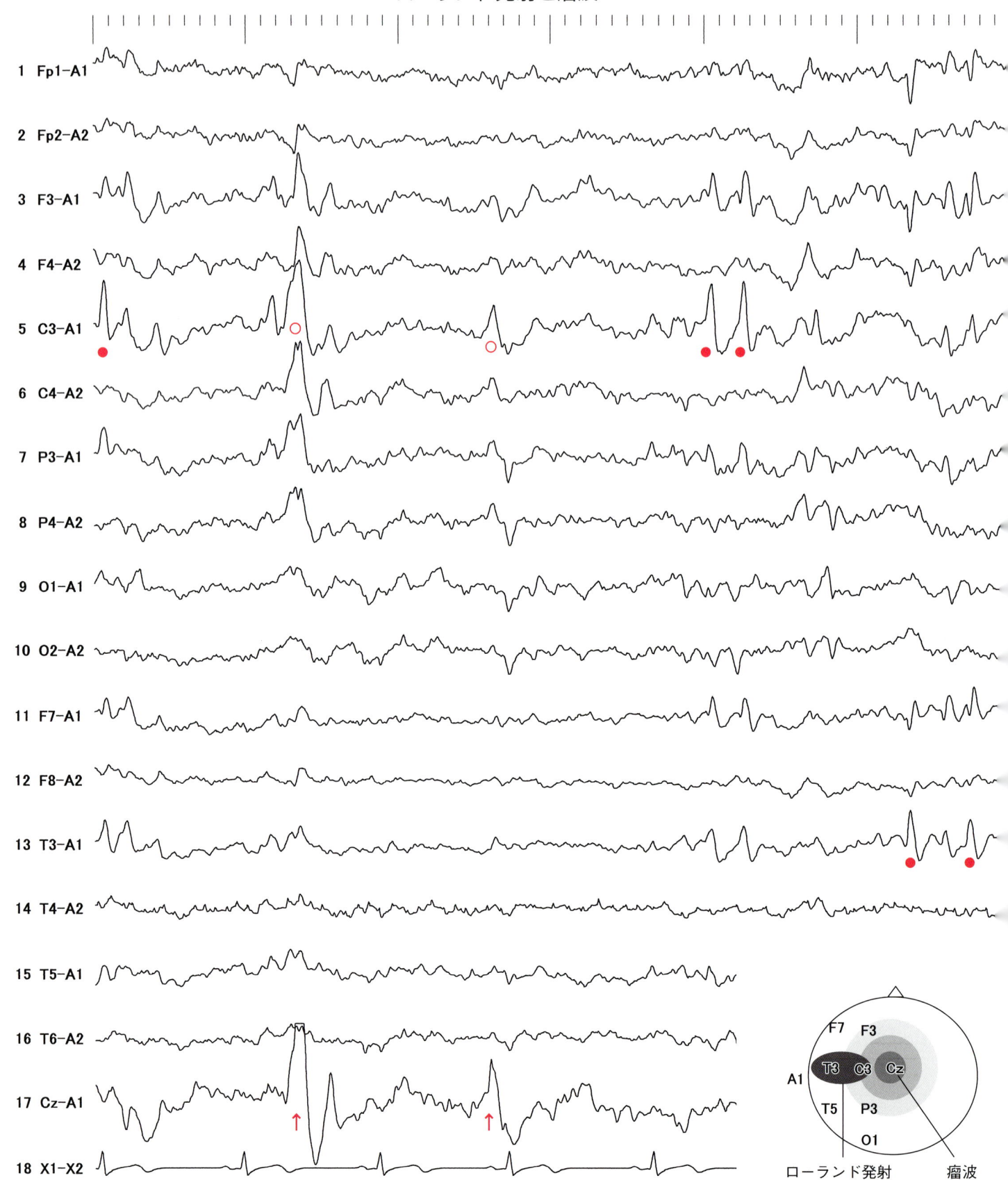

図 39-1 ● 中心側頭部に棘波を示す良性小児てんかん　睡眠 stage 1（症例 BECTS 3、13 歳、女子）　単極導出法
ローランド発射と瘤波の鑑別

左中心部（C 3）および左側頭中部（T 3）にローランド発射を認める（●）。同じページに左右差のある瘤波を認める（○）。ローランド発射は中心（C 3、4）・側頭中部（T 3、4）に振幅のピークがあるが、瘤波の振幅のピークは中心正中部（Cz）である（↑）。稀に中心正中部に突発波をもつてんかんもあるので、その場合は波形から判断する。

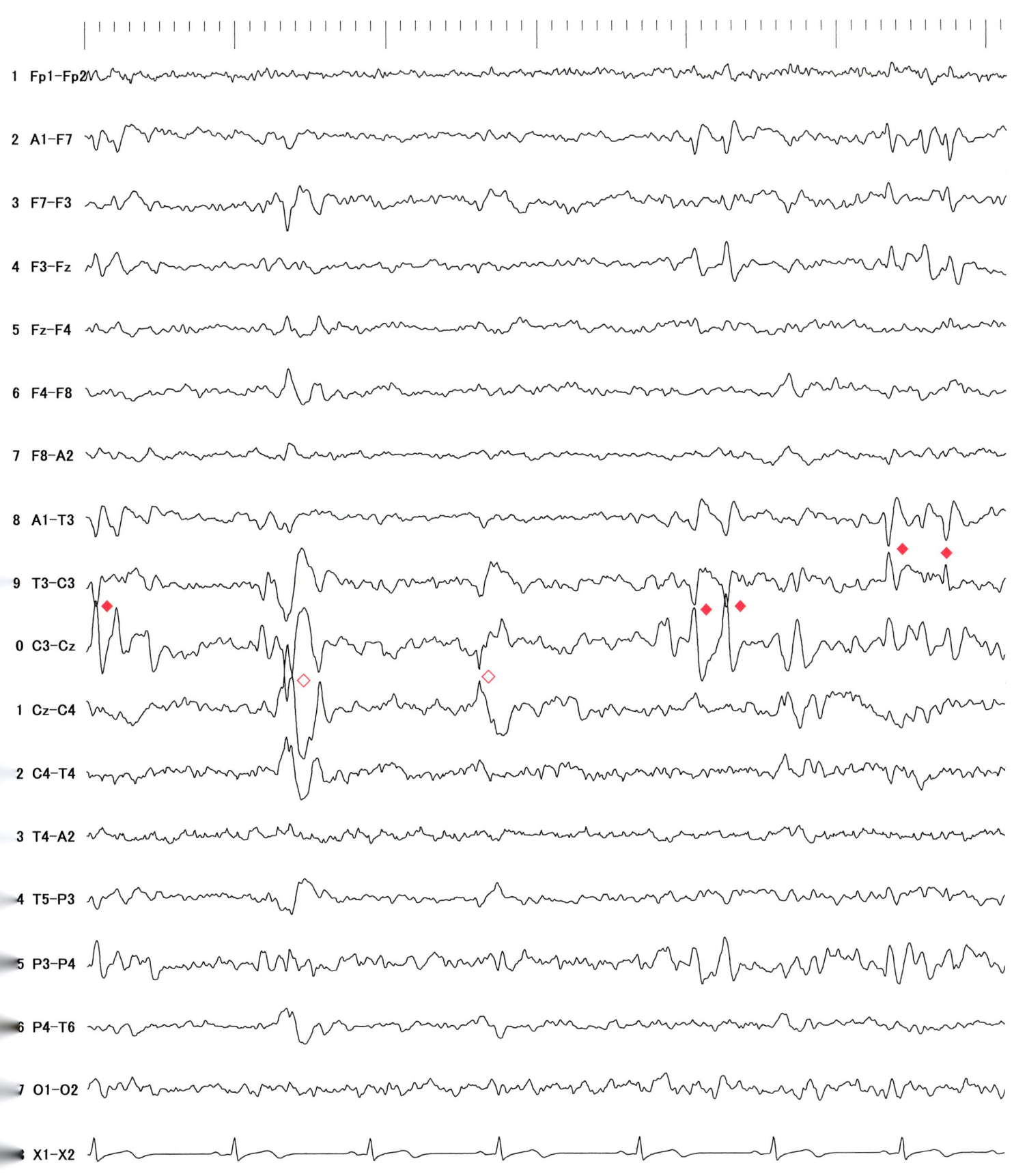

図 39-2 ● 図 39-1 と同じ脳波を横連結双極導出法で描出したもの

ローランド発射は左側頭部（T 3）と左中心部（C 3）で位相の逆転が見られる（◆）。瘤波は中心正中部で位相の逆転が見られる（◇）。ローランド発射は、中心・側頭部にピークをもつので横連結双極導出法が役立つ。

2　後頭部に突発波をもつ小児てんかん（CEOP）

　後頭部に突発波をもつ小児てんかん（childhood epilepsy with occipital paroxysms；CEOP）と特発性小児期後頭葉てんかん（idiopathic childhood occipital epilepsy；ICOE）は同義である。大多数を占める予後良好な早期発症型（Panayiotopoulos type）と稀な後期発症型（Gastaut type）が含まれる。このてんかん症候群の最大の特徴は、特異的な発作症状にある。脳波異常は後頭・頭頂部に認めることが多いが、そうでない場合も稀ではない。

・小児てんかんの 6〜7% を占める（BECTS の 1/3〜1/2 程度）。
・精神運動発達は正常で神経学的異常は認めない。器質的な脳障害により、CEOP と類似の発作症状と脳波所見を呈することがあるので、頭部画像検査は必須である。

1　臨床的特徴

	早期発症型（Panayiotopoulos type）	後期発症型（Gastaut type）
頻度	小児てんかんの 6%	1%未満
発症年齢	1〜14 歳（3〜6 歳がピーク）	3〜16 歳（8 歳がピーク）
熱性けいれんの既往	16〜45%	14%
発作症状	・嘔吐（68%）、眼球偏倚（60〜80%）、顔色不良・チアノーゼ（80〜90%）が主症状 ・初期に意識は保たれるが、その後意識混濁することが多い（94%） ・けいれんへの進展（66%） ・持続時間が長く、重積発作が多い（44%）	・視覚発作（色や円、盲）が主症状で、片側視野に認められる ・眼球偏倚（70%）、閉眼・瞬き（10%） ・意識は保たれる ・5〜15 秒から 1〜2 分の持続 ・けいれんへの進展（50%）
発作の起こる時間帯	・睡眠時のみ（64%） ・覚醒時のみ（21%）	・覚醒時に多い ・睡眠時の発作は 1/3 以下
発作頻度	ほとんどが 1〜5 回のみ 10 回以上起こることは 5%程度	日〜週単位で頻繁に起こる
主な脳波所見	・後頭部の突発波（68%） ・後頭部以外の突発波（21%） ・全般性異常（2%） ・正常（9%） ・閉眼で後頭部の突発波が増加（47%）	・後頭部に突発波を認めることが多い ・後頭部以外の突発波は稀 ・閉眼で後頭部の突発波が増加
予後	ほとんどは治癒する	・長期予後は不明な点が多い ・薬による発作の寛解率は 60%程度とされる

2　脳波所見

共通する点が多いのでまとめて記述する。

▶ 要　点
・突発波はローランド発射に類似している。
・後頭部・頭頂部に突発波を認めることが多いが、他の部位のみに認める場合や突発波を認めない場合もある。
・閉眼で突発波が頻発することが多い。
・種々の脳部位に同期して相似形の突発波を反復することが多い。特に前頭部一後頭部が多い。
・経過上突発波の部位が移動することがある。

・波形：ローランド発射に類似している。二〜三相性の高振幅鋭波であることが多い。
・頭皮上の分布：後頭部・頭頂部優位が多い。後頭部以外に突発波を認めたり、全般性であったり、脳波異常を認めない場合もある。

・Cloned-like, repetitive multifocal spike wave complexes（図O）：種々の脳部位に同期して相似形の突発波を反復することを指す。出現頻度は 19%とされそれほど多くはないが、疾患特異性が高い。特に前頭部―後頭部が多い。最近の脳磁図の研究では、前頭部と後頭部に同期する鋭波の発生源は後頭部であるという[1]。

・光過敏性：閉眼により突発波が頻発することが多い。光刺激で突発波が増加することもある（61頁、図32）。

・脳波異常と発作頻度とは相関しない。経過上突発波が増加したり、部位が変動したり、新たな焦点が加わったりすることは稀ではない。これらは症状の悪化とは無関係である。

・治療で発作が抑制されても突発波はすぐには消失しない。

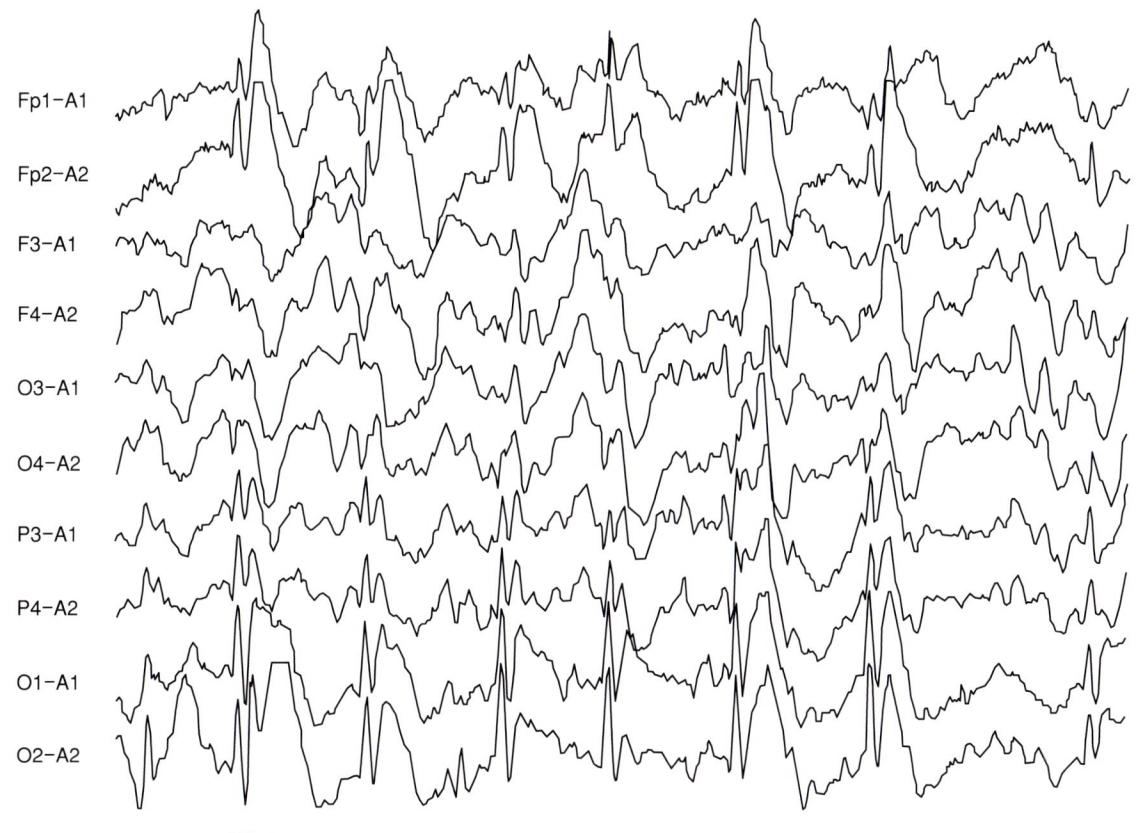

図 O ● Cloned-like, repetitive multifocal spike wave complexes

両側後頭部（O 1、2）に同期して両側前頭極部（Fp 1、2）に相似形の鋭徐波が出現している。波形はローランド発射に類似している。

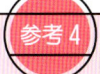 参考4　　後頭部突発波とPOSTS

　後頭部突発波は陰性波であるため、単極導出では上向きに振れ、縦連結双極導出（P-O）では下向きに振れる。反対に、POSTS は陽性波であるため、単極導出で下向きに振れ、縦連結双極導出では上向きに振れる（30、31 頁、図 13）。POSTS をてんかん性異常波と間違えてはならない。

■ 文　献

1）Kanazawa O, Tohyama J, Akasaka N, et al：A magnetoencephalographic study of patients with Panayiotopoulos syndrome. Epilepsia 46：1106-1113, 2005.

閉眼による後頭部突発波の増加

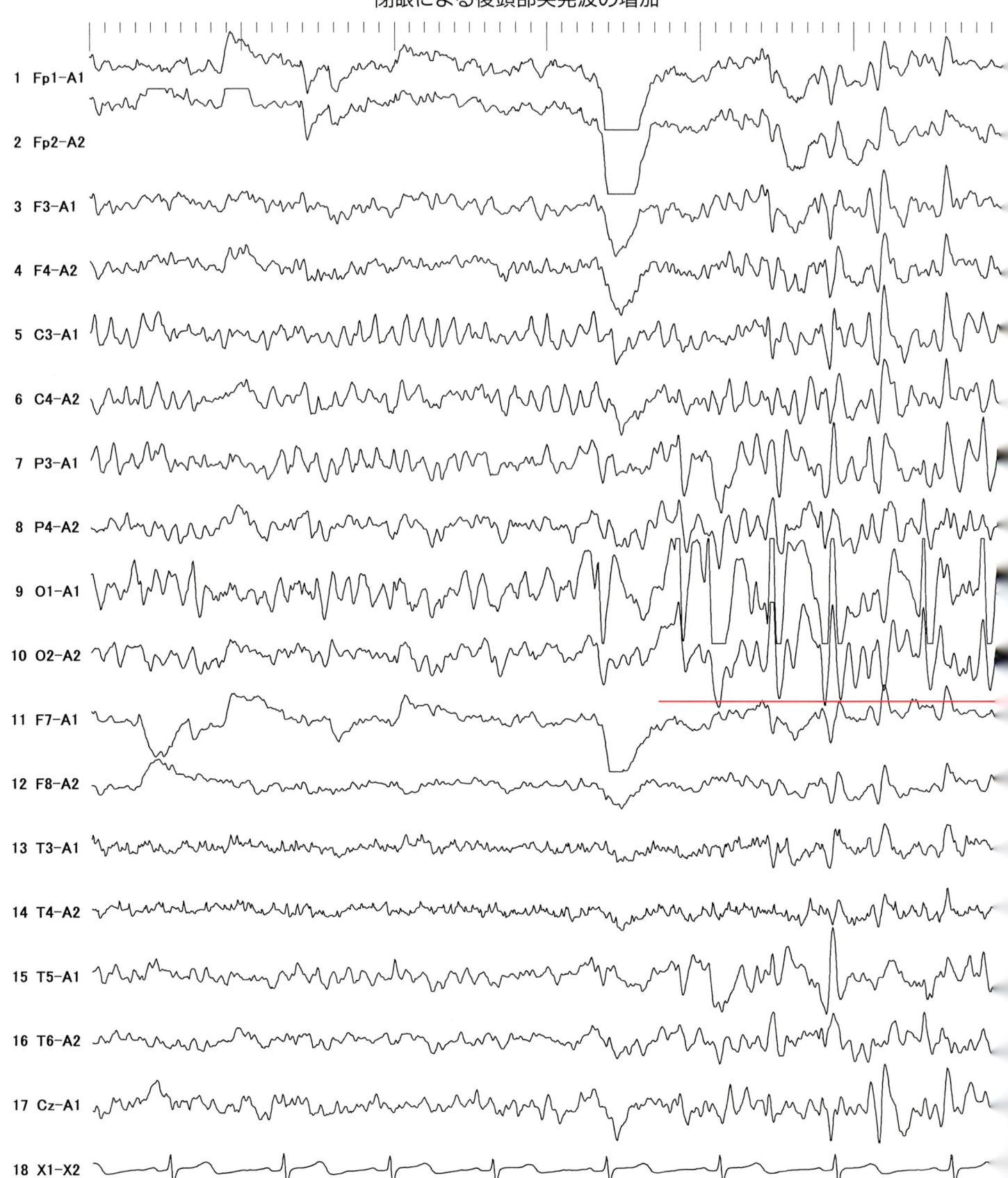

図 40 ● 後頭部に突発波をもつ小児てんかん　覚醒（症例 CEOP 1、10 歳、男児）　単極導出法
閉眼による後頭部突発波の増加

両側後頭部（O1、O2）に高振幅の突発波が閉眼時（—）に群発している。CEOP では、覚醒時に閉眼すると突発波が群発することが多い。

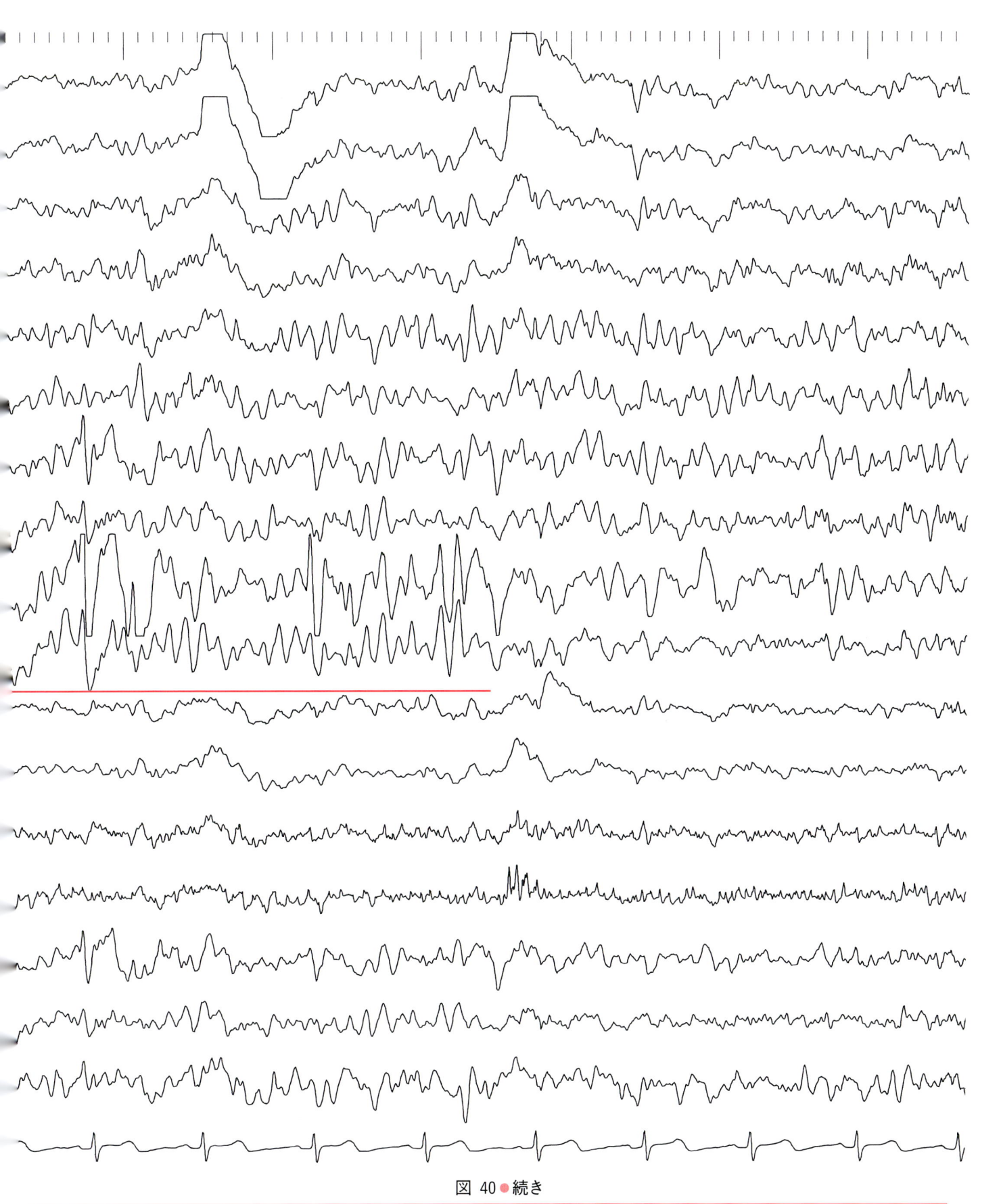

図 40 ●続き

症例 CEOP 1（図 40、41）：4 歳より夜間突然、眼が見えないと訴え、眼球偏倚する短時間性の発作が起こるようになった。この訴えの後に嘔吐、意識障害、時に全身けいれんへと進展する。睡眠時がほとんどで覚醒中の発作は稀である。発作頻度ははじめ年 5〜10 回であったが、徐々に増加し、月に 5〜10 回程度である。種々の薬剤に抵抗性である。発作症状からは、後期発症型（Gastaut type）である。

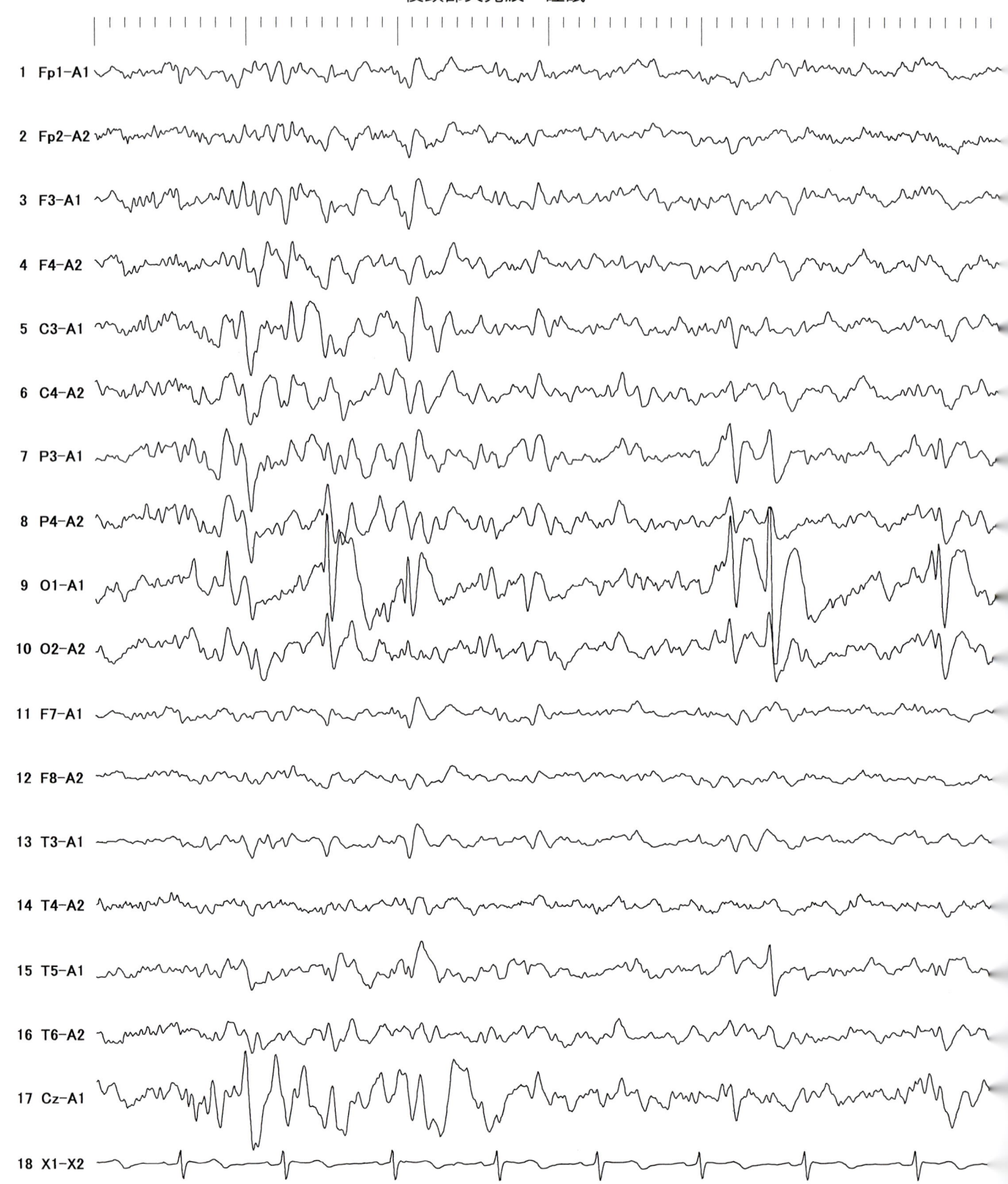

後頭部突発波　睡眠

1	Fp1–A1
2	Fp2–A2
3	F3–A1
4	F4–A2
5	C3–A1
6	C4–A2
7	P3–A1
8	P4–A2
9	O1–A1
10	O2–A2
11	F7–A1
12	F8–A2
13	T3–A1
14	T4–A2
15	T5–A1
16	T6–A2
17	Cz–A1
18	X1–X2

図 41-1 ● 後頭部に突発波をもつ小児てんかん　睡眠 stage 2（症例 CEOP 1、10 歳、男児）　単極導出法

図 40 と同じ日に記録した睡眠時脳波である。両側後頭部（O1、O2）の突発波は覚醒閉眼時に比べて連続していない。波形はローランド発射に類似している。

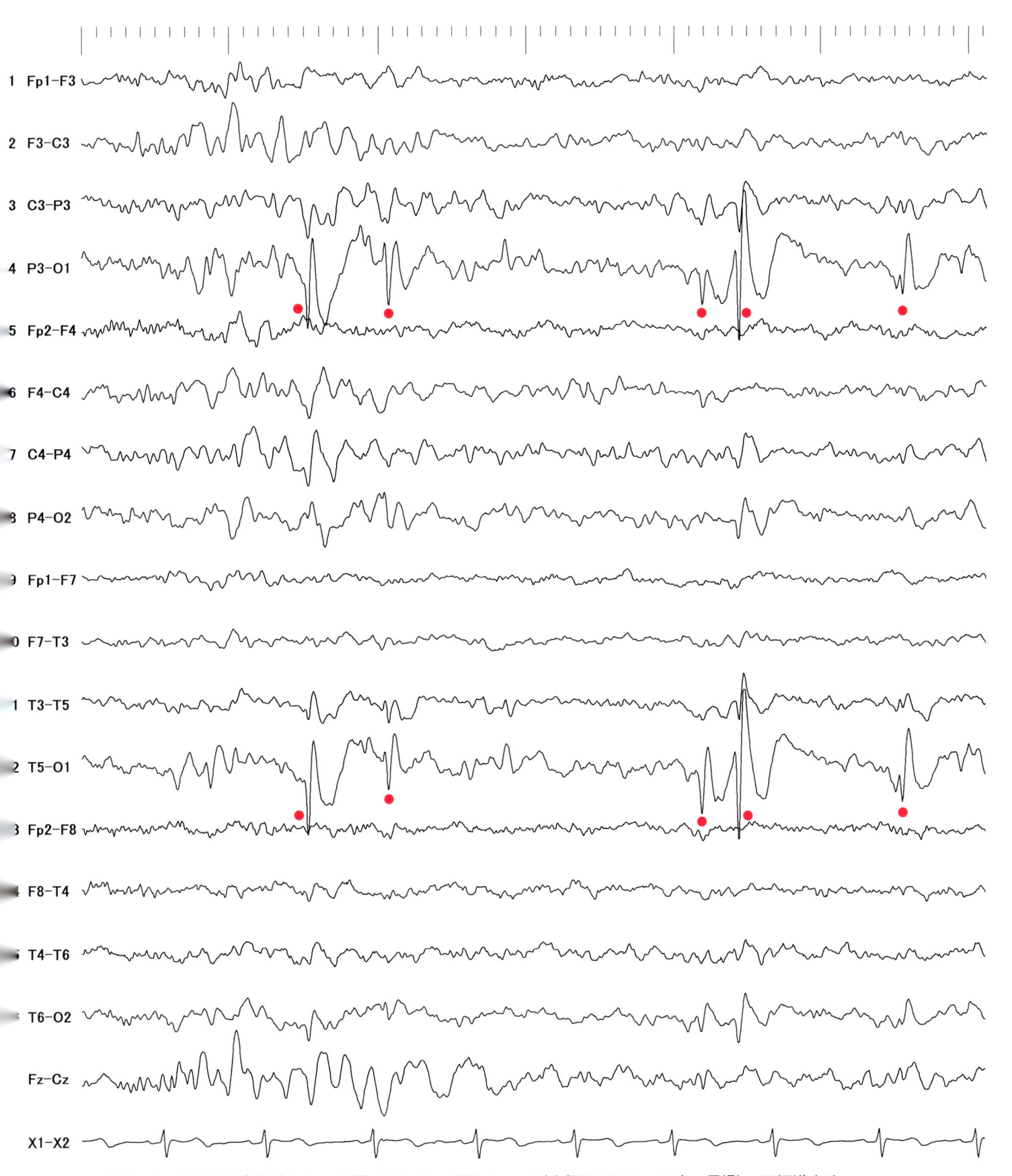

図 41-2 ● 後頭部に突発波をもつ小児てんかん　睡眠 stage 2（症例 CEOP 1、10 歳、男児）　双極導出法

図 41-1 を縦連結双極導出法で書き出したものである。後頭部鋭波は、このモンタージュでは陽性（下向き）に振れる（●）。低振幅の棘波・鋭波はこの誘導では見逃しやすい。

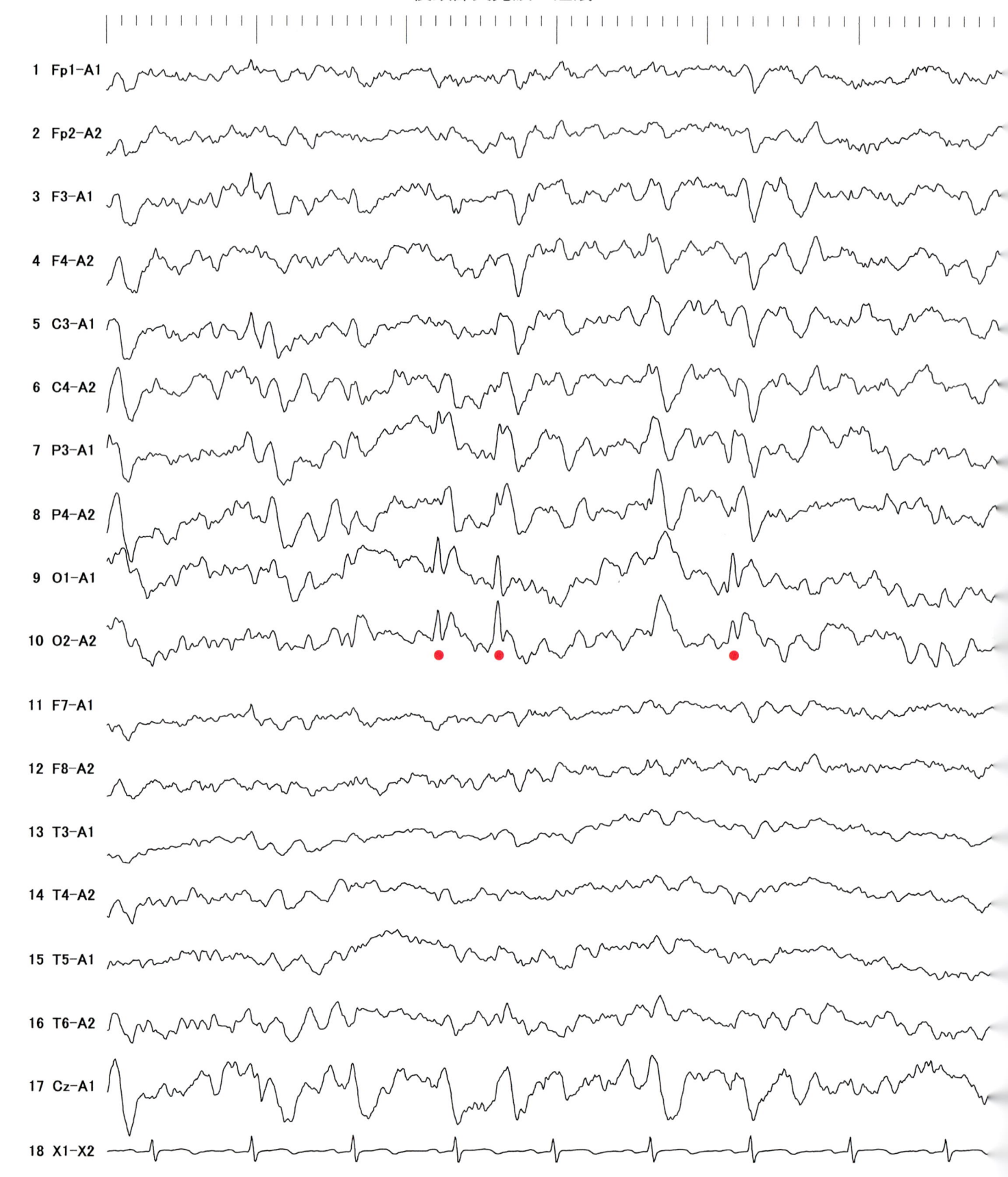

図 42-1 ● 後頭部に突発波をもつ小児てんかん　睡眠 stage 1（症例 CEOP 2、5 歳、男児）　単極導出法
両側後頭部（O1、O2）に突発波が見られる（●）。本例の覚醒時脳波には突発波は見られなかった。

症例 CEOP 2（図 42〜44）：発症年齢は 4 歳。覚醒時にボーッとして反応がなく、眼球偏倚、嘔吐、顔色不良で発症し全身けいれんへと進展した。けいれんは重積であり、ジアゼパム静注でようやく抑制された。2 回目の発作（重積）の後に記録した脳波が図 42 である。発作症状より早期発症型（Panayiotopoulos type）である。

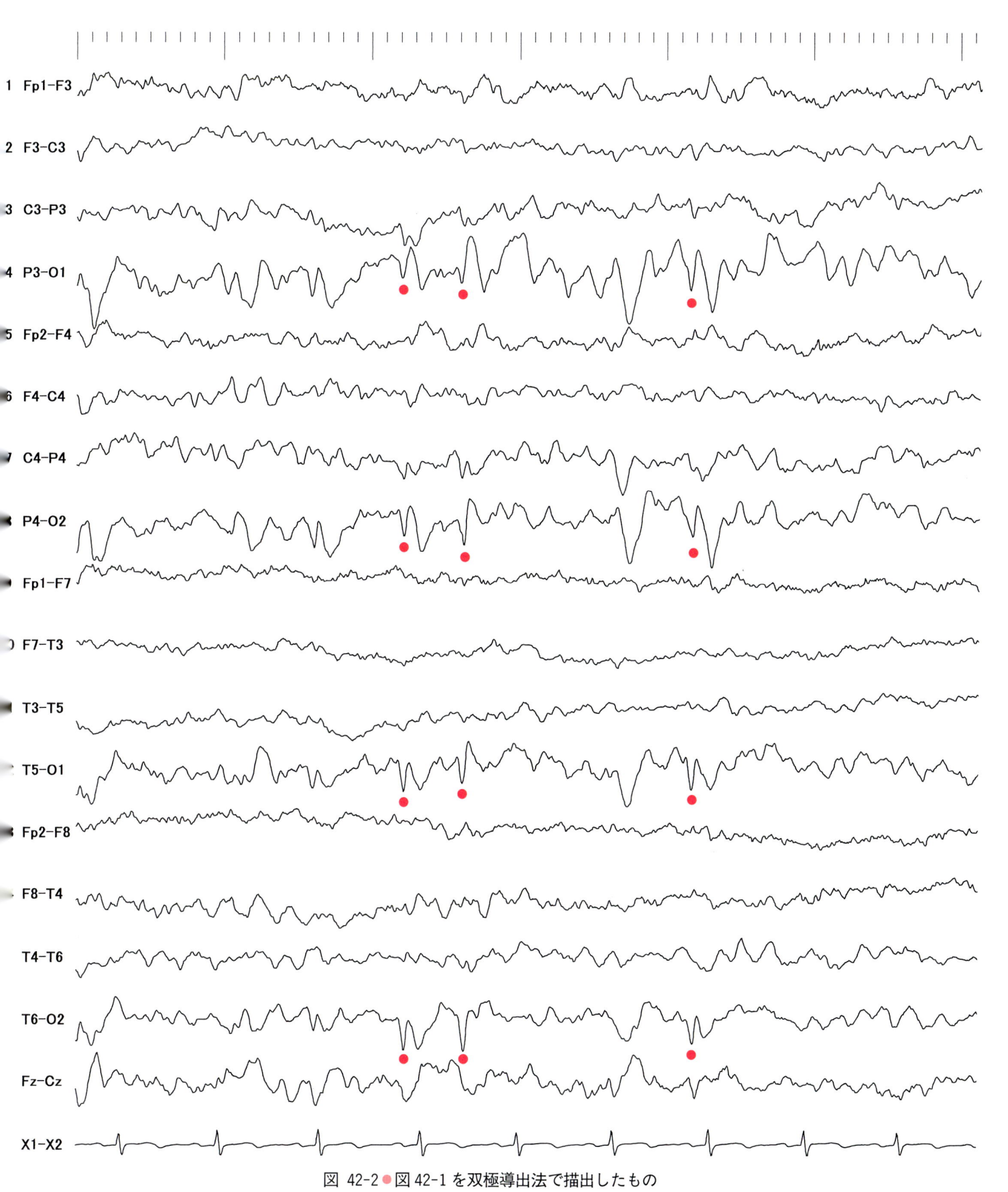

図 42-2 ● 図 42-1 を双極導出法で描出したもの

両側後頭部（O1、O2）の突発波は P-O の誘導で陽性に振れている（●）。他の基礎律動との区別がつきにくい。

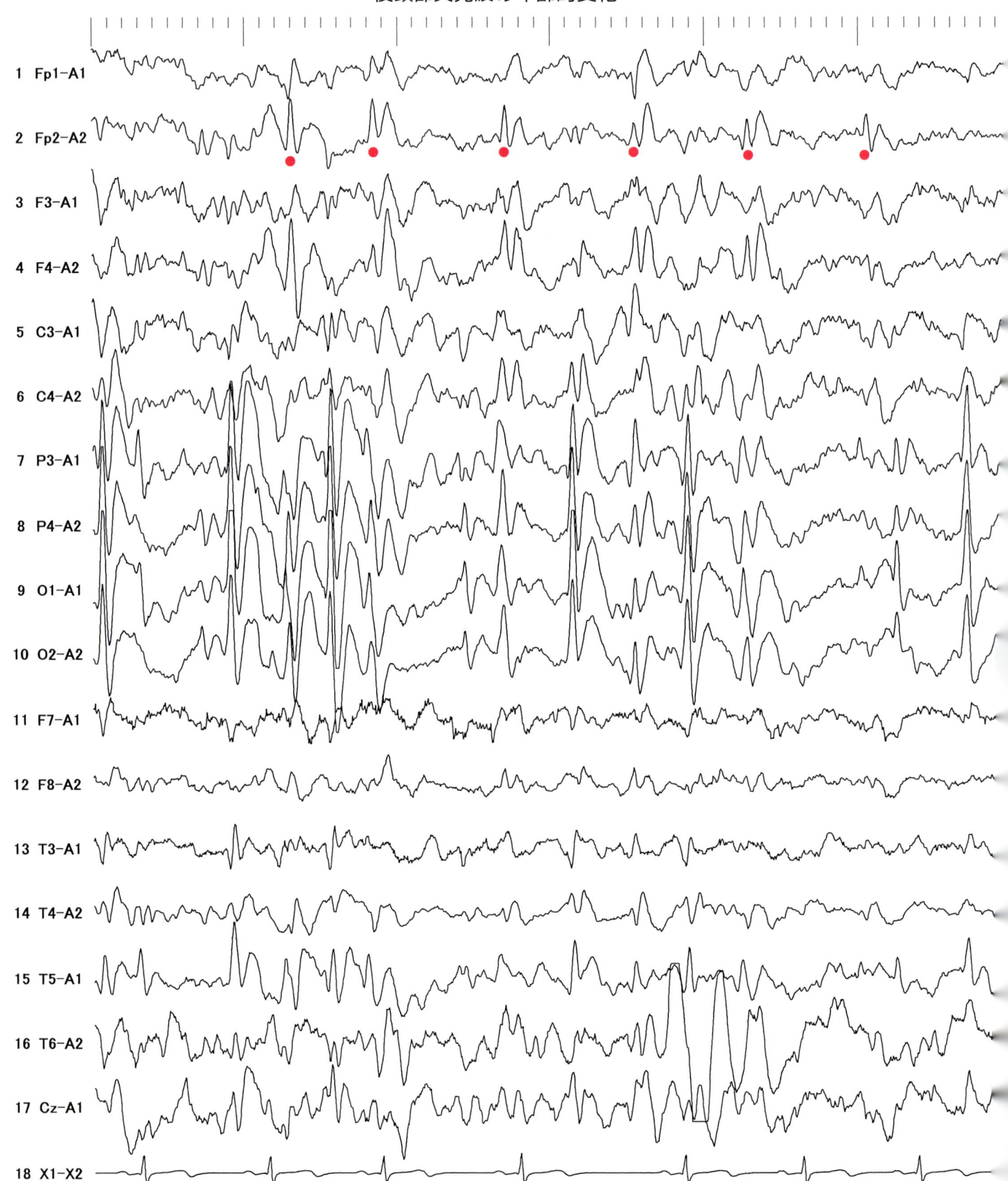

後頭部突発波の年齢的変化

図 43-1 ● 後頭部に突発波をもつ小児てんかん　睡眠 stage 1（症例 CEOP 2 の 1 年後の経過、6 歳、男児）　単極導出法　前頭極部焦点

両側後頭部（O 1、O 2）に突発波が頻発している。右前頭極（Fp 2）にも後頭部棘波と同期する棘波が出現している（●）。CEOP の経過中に前頭部（Fp、F）に棘波が出現することがしばしば見られる。後頭部棘波に同期あるいは独立して出現する。前頭部棘波が後頭部棘波よりも目立つことがあるので、前頭葉てんかんと間違うこともある。

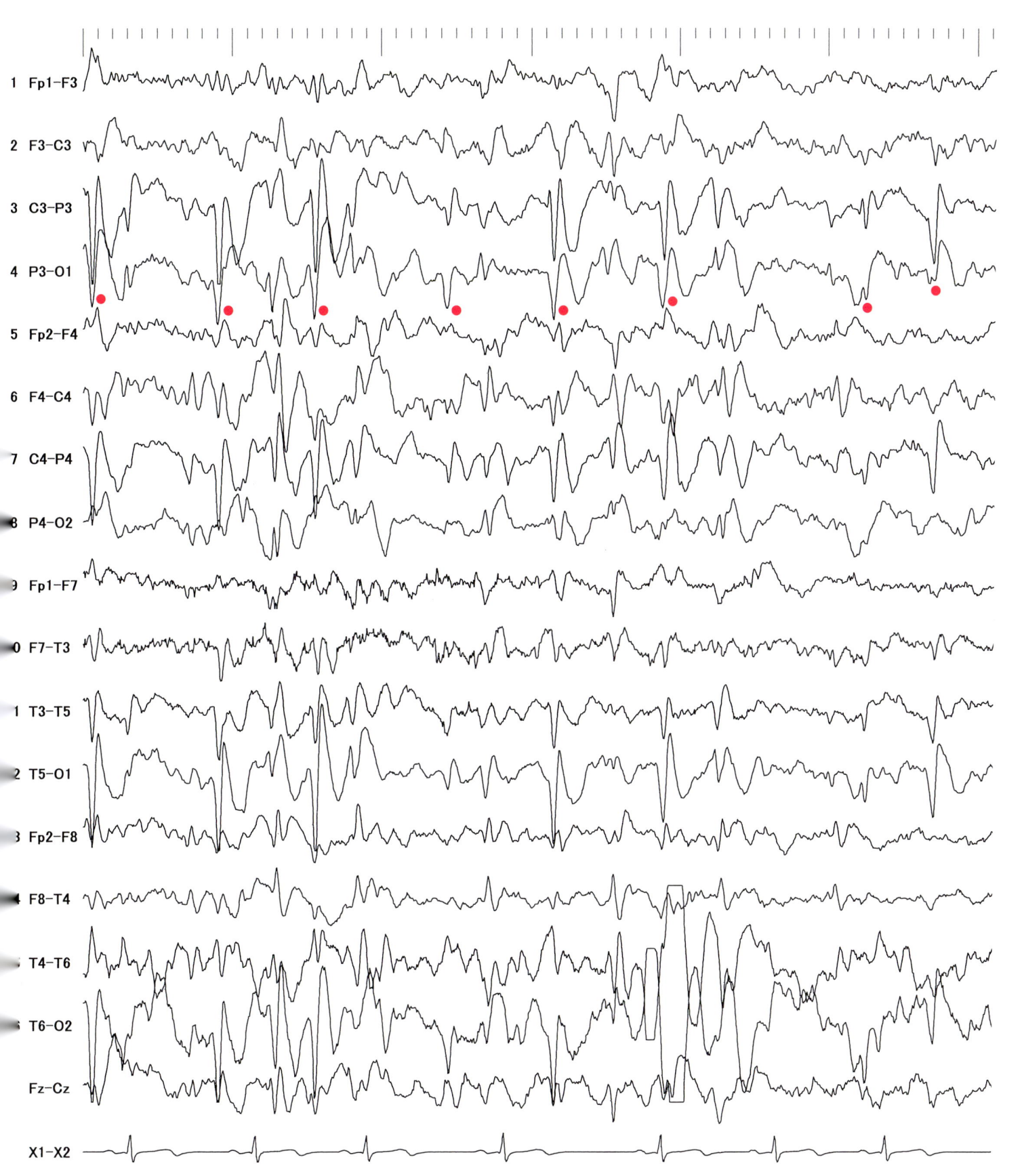

図 43-2 ● 図 43-1 を双極導出法で描出したもの

後頭部棘波は縦連結双極導出法では下向き急（●）に振れる。

症例 CEOP 2 の経過：バルプロ酸を開始して 10 ヵ月目に 3 度目の発作を起こした（重積）。以後現在まで 4 年間発作はみられていない。BECTS 同様、突発波の増加と発作頻度とは相関しない。

後頭部突発波の年齢的変化

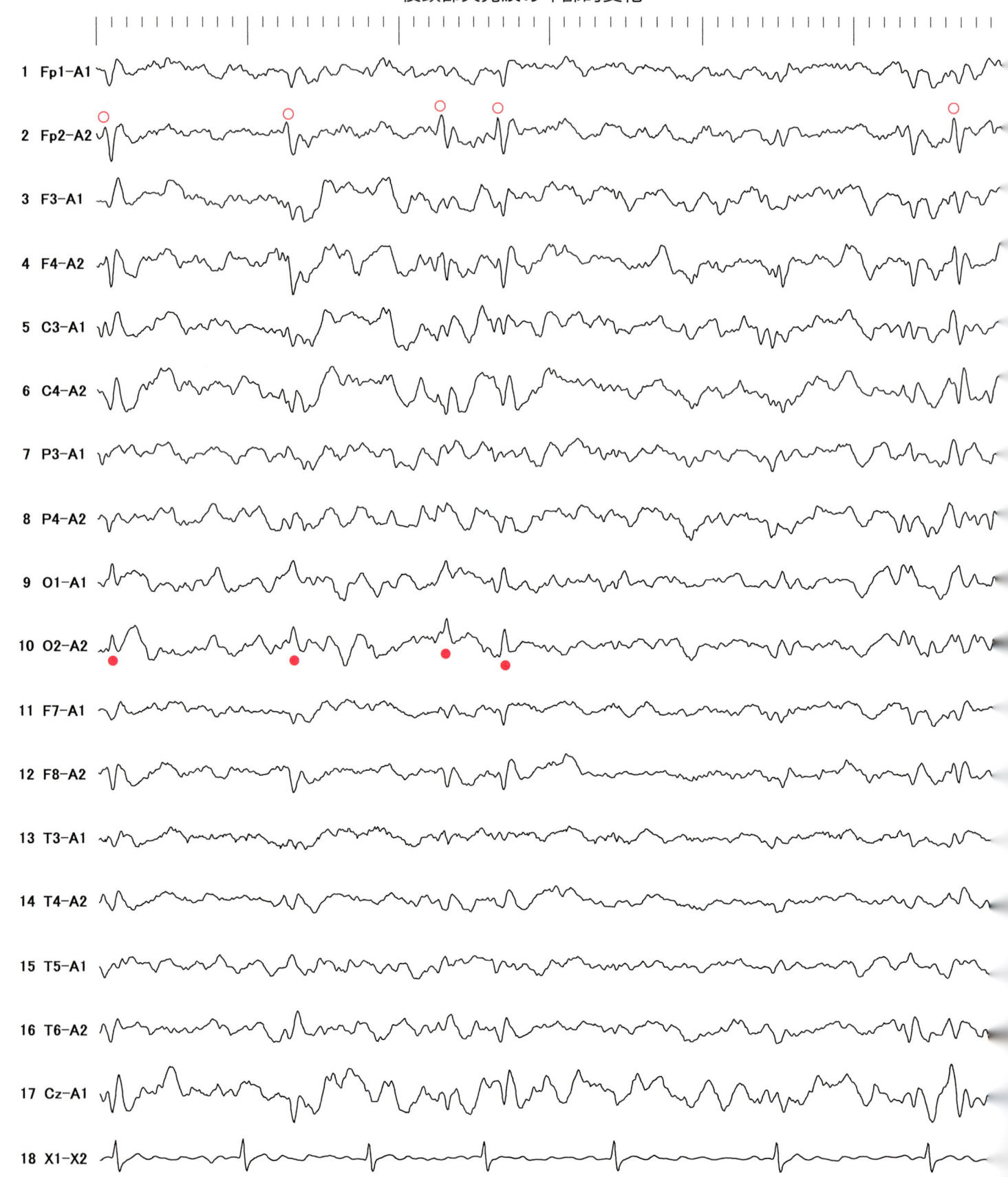

図 44-1 ● 後頭部に突発波をもつ小児てんかん　睡眠 stage 1（症例 CEOP 2 の 4 年後の経過、9 歳、男児）　単極導出法
両側後頭部棘波（●）と右前頭極部棘波（○）は低振幅化している。

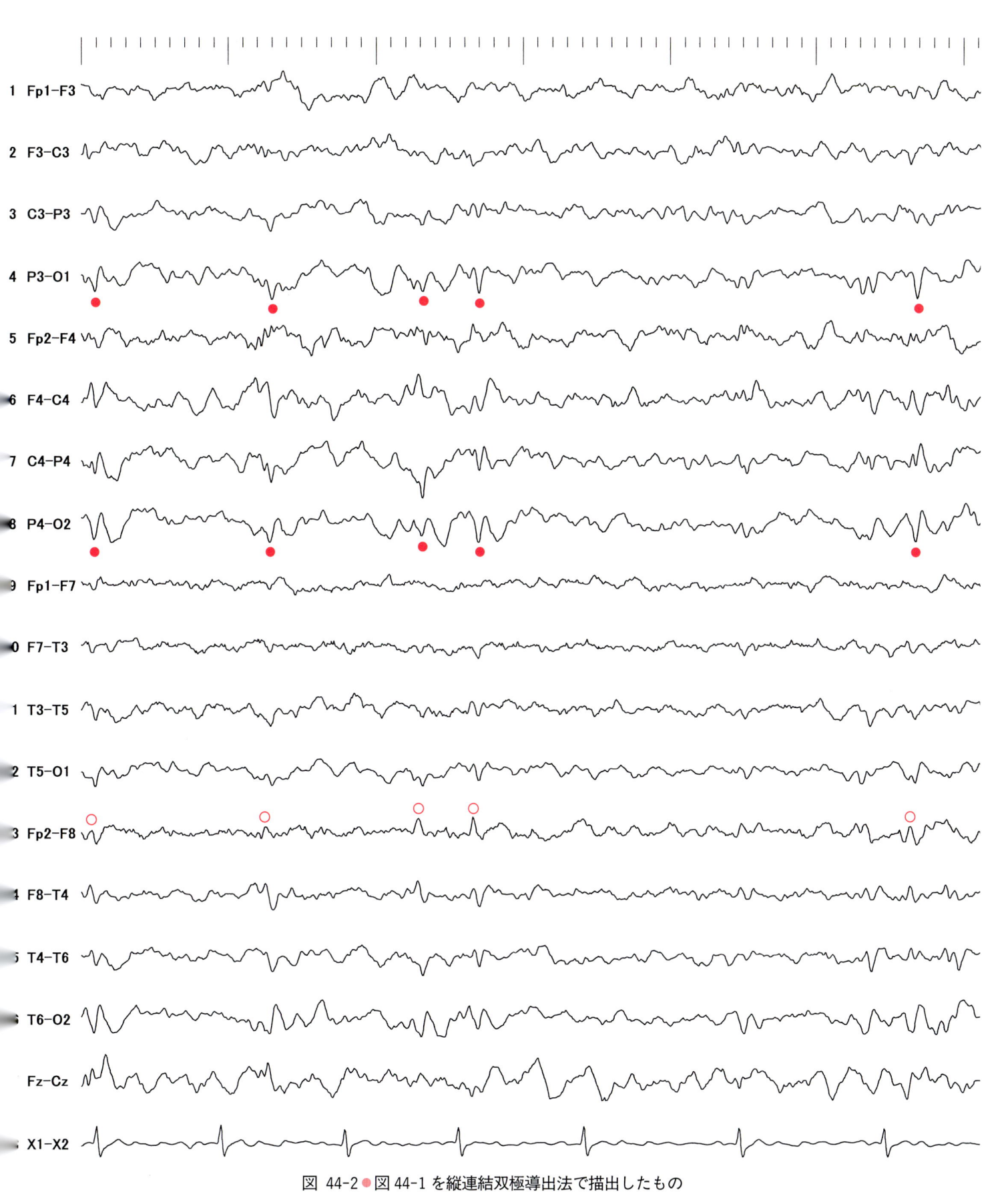

図 44-2 ● 図 44-1 を縦連結双極導出法で描出したもの

後頭部棘波は下向きに（●）、右前頭極部棘波は上向きに振れている（○）。いずれも低振幅であり、わかりづらくなっている。

後頭部突発波と前頭極部突発波

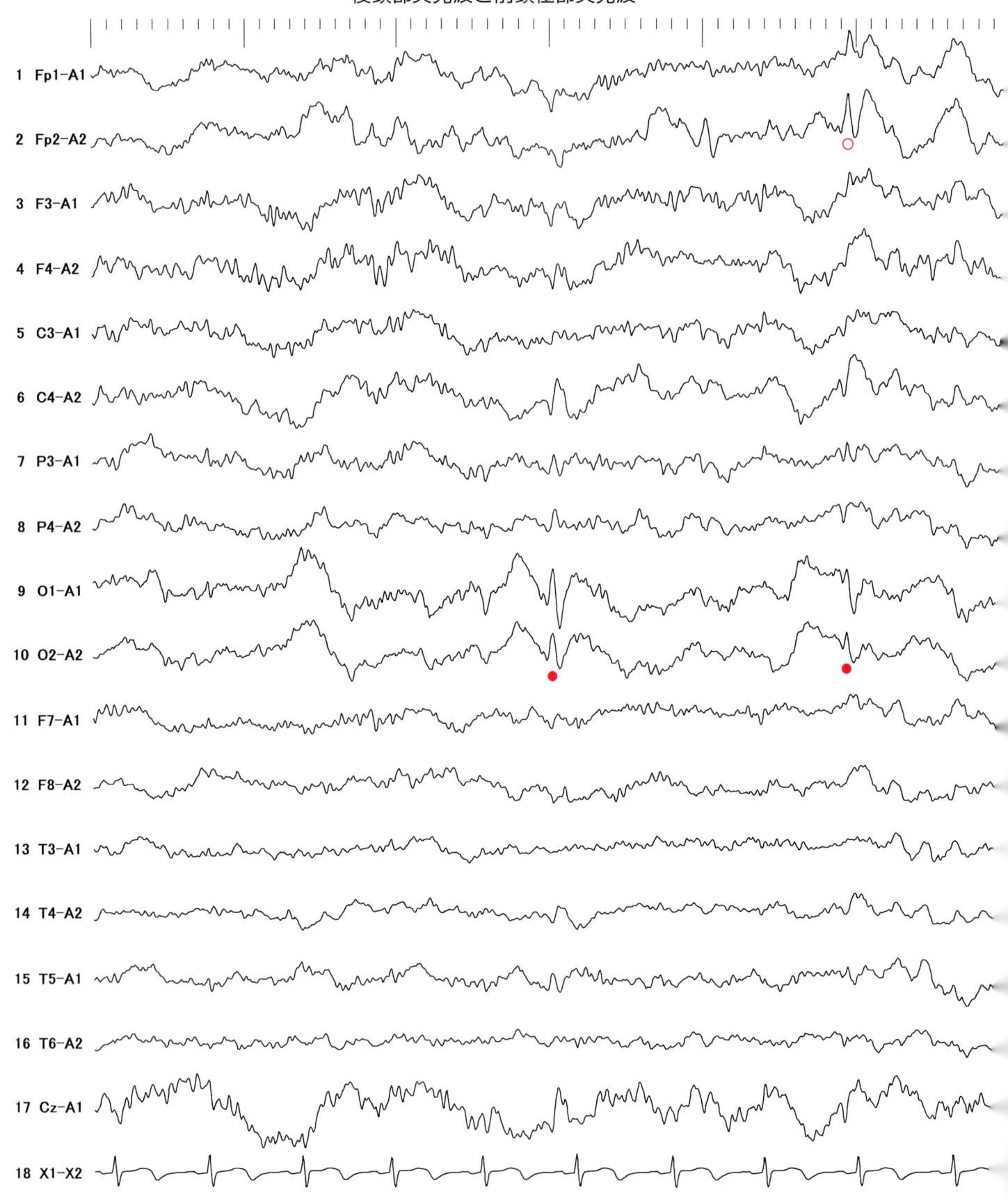

図 45-1 ● 後頭部に突発波をもつ小児てんかん　睡眠 stage 1(症例 CEOP 3、5 歳、男児)　単極導出法
両側後頭部(O 1、2)に突発波が見られる(●)。右前頭極部(Fp 2)にも後頭部鋭波に同期する鋭波が見られる(○)。

症例 CEOP 3(図 45、46):発症年齢は 4 歳。睡眠中に開眼し、反応なく、チアノーゼ、嘔吐の発作(短時間)を 3 回起こした。図 45 は初診時脳波である。早期発症型(Panayiotopoulos type)である。

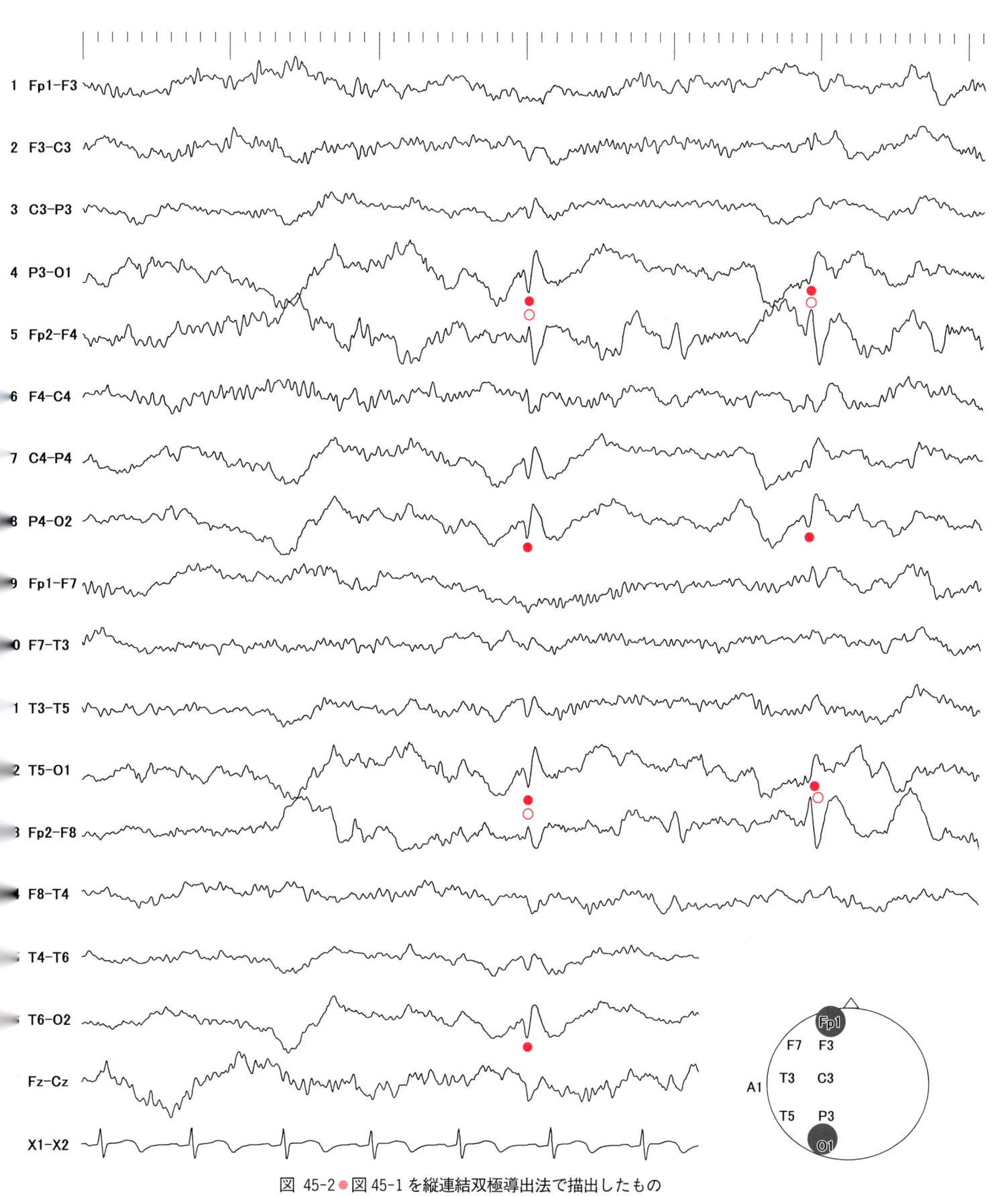

図 45-2 ● 図 45-1 を縦連結双極導出法で描出したもの

両側後頭部（O 1、2）に突発波が見られる（陽性に振れる、●）。右前頭極（Fp 2）にも棘波が見られる（陰性に振れる、○）。P 3-O 1 と Fp 2-F 4
であたかも位相の逆転が起こっているように見える（T 5-O 1 と Fp 2-F 8 も同様）。Fp と O で同期する突発波は縦連結双極導出法ではこのよ
うに見える。

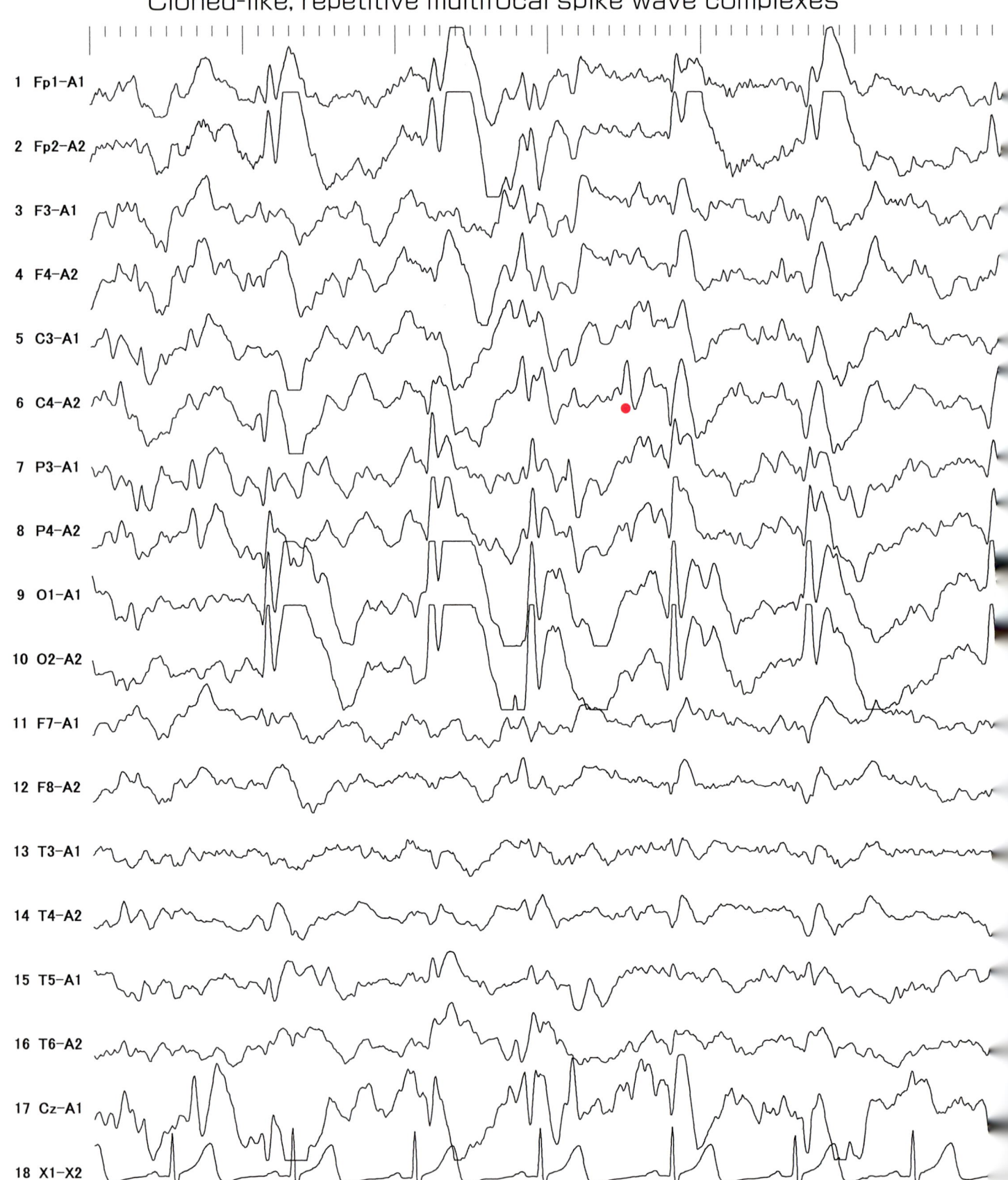

Cloned-like, repetitive multifocal spike wave complexes

1 Fp1–A1
2 Fp2–A2
3 F3–A1
4 F4–A2
5 C3–A1
6 C4–A2
7 P3–A1
8 P4–A2
9 O1–A1
10 O2–A2
11 F7–A1
12 F8–A2
13 T3–A1
14 T4–A2
15 T5–A1
16 T6–A2
17 Cz–A1
18 X1–X2

図 46-1● 後頭部に突発波をもつ小児てんかん　睡眠 stage 1（症例 CEOP 3 の 2 年後の経過、7 歳、男児）　単極導出法
Cloned-like, repetitive multifocal spike wave complexes

両側後頭部（O 1、2）に鋭徐波が反復している。両側前頭極（Fp 1、2）にもそれに同期する鋭徐波が見られる。波形はローランド発射に類似している。右中心部（C 4）にも独立した鋭波（ローランド発射）が見られる（●）。

症例 CEOP 3 の経過：カルバマゼピン開始後 1 度発作があったが、以後なし。脳波は最終発作から 1 年経過したときのもの。突発波は増加しているが臨床経過は良好である。投薬は変更していない。

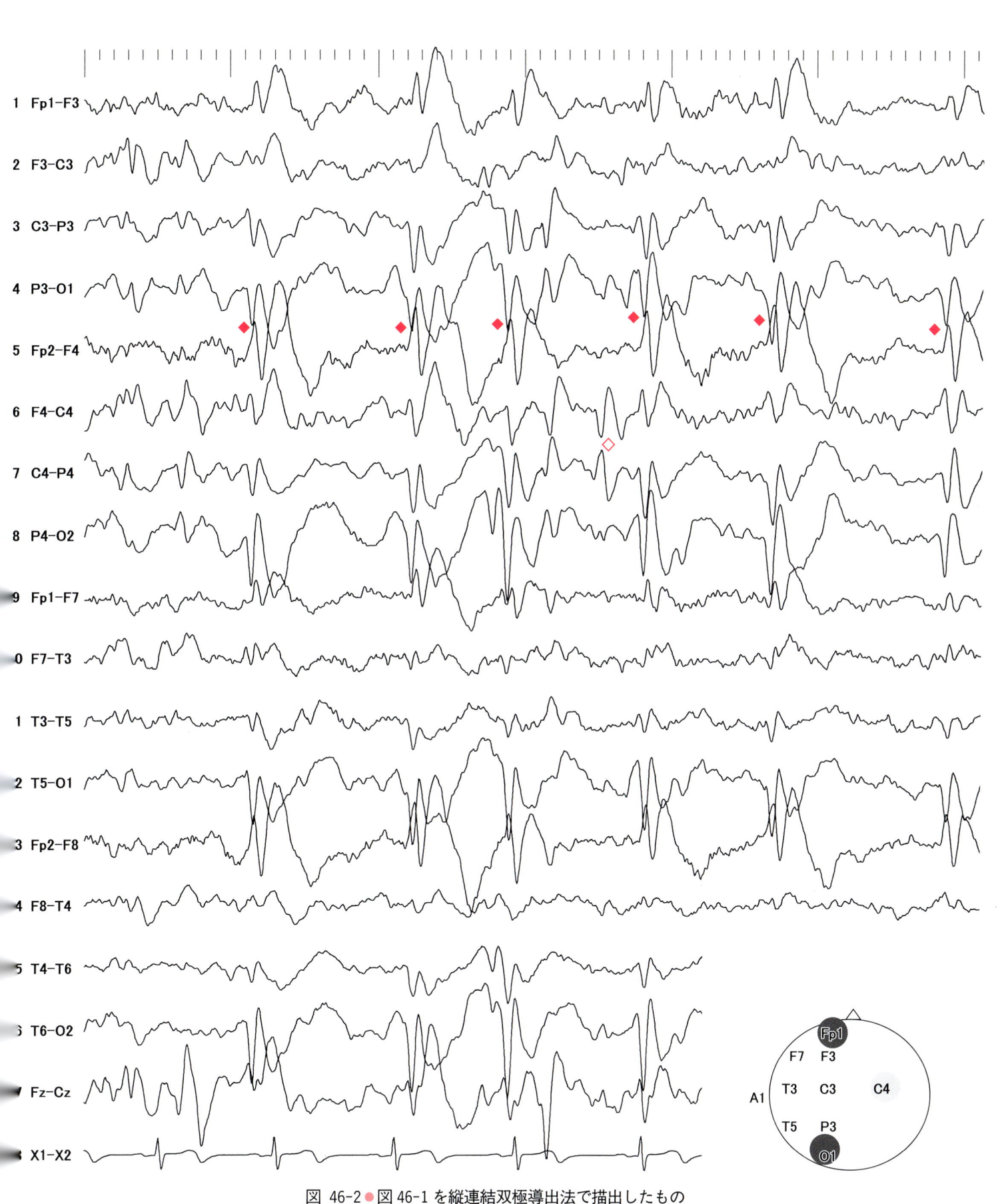

図 46-2 ● 図 46-1 を縦連結双極導出法で描出したもの

後頭部と前頭極部の鋭波は同期しているため、位相の逆転のように見える（◆）。右中心部（C 4）で鋭波の位相が逆転（◇）している。

3 欠神てんかん

欠神発作が主症状のてんかんは小児欠神てんかん（childhood　absence　epilepsy；CAE）と若年欠神てんかん（juvenile absence epilepsy；JAE）である。他のてんかん症候群でも欠神発作（定型および非定型）を生じることがあるが、別の発作が主症状である（**診療のポイント 3**、128 頁参照）。小児欠神てんかんは小児てんかんの約 2〜8％を占める。若年欠神てんかんは、小児欠神てんかんよりはるかに少ない。

1 定型欠神発作の臨床的特徴

CAE と JAE の欠神発作はほとんど同じと考えてよい。

- 発作持続時間は 10 秒前後が多い（5〜20 秒）。
- 突然始まり突然終わる：突然の動作停止で気づかれる。発作直前に行っていたことを発作終了と同時に再開する。転倒しない。軽微な運動症状（自動症やミオクロニー）や動作の継続を伴うこともある。
- 発作は過呼吸で誘発される。

2 小児欠神てんかんと若年欠神てんかんの違い

	小児欠神てんかん	若年欠神てんかん
発症年齢	4〜10 歳（5〜7 歳がピーク）	7〜17 歳（10〜12 歳がピーク）
発作頻度	1 日 10〜100 回と頻発	1 日数回程度
全般性強直間代けいれん	36〜60％　欠神発作発症から 5〜10 年後	80％　欠神発作と同時期

3 脳波所見（CAE と JAE はほぼ同様の脳波所見を呈する）

▶ **要　点**

- 3〜4 Hz 全般性棘徐波（両側同期性棘徐波）
- 棘徐波の起始部に軽微な左右差を認めることがあるが、常に同じ傾向を示すことはない。
- 局在性の突発波を伴うことがある。これは全般性強直間代けいれんのリスクとなる（CAE）。
- 後頭部律動性徐波を認めることがある。この場合は、全般性強直間代けいれんのリスクが低い（CAE）。
- 全般性棘徐波の頻度と発作頻度とは相関するので治療効果判定に利用できる。

- 3〜4 Hz 全般性棘徐波（両側同期性棘徐波）で波形は規則的である。後半は徐々に周波数がゆっくりとなる。前頭部優位である。覚醒時の全般性棘徐波が 3〜4 秒以上持続する場合は臨床的にも発作であることが多い。
- はじめの 1〜2 秒は多棘徐波であったり、左右差を認めたり、やや不規則であることがある。常に一定の左右差を認める場合は、局在関連性てんかん（特に前頭葉てんかん）を念頭におくべきである[1]。
- 睡眠時の棘徐波は持続が短い。
- 10〜20％に局所的な突発波（ローランド発射など）を伴う。全般性強直間代けいれんのリスクであるとの報告がある[2]。
- 基礎律動や睡眠構成に異常はない。
- 両側あるいは左右非対称に律動的 δ 波を後頭部に認めることがある。HV で目立つこともある。CAE の発症初期に後頭部律動性徐波を認める場合は、全般性強直間代けいれんのリスクが低いという報告がある[2]。
- 全般性棘徐波の頻度と発作頻度は相関する（治療効果判定に役立つ）。

■ 文　献

1）小西　徹, 松沢純子, 本郷和久, ほか：部分発作症状を認めた欠神てんかん症例の臨床脳波的特徴. 脳と発達 31：395-401, 1999.

2）Hedström A, Olsson I：Epidemiology of absence epilepsy；EEG findings and their predictive value. Pediatr Neurol 7：100-104, 1991.

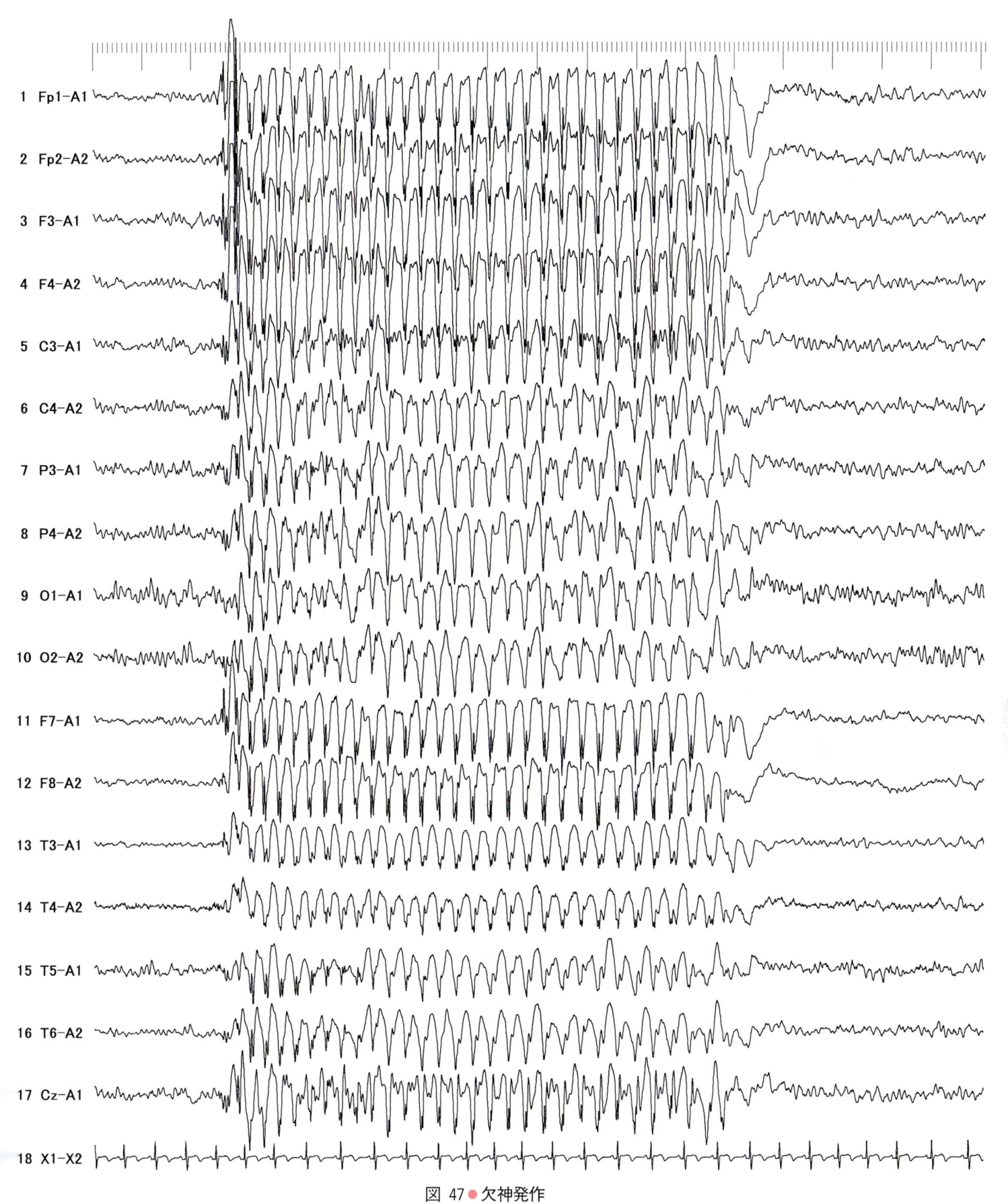

図 47 ● 欠神発作

欠神発作の全体像を理解しやすいように、時間と振幅を縮小して表示している。1 cm が1秒、300 μV（通常の約1/3 に縮小している）。棘徐波は突然始まり突然終了している。持続は 10 秒。非常に規則的な棘徐波で後半になるにつれて周波数がゆっくりになっている。振幅は前頭部優位である。

全般性棘徐波（両側同期性棘徐波）

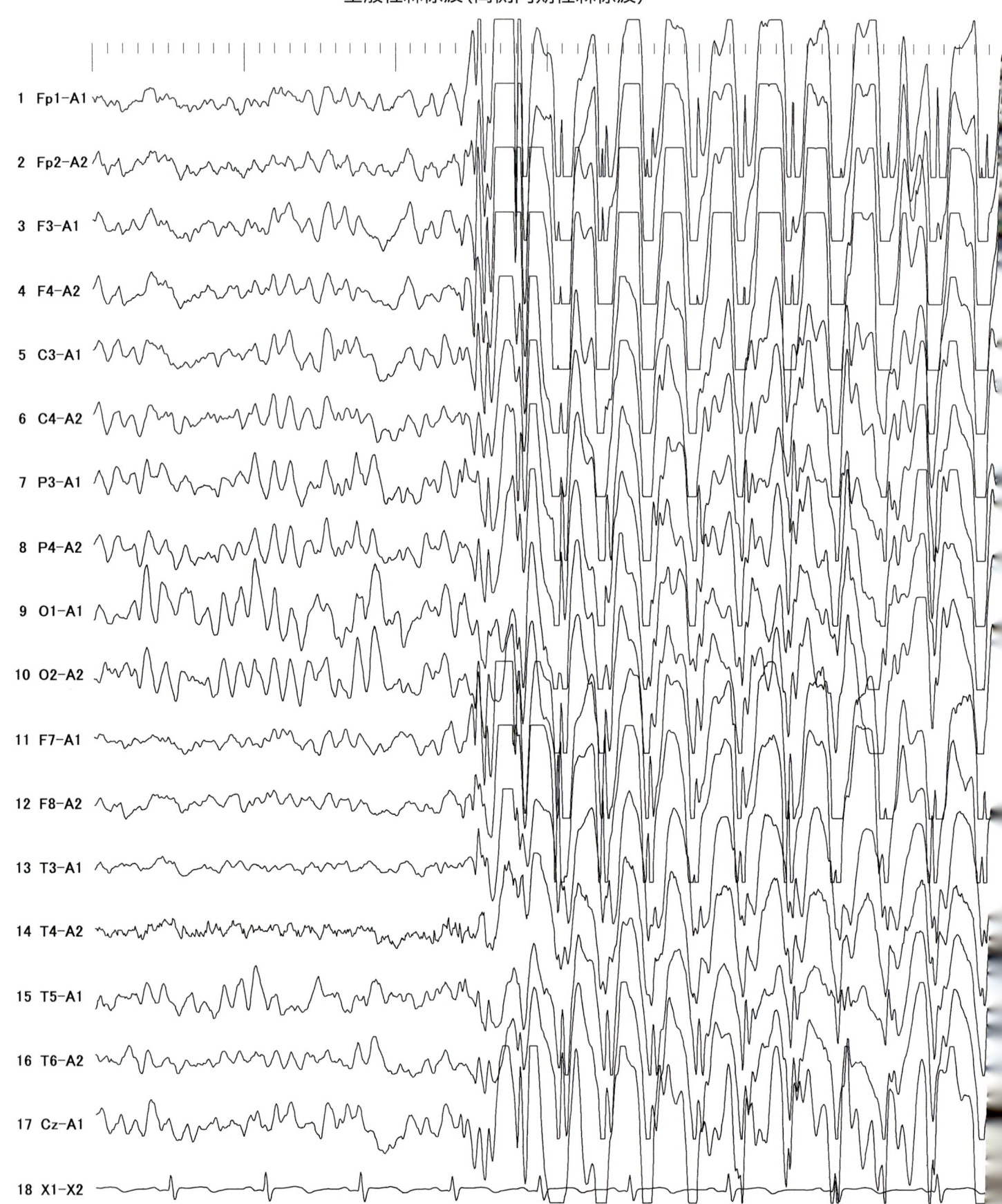

図 48 ● 小児欠神てんかん　覚醒（過呼吸負荷による誘発）（症例 CAE 1、9 歳、女児）　単極導出法

3〜4 Hz 全般性棘徐波は前頭部優位で左右差を認めない。はじめの棘波は 2 つ連続している（double spike and wave）。棘徐波のはじめの 1 秒ぐらいは典型的な全般性棘徐波を呈さないこともある（このほか、左右差や不規則を認めることがある）。

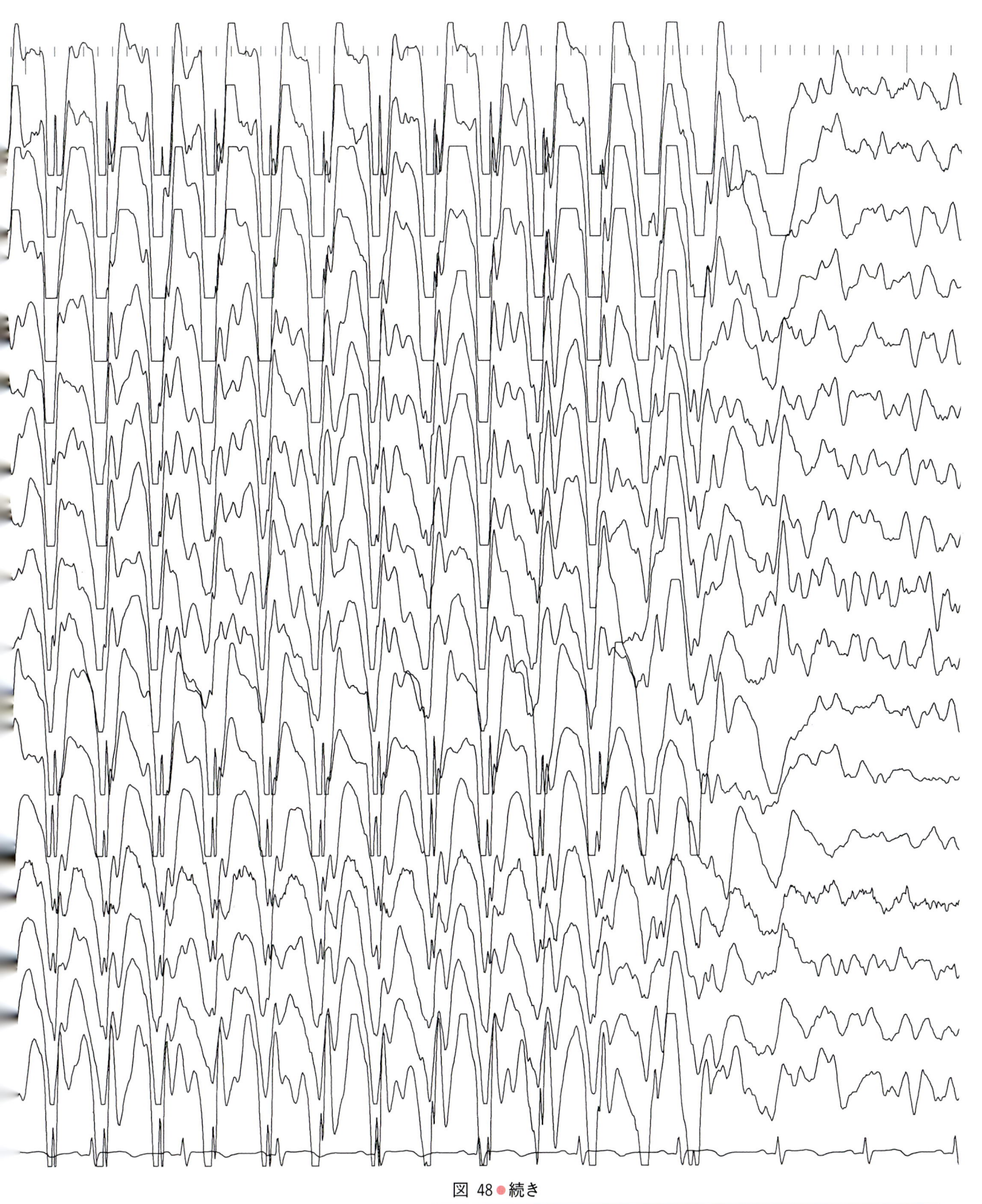

図 48●続き

症例 CAE 1（図 47〜49）：9 歳初発。短時間の、ボーッとして反応がなくなる発作が頻繁に起こるようになった。小児欠神てんかんと診断しバルプロ酸を開始し、発作は直ちに消失した。年齢的には、若年欠神てんかんもあり得るが、全般性強直間代けいれんがなく発作頻度が多いことから小児欠神てんかんと診断した。

睡眠時の棘徐波

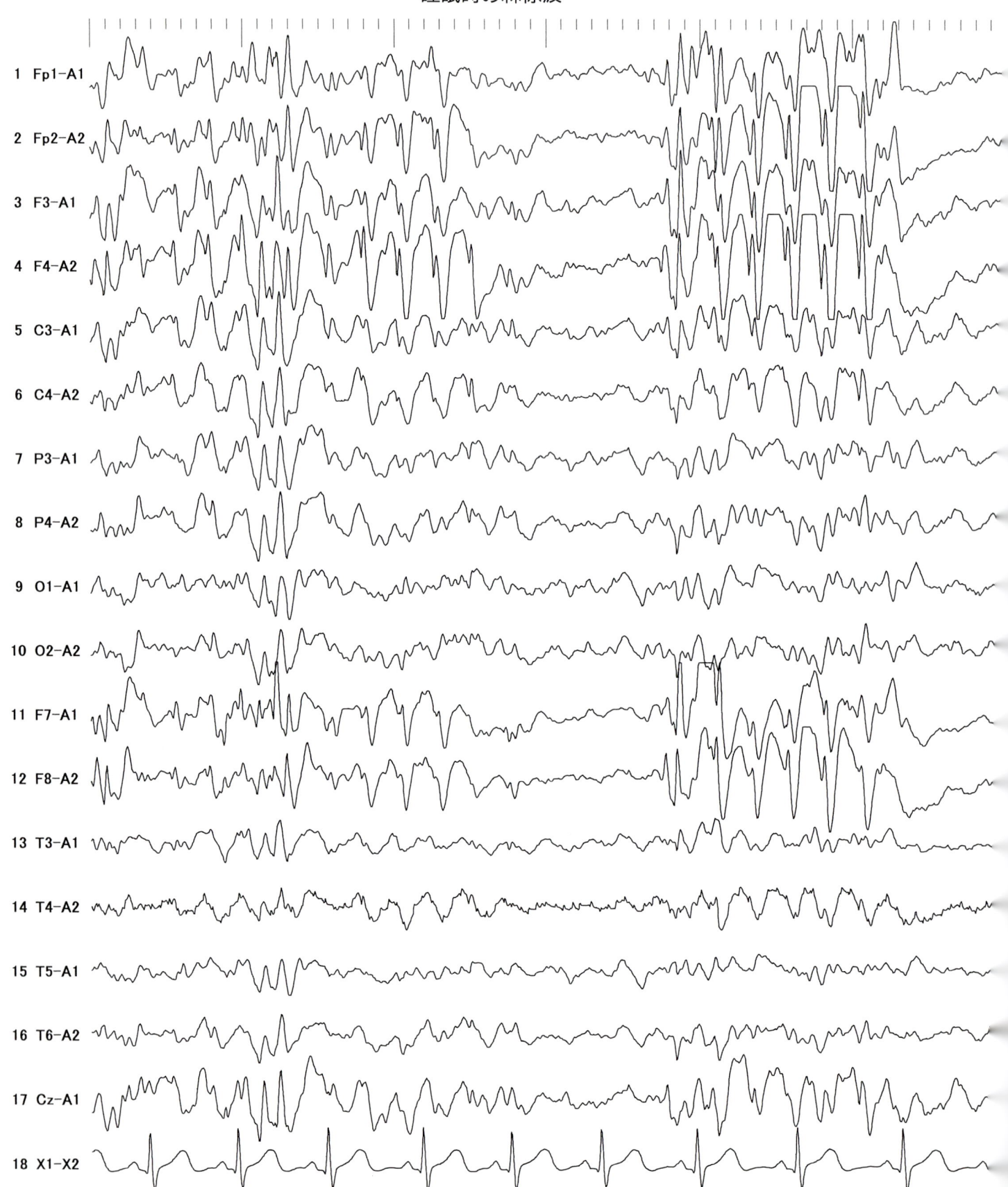

1 Fp1-A1
2 Fp2-A2
3 F3-A1
4 F4-A2
5 C3-A1
6 C4-A2
7 P3-A1
8 P4-A2
9 O1-A1
10 O2-A2
11 F7-A1
12 F8-A2
13 T3-A1
14 T4-A2
15 T5-A1
16 T6-A2
17 Cz-A1
18 X1-X2

図 49-1●小児欠神てんかん　睡眠 stage 1(症例 CAE 1、9 歳、女児)　単極導出法

全般性棘徐波は前頭部優位で時に右優位の棘徐波を認める。持続は短い。睡眠時の全般性棘徐波は持続が短く、前頭部優位や左右差が目立つことが多い。左右差はどちらかが常に優位であることはない。常に一定の部位に優位である場合は、局在関連性てんかん(特に前頭葉てんかん)の二次性両側同期を疑う。

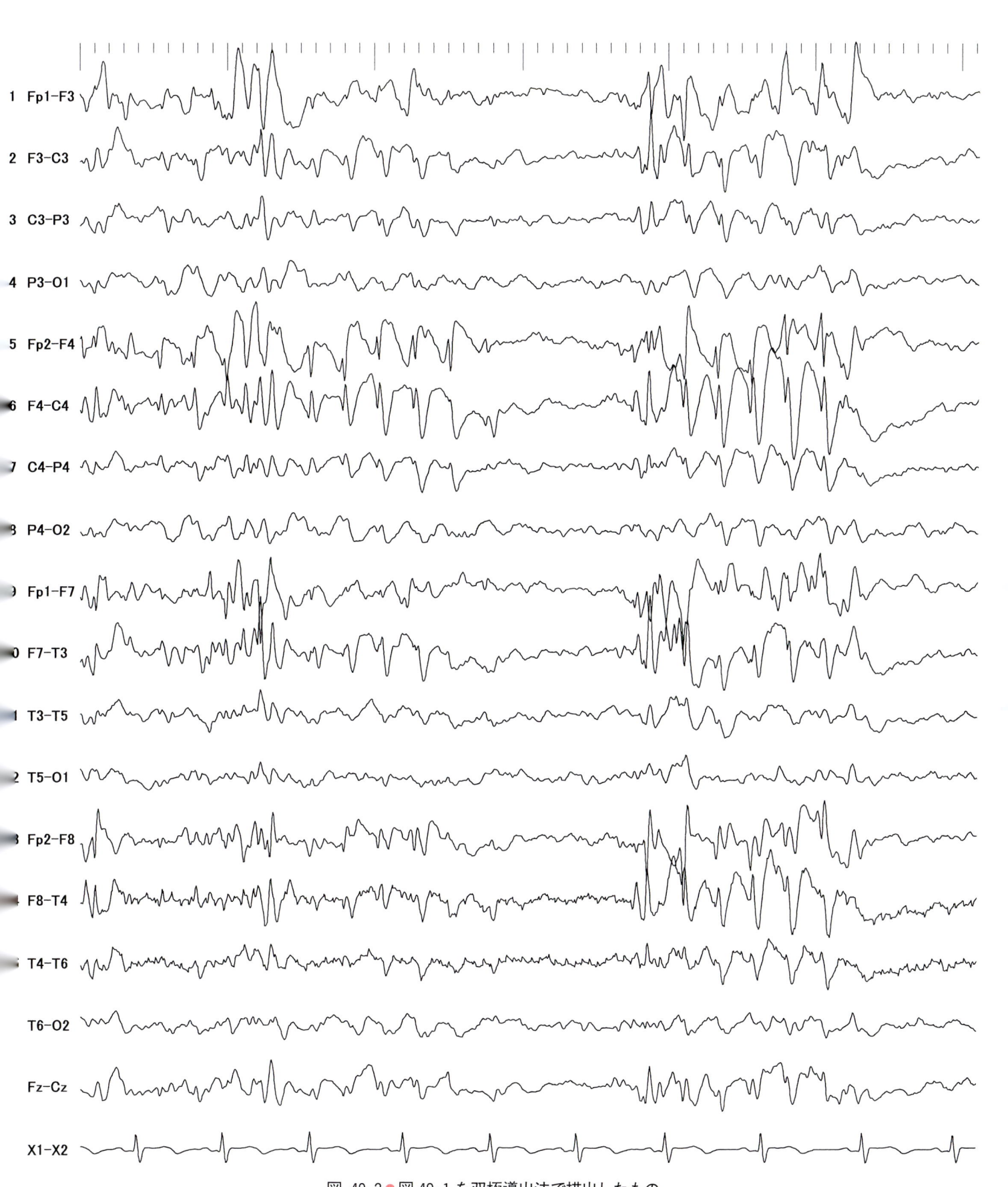

1	Fp1-F3
2	F3-C3
3	C3-P3
4	P3-O1
5	Fp2-F4
6	F4-C4
7	C4-P4
8	P4-O2
9	Fp1-F7
10	F7-T3
11	T3-T5
12	T5-O1
13	Fp2-F8
14	F8-T4
	T4-T6
	T6-O2
	Fz-Cz
	X1-X2

図 49-2 ● 図 49-1 を双極導出法で描出したもの
両前頭部（F 3、F 4）と両側頭前部（F 7、F 8）で位相の逆転を認める。

左右差のある棘徐波

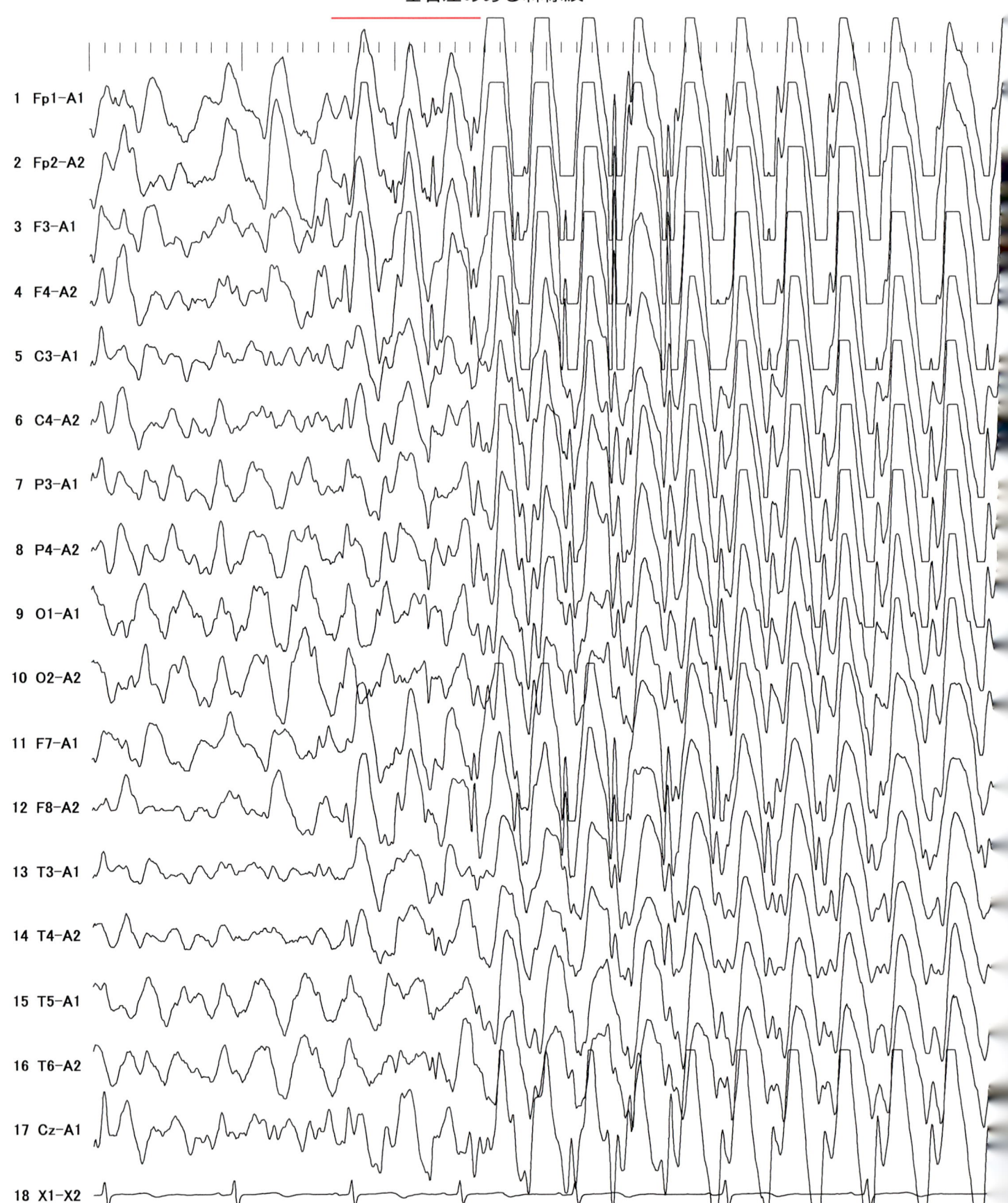

1 Fp1-A1
2 Fp2-A2
3 F3-A1
4 F4-A2
5 C3-A1
6 C4-A2
7 P3-A1
8 P4-A2
9 O1-A1
10 O2-A2
11 F7-A1
12 F8-A2
13 T3-A1
14 T4-A2
15 T5-A1
16 T6-A2
17 Cz-A1
18 X1-X2

図 50-1●若年欠神てんかん　覚醒（過呼吸による誘発）（症例 JAE 2、13 歳、女子）　単極導出法

過呼吸による徐波（build up）が両側前頭部に見られる。全般性棘徐波のはじめの部分は右前頭部優位である（—）。この程度の左右差は欠神てんかんでしばしば見られる。常に一定の傾向を示さないので局在関連性てんかんを意味するわけではない。

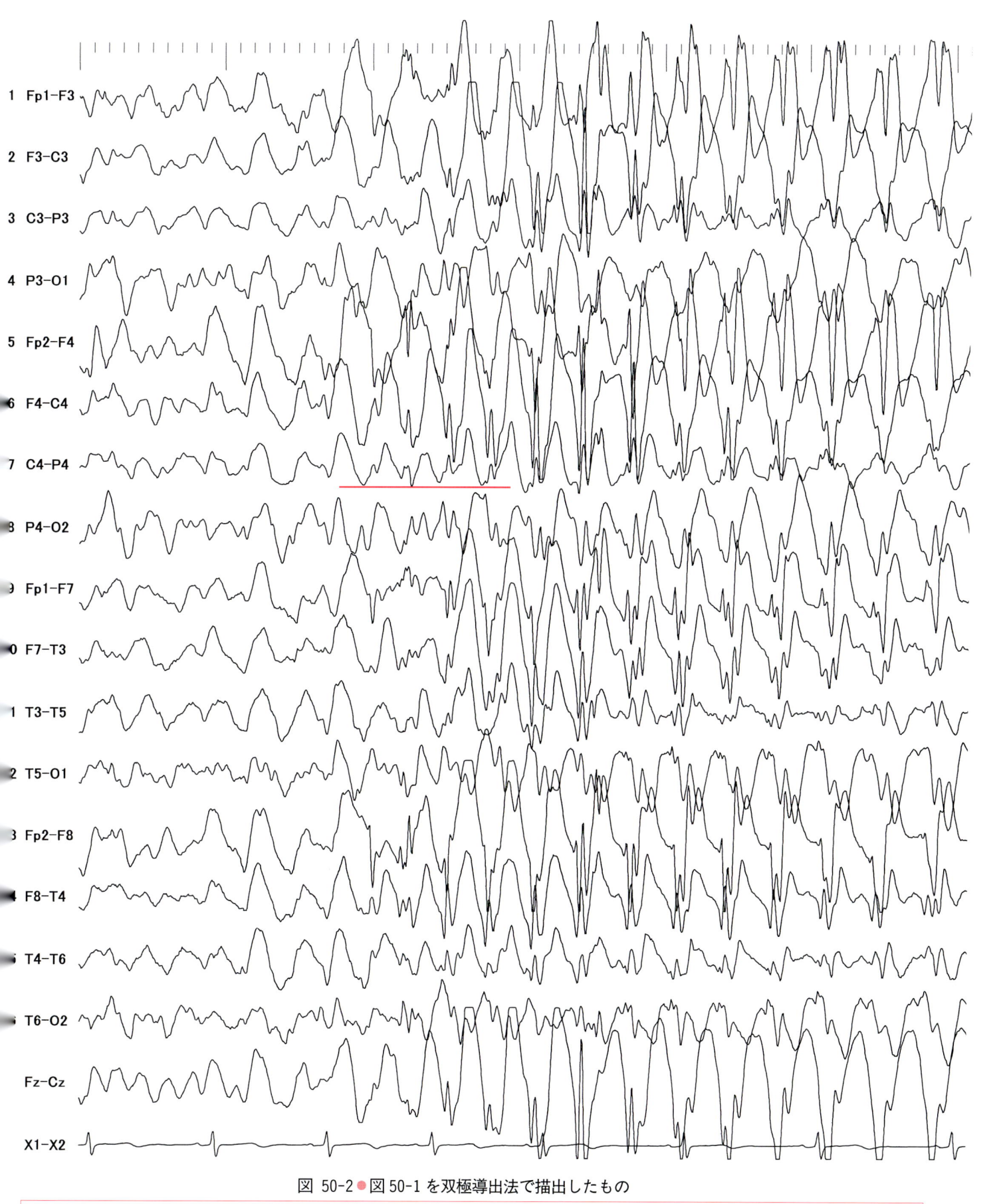

図 50-2 ● 図 50-1 を双極導出法で描出したもの

症例 JAE 2（図 50）：発症は 13 歳。朝突然全身けいれんを起こした。過呼吸賦活で 3 Hz 棘徐波があるため確認すると、この頃ボーッとすることがあるとのことであった。欠神発作の頻度は多くない。外来で過呼吸賦活させると欠神発作が臨床的にも誘発された。若年欠神てんかんと診断した。バルプロ酸を開始し、発作は抑制された。

左右差のある棘徐波

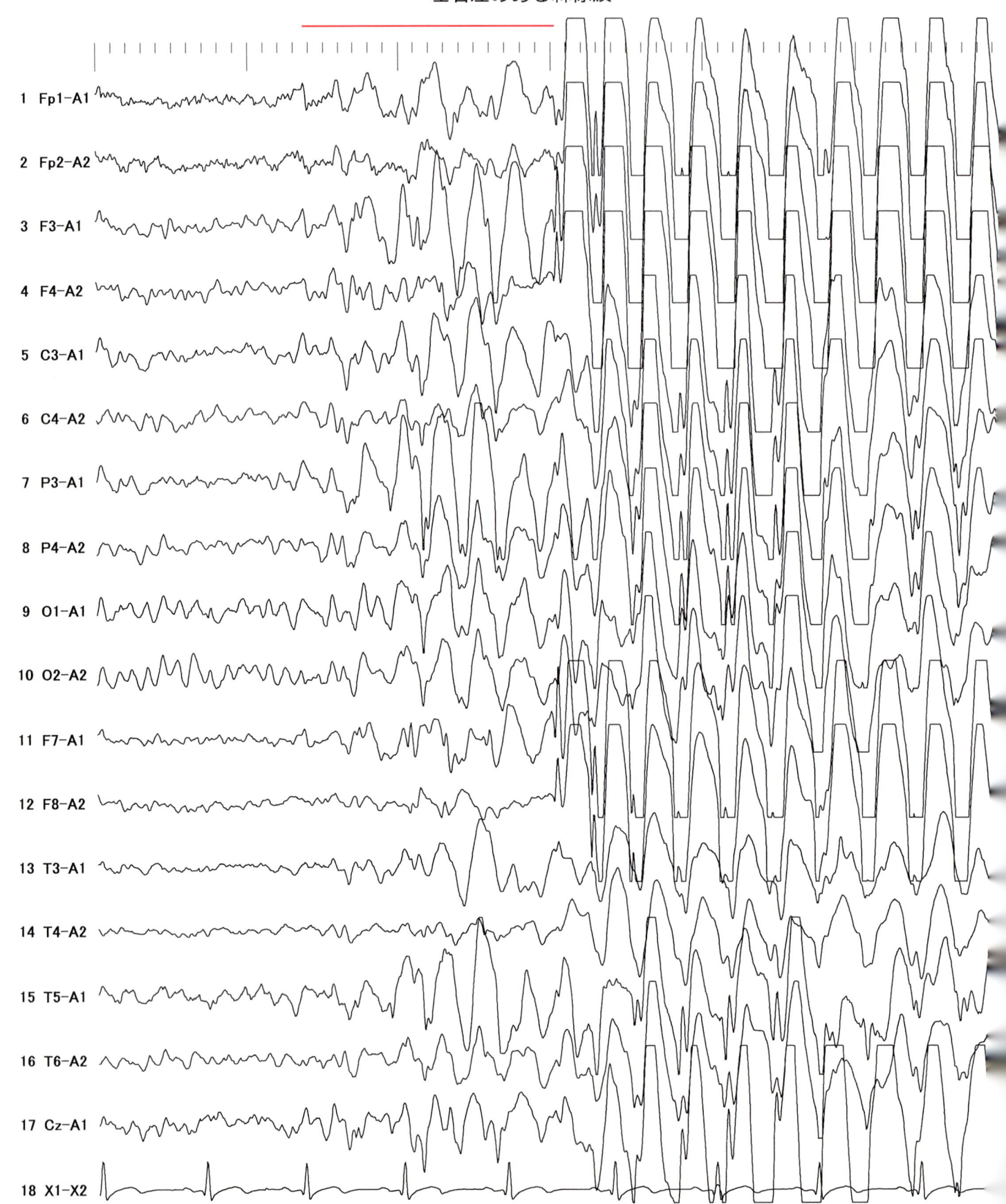

図 51-1 ● 小児欠神てんかん　覚醒（自発発作）（症例 CAE 3、10 歳、男児）　単極導出法
左半球の不規則な棘徐波に続き、全般性棘徐波が見られる。他の棘徐波には右半球優位のものもあり、優位性は一定しない。

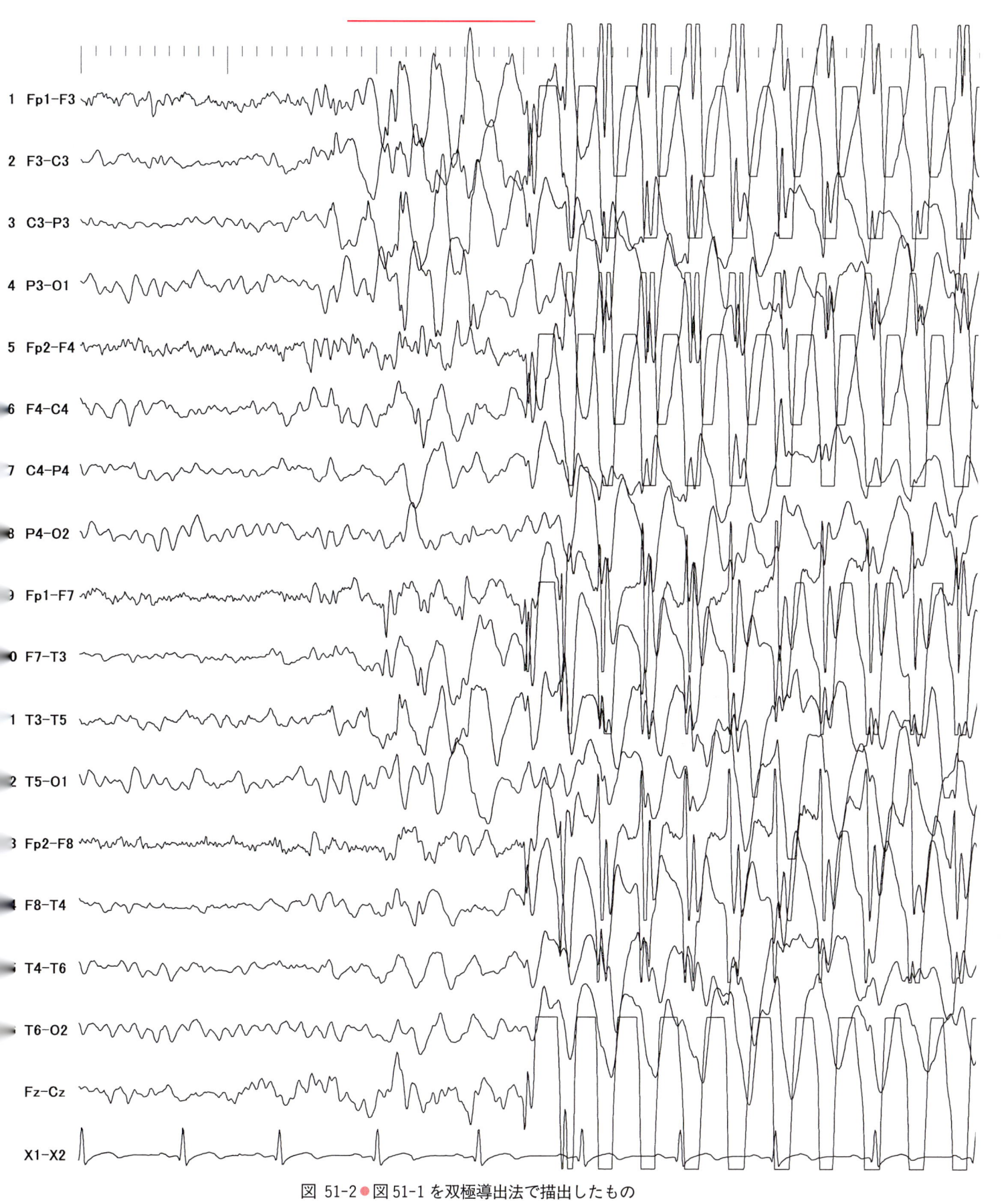

1	Fp1-F3
2	F3-C3
3	C3-P3
4	P3-O1
5	Fp2-F4
6	F4-C4
7	C4-P4
8	P4-O2
9	Fp1-F7
10	F7-T3
11	T3-T5
12	T5-O1
13	Fp2-F8
14	F8-T4
15	T4-T6
16	T6-O2
	Fz-Cz
	X1-X2

図 51-2●図 51-1 を双極導出法で描出したもの

左右差が明瞭にわかる。両前頭部（F 3、F 4）と両側頭前部（F 7、F 8）で位相の逆転を認める。

症例 CAE 3（図 51）：6 歳頃よりボーッとする発作あり、前医でバルプロ酸 450 mg 処方されたが、発作は抑制されなかった。他剤へ変更したが抑制されないため紹介された。エトスクシミドを投与したが、発疹が出たため中止、クロナゼパムは無効であった。バルプロ酸を再投与し、800 mg まで増量したところで発作が抑制され、脳波も正常化した。

局所的な突発波を認める欠神てんかん

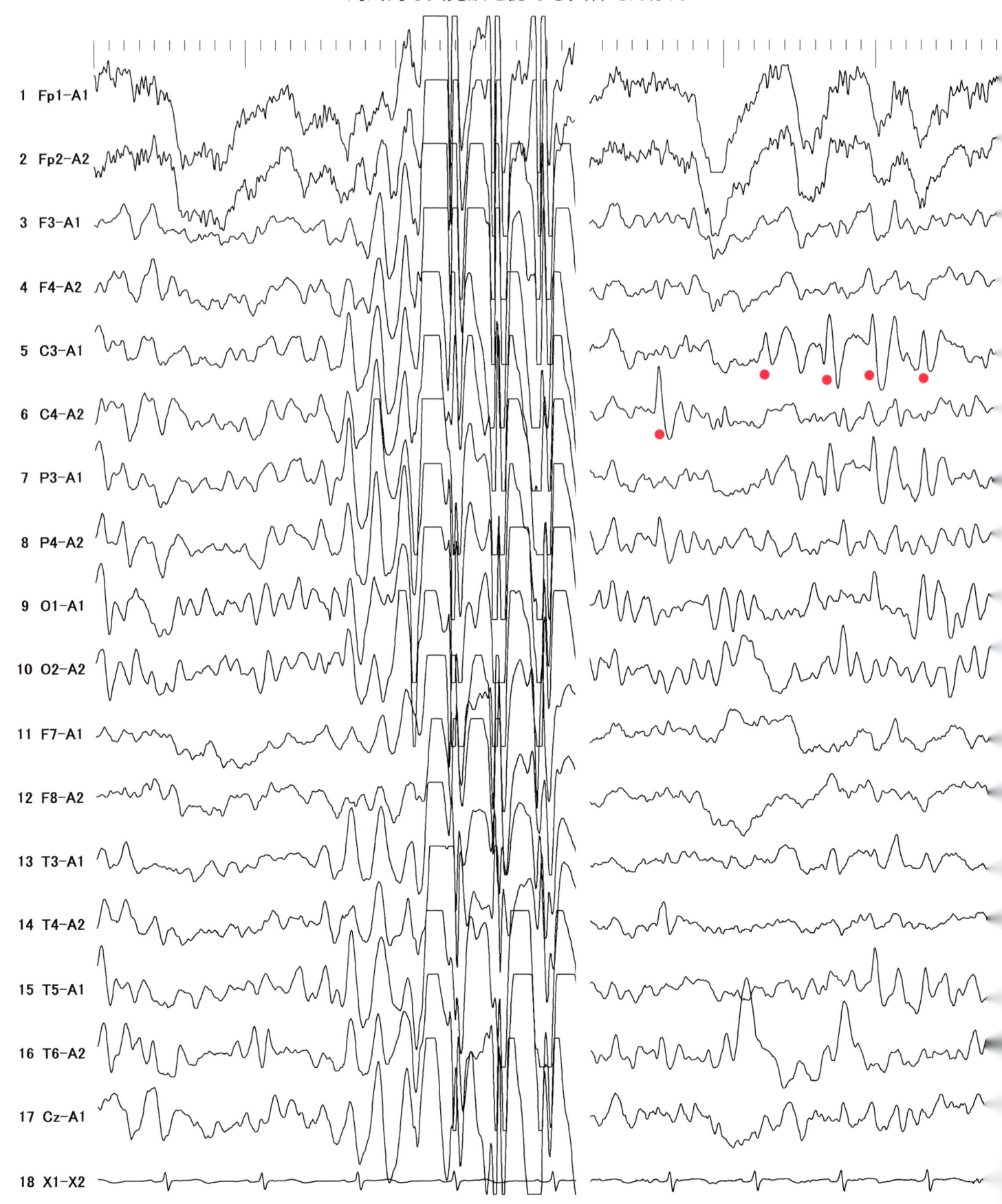

図 52-1 ● 小児欠神てんかん　覚醒（自発発作）（症例 CAE 4、6 歳、女児）　単極導出法

左：欠神発作時の全般性棘徐波。

右：左右中心部（C 3、C 4）に鋭波を認める（●）。分布と形態はローランド発射に類似している。欠神てんかんでローランド発射を認めることが時にある。

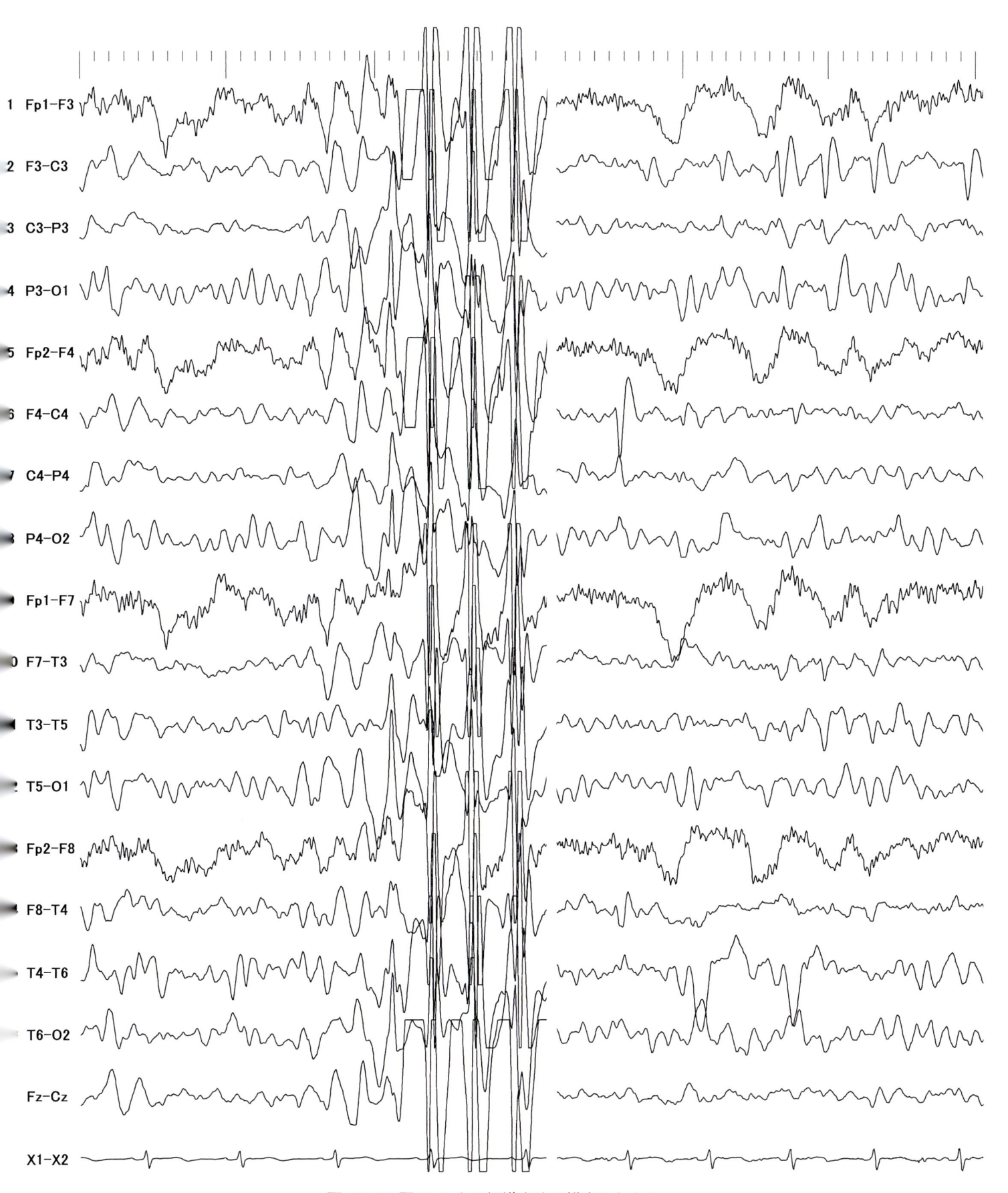

1 Fp1-F3
2 F3-C3
3 C3-P3
4 P3-O1
5 Fp2-F4
6 F4-C4
7 C4-P4
8 P4-O2
9 Fp1-F7
10 F7-T3
11 T3-T5
12 T5-O1
13 Fp2-F8
14 F8-T4
15 T4-T6
16 T6-O2
Fz-Cz
X1-X2

図 52-2 ● 図 52-1 を双極導出法で描出したもの
鋭波は左右中心部（C 3、C 4）で位相の逆転を認める。

症例 CAE 4（図 52）：発症年齢は 6 歳。欠神発作はバルプロ酸でコントロールされている。弟も小児欠神てんかんであり、同様のローランド発射を認める。欠神てんかんもローランド発射（BECTS）も遺伝性がある。

後頭部律動性徐波

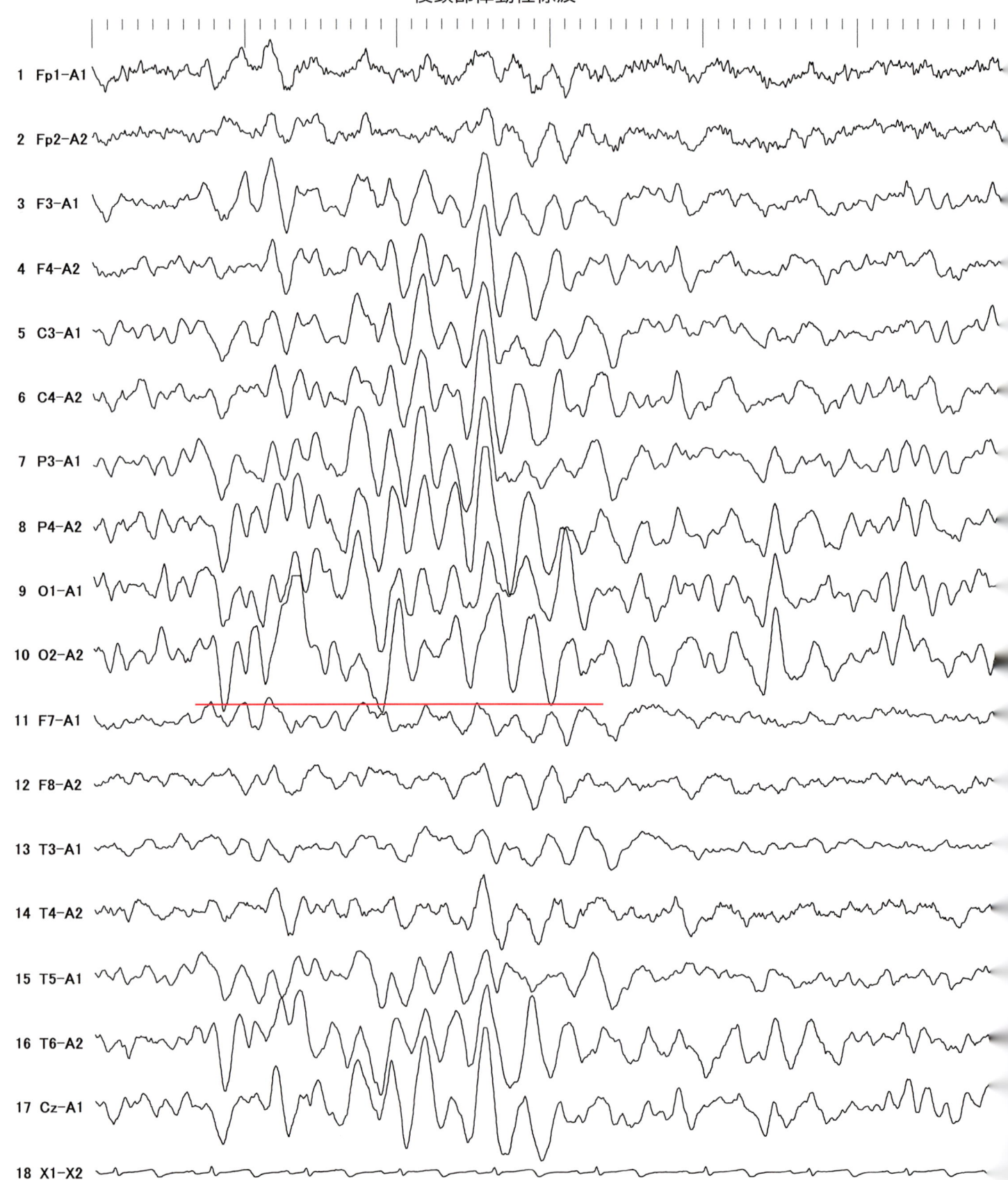

図 53 ● 小児欠神てんかん　後頭部律動性徐波　覚醒（7 歳、男児）　単極導出法

後頭部律動性徐波を頭頂部（P 3、4）と後頭部（O 1、2）に認める（—）。後頭部律動性徐波を認める小児欠神てんかんは、全般性強直間代けいれんのリスクが低いことが知られている。

4　点頭てんかん（West 症候群、infantile spasms）

　点頭てんかんは、乳児期に発症する極めて予後不良なてんかんである。ほとんどの症例では、発症後早期に精神運動発達の停止・退行を認めるためにてんかん脳症といわれる。知能障害の軽減には早期の発作抑制が望ましい。多くはなんらかの基礎疾患を有するので、画像検査や代謝スクリーニングなどの検索が必要である。

1　点頭てんかんの分類

　①症候性：なんらかの器質的脳障害を基礎にもつ場合をすべて含む。検査で異常が確認できない場合でも、神経学的異常や発達遅滞を発症前に認める場合は症候性に含める。点頭てんかんの 60〜90％を占める。周産期脳障害や脳奇形、結節性硬化症が基礎疾患として多い。

　②特発性・潜因性：発症までの発達が正常で、神経学的異常がなく、検査でも異常を認めない場合を指す。特に治療で発作が速やかに消失し、発達遅滞・退行が軽度な予後良好例を、特発性として区別する場合もある。

2　臨床的特徴

・頻度：乳児 2,000〜4,000 人あたりに 1 人（小児てんかんに占める割合は、5％程度）。やや男児に多い。

・発症年齢：ピークは 3〜7ヵ月（77％）、85％は 1 歳未満、93％は 2 歳未満。

・三主徴をほぼ兼ね備える。

　①スパズム（点頭発作）：典型的には上肢屈曲、下肢伸展、頭部前屈、眼球上転する 1〜2秒のスパズムが 5〜30 秒ごとに数分〜10 分程度繰り返す（シリーズ形成）。入眠期、覚醒直後に多い。

　②精神運動発達遅滞・退行：発症後すぐに不機嫌となり笑わなくなることが多い。

　③Hypsarrhythmia

3　脳波の特徴

▶ 要　点

・Hypsarrhythmia：高振幅徐波と高振幅棘波・鋭波が非同期性に無秩序に持続する状態。
・覚醒―睡眠 stage で hypsarrhythmia の連続性や程度は変化する。
・発症初期には hypsarrhythmia が見られないこともある。
・Hypsarrhythmia の頻度・程度と発作頻度とは相関するので治療効果判定に利用できる。

・Hypsarrhythmia は、高振幅徐波と高振幅棘波・鋭波が左右あるいは隣の電極と一致せず、無秩序に持続する状態をいう。

・Hypsarrhythmia は覚醒でも睡眠でも見られる。覚醒時の hypsarrhythmia は持続性に見られることが多いが、睡眠時には棘波が増加し、睡眠深度が深くなるほど hypsarrhythmia は周期的となる（基礎律動の間に数秒の持続の hypsarrhythmia が周期的に繰り返す）。発症初期には、周期性 hypsarrhythmia の間の基礎律動は保たれ、紡錘波も見られるが、進行すると単調な徐波が主体となる。

・発症初期には hypsarrhythmia が見られないこともあるので、1〜2 週間後の再検が必要である。

・発症初期の浅睡眠では典型的な hypsarrhythmia が見られないことがある。

・器質的脳障害がある場合には、hypsarrhythmia に先行して焦点性・多焦点性異常が見られる場合がある。この時期に部分発作を認めることもある。このような症例の hypsarrhythmia には左右差や局在性を認めることが多い。

・年齢が上がるにつれて徐波や棘波の同期性がよくなり、棘徐波複合に移行することが多い。

・稀に、hypsarrhythmia を認めない infantile spasms がある。

・Hypsarrhythmia の頻度・程度と発作頻度とは相関するので治療効果判定に有用である。

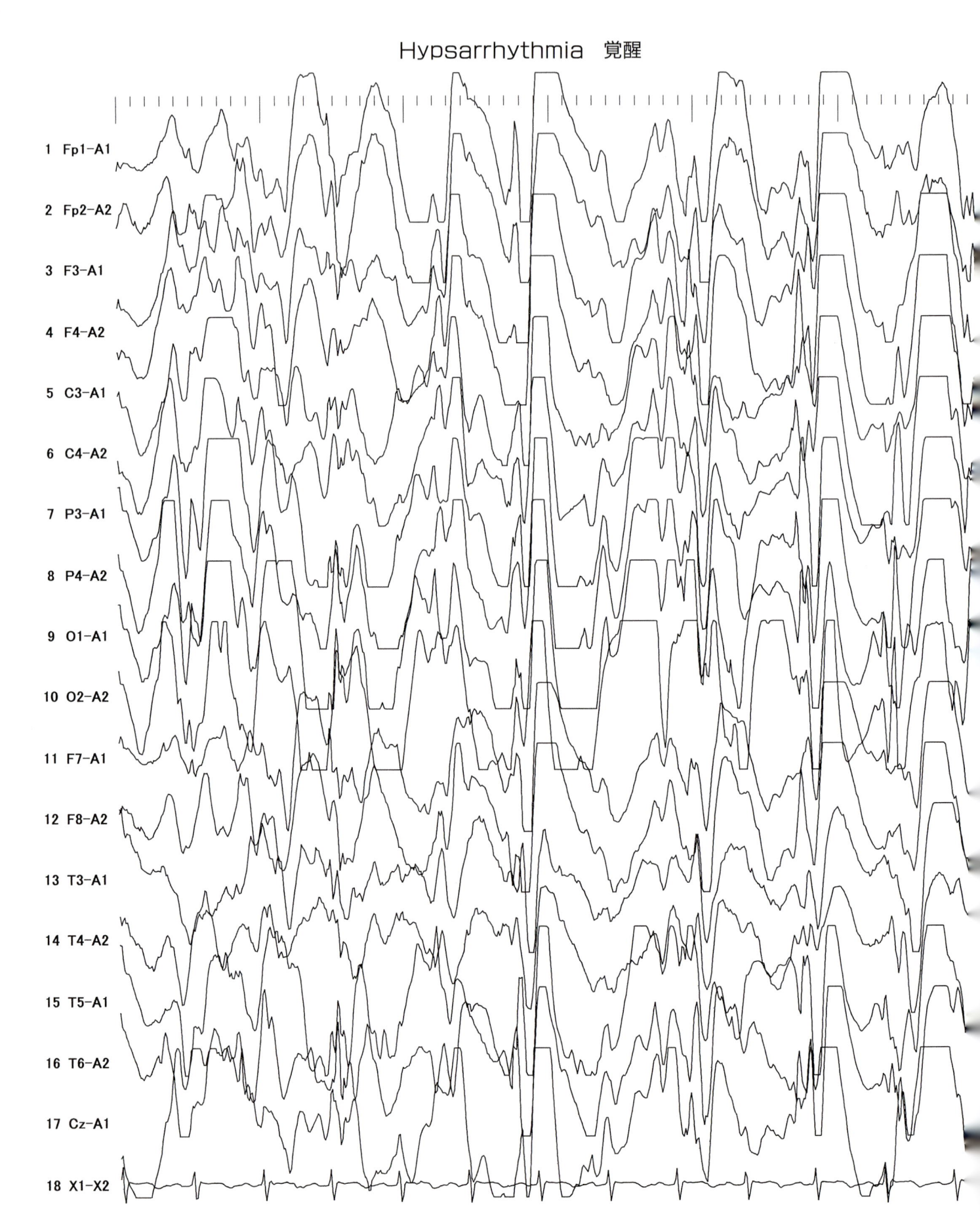

Hypsarrhythmia 覚醒

1 Fp1–A1
2 Fp2–A2
3 F3–A1
4 F4–A2
5 C3–A1
6 C4–A2
7 P3–A1
8 P4–A2
9 O1–A1
10 O2–A2
11 F7–A1
12 F8–A2
13 T3–A1
14 T4–A2
15 T5–A1
16 T6–A2
17 Cz–A1
18 X1–X2

図 54 ● 点頭てんかん　hypsarrhythmia　覚醒（症例 WS 1、7ヵ月、女児）　単極導出法
Hypsarrhythmia が持続的に見られる。高振幅徐波と多焦点性の棘波が非同期性・不規則に見られる。

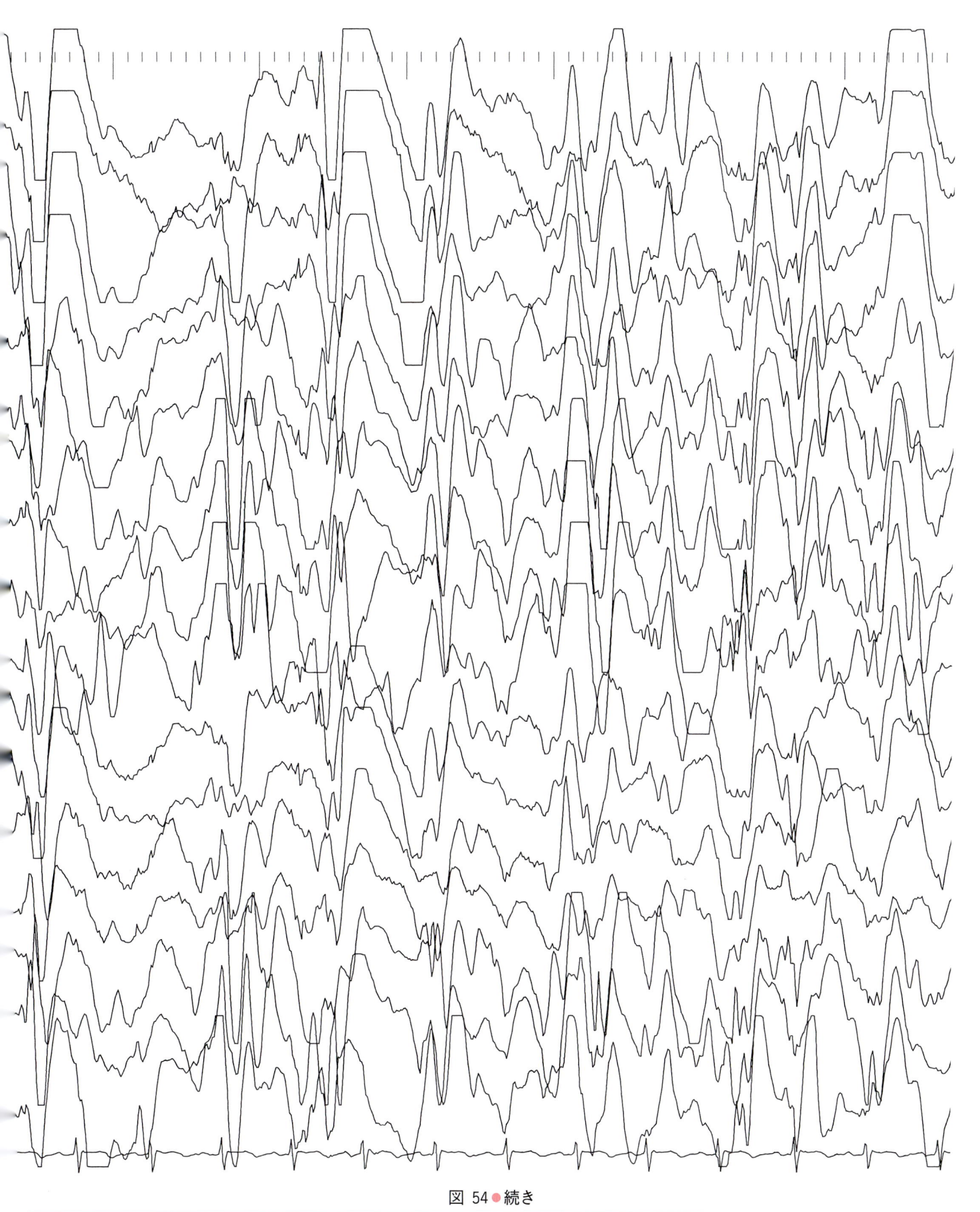

図 54 ● 続き

症例 WS 1（図 54〜58）：周産期異常なし。発育・発達正常。生後 6 カ月、頭を前屈し両上肢を屈曲させる発作が繰り返し起こるようになった。この頃よりあまり笑わなくなり、機嫌が悪くなった。診察上は発達の全般的な遅れがあり、検査上に特記すべき異常は認められなかった。潜因性あるいは特発性点頭てんかんとして治療開始した。

周期性の hypsarrhythmia　睡眠

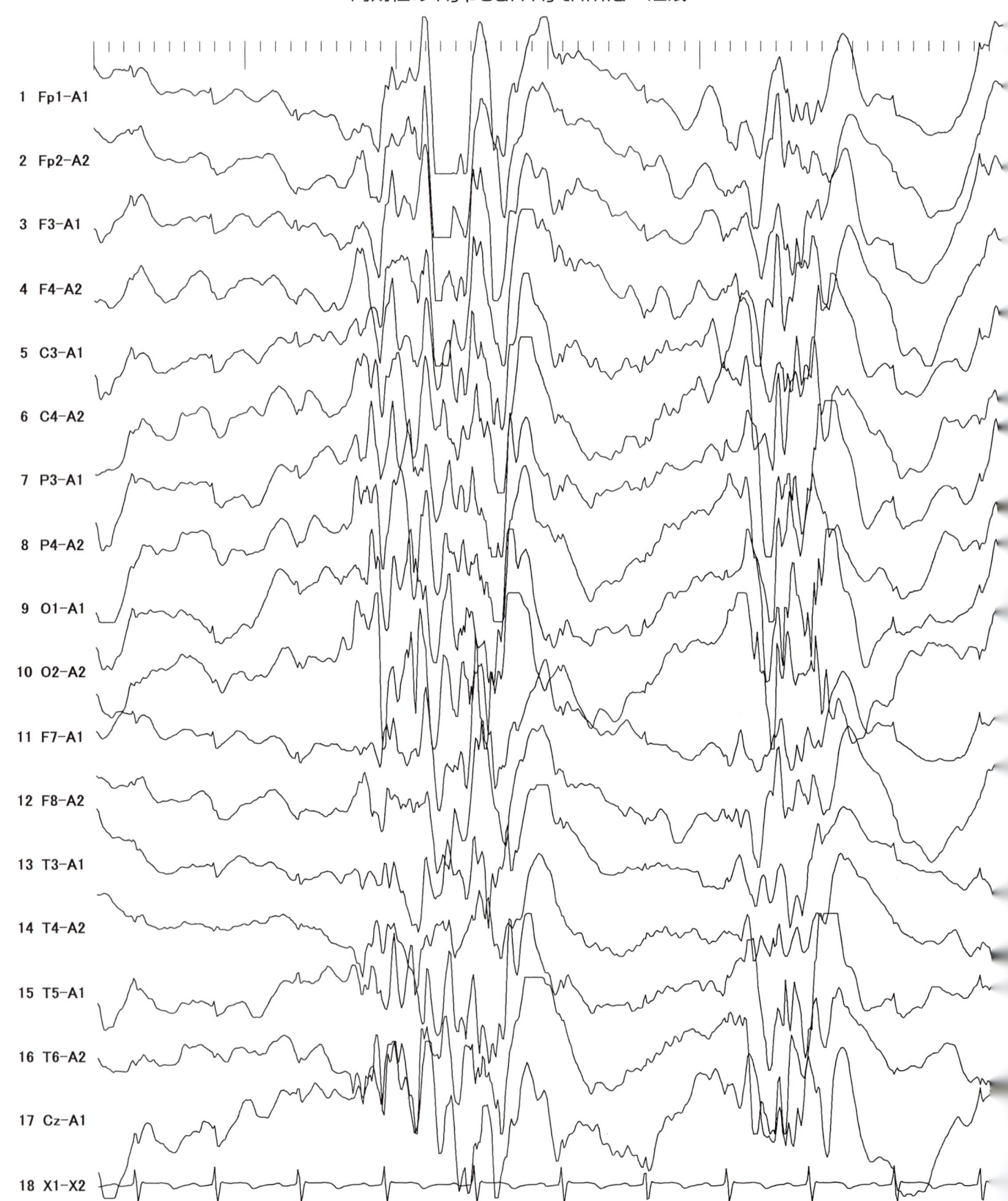

図 55●点頭てんかん　hypsarrhythmia　睡眠 stage 不明（症例 WS 1、7ヵ月、女児）　単極導出法
Hypsarrhythmia が周期的に出現している。覚醒時より棘波が増加している。Hypsarrhythmia の間に基礎律動が見られる。

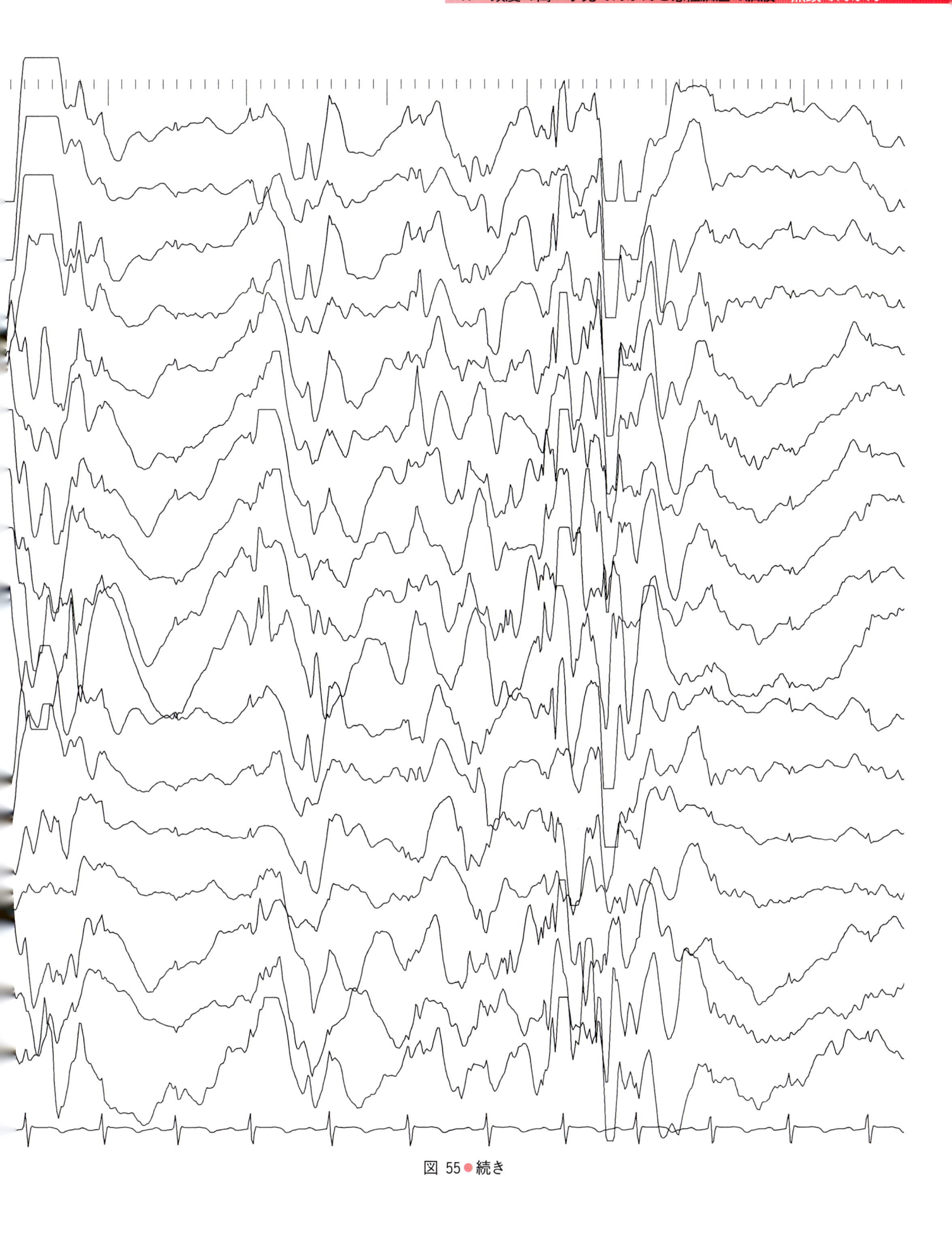

図 55●続き

Hypsarrhythmia の ACTH 治療に伴う変化

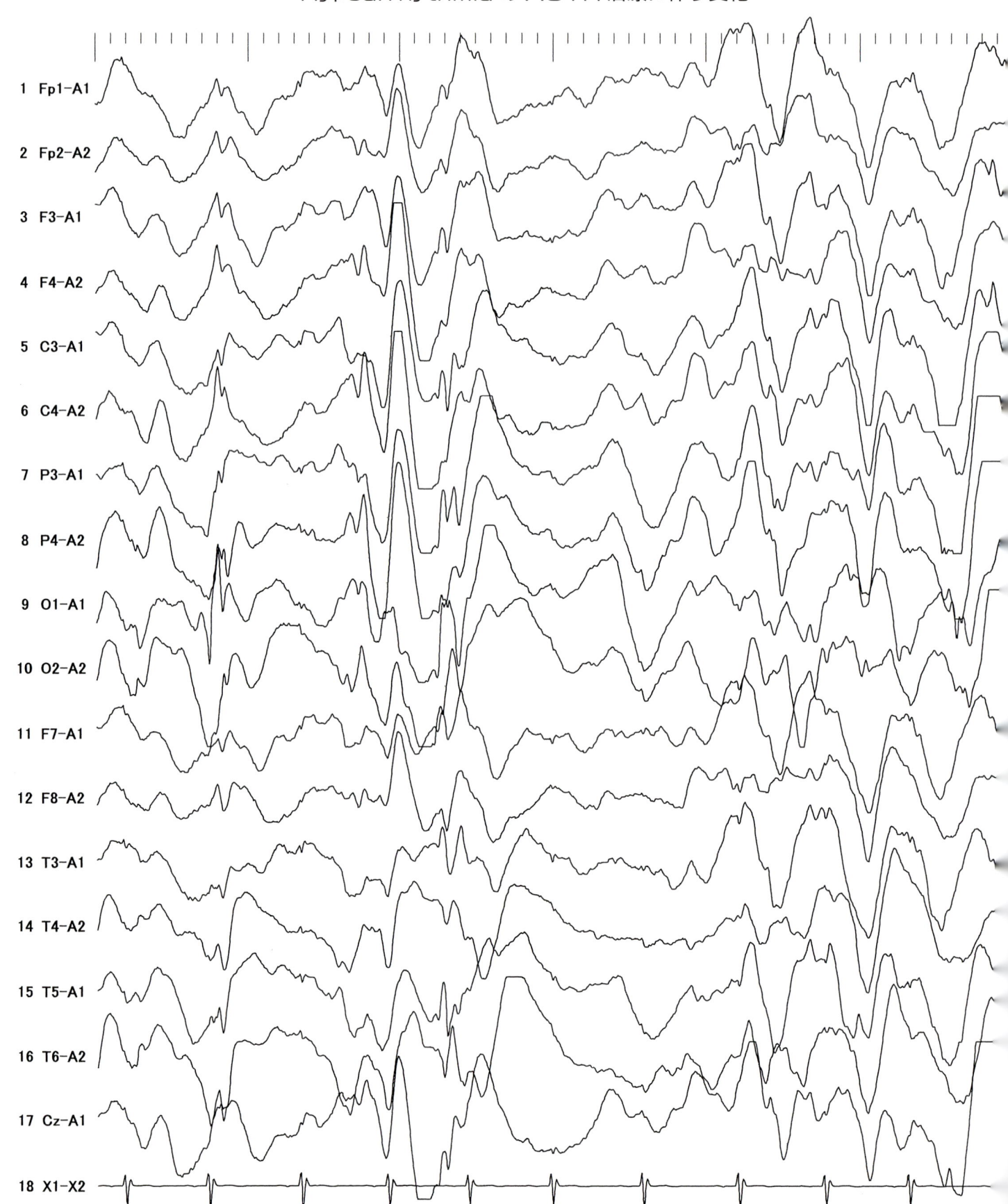

図 56 ● 点頭てんかん　治療経過　睡眠 stage 不明（症例 WS 1、7ヵ月、女児）　単極導出法
ACTH 開始 5 日目の脳波
治療前に比べ hypsarrhythmia の徐波と棘波の振幅が低下している。

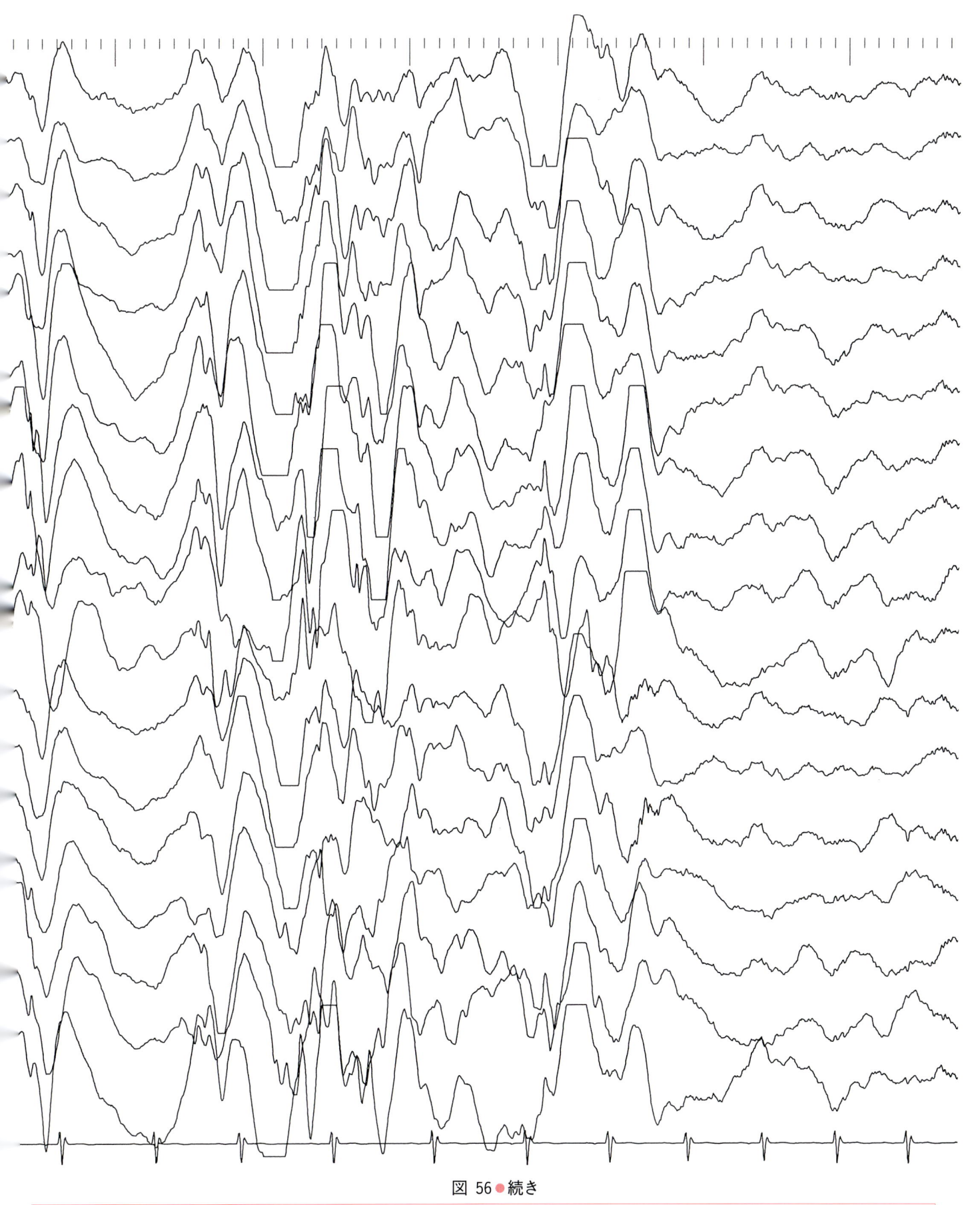

図 56 ● 続き

症例 WS 1 の経過：ビタミン B₆ 大量療法は無効であり、ACTH 療法を開始した。図 56 は ACTH 開始 5 日目の脳波である。発作はあるも著減した。この翌日、発作は消失した。

Hypsarrhythmia の ACTH 治療に伴う変化　覚醒

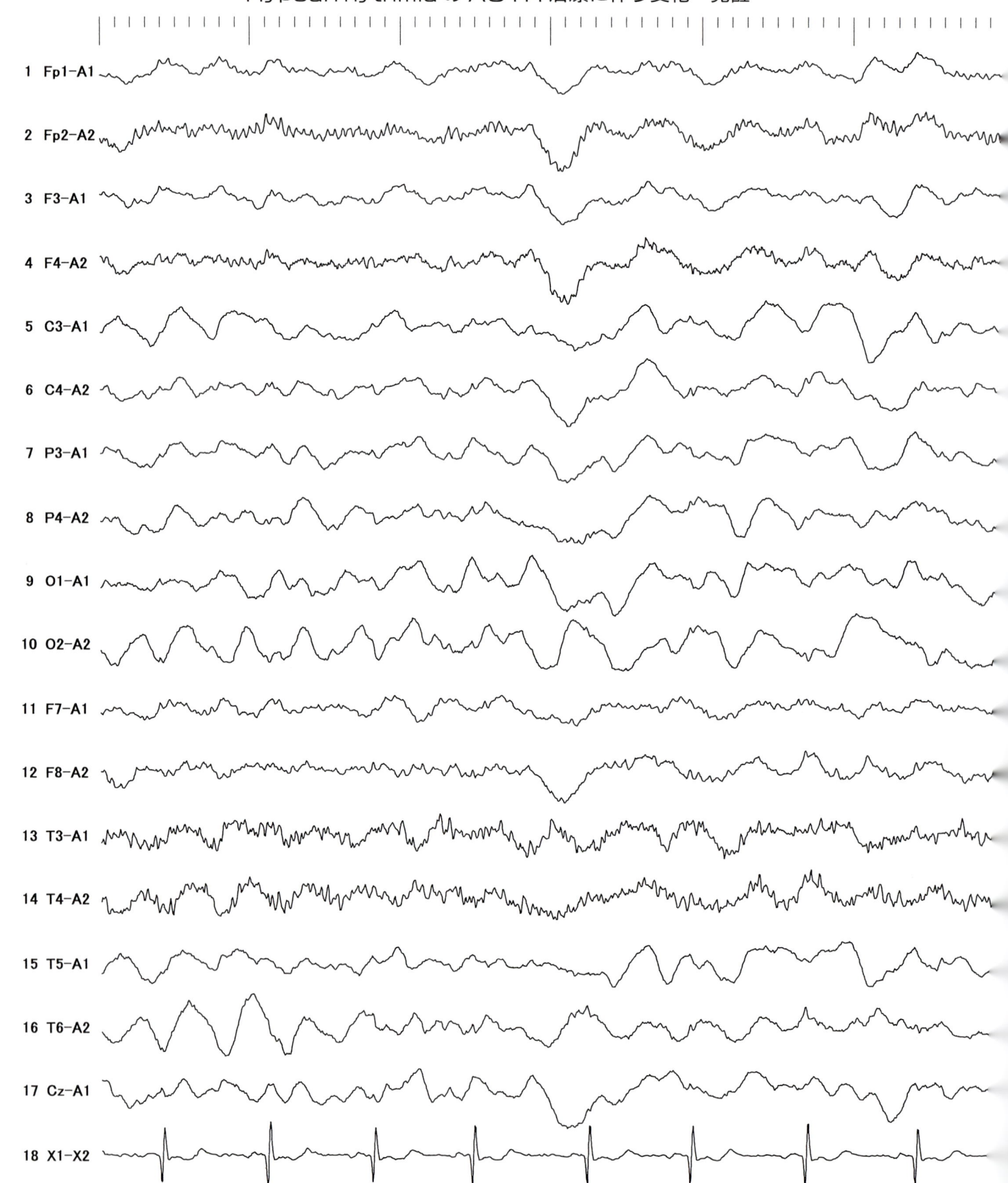

図 57 ● 点頭てんかん　治療経過　覚醒（症例 WS 1、7ヵ月、女児）　単極導出法
ACTH 開始 10 日目の脳波

Hypsarrhythmia は消失し、後頭部基礎律動が見られる。右前頭極部（Fp 2）・左右側頭中部（T 3、T 4）に持続的に見られる高周波の波は筋電図である。

症例 WS 1 の経過：図 57、58 は ACTH 10 日目の脳波である。ACTH 終了後も発作はまったくみられず発達はボーダーラインである。ACTH 終了後、抗てんかん薬は服用していない。

Hypsarrhythmia の ACTH 治療に伴う変化　睡眠

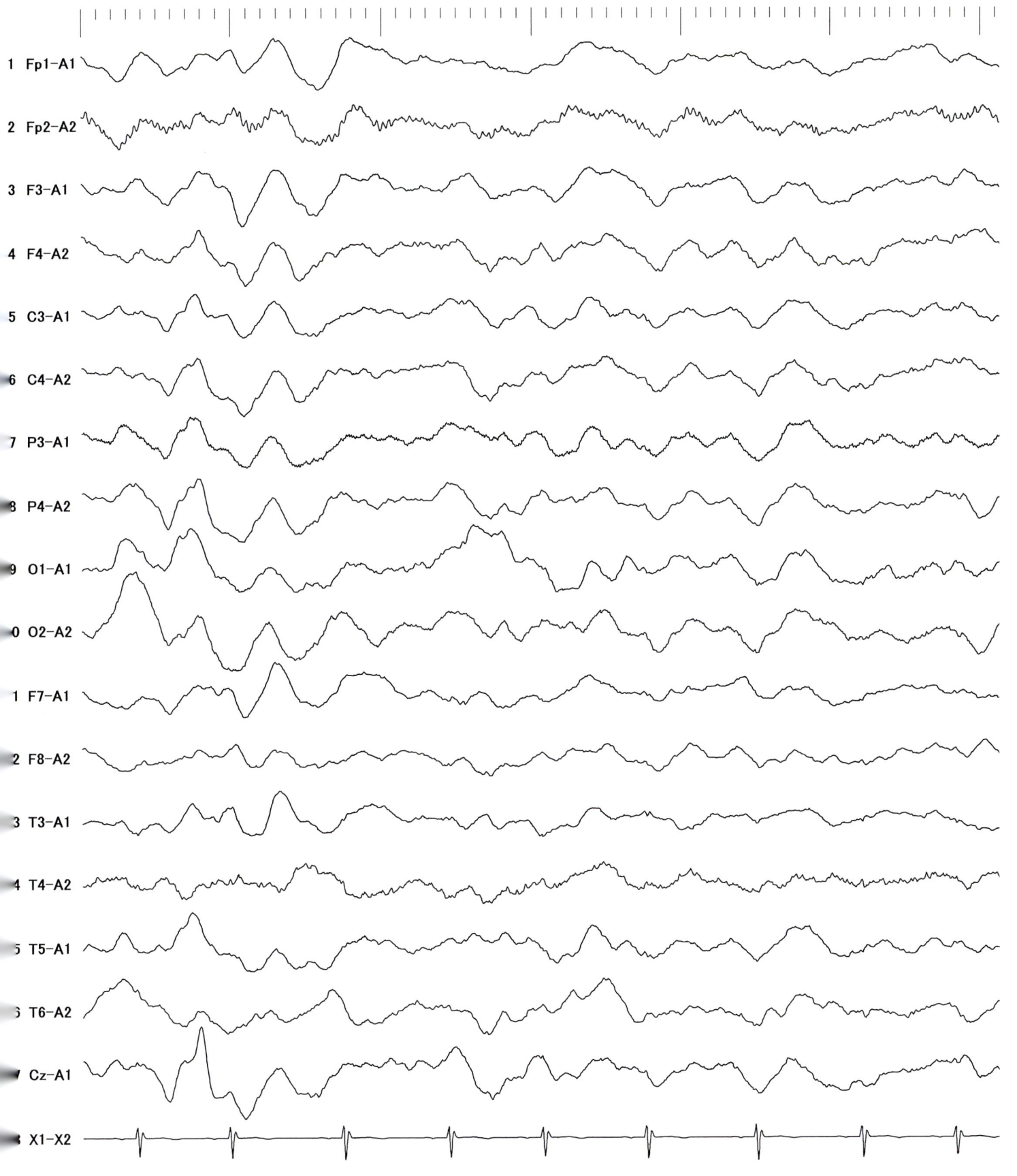

図 58 ● 点頭てんかん　治療経過　睡眠 stage 1（症例 WS 1、7ヵ月、女児）　単極導出法
ACTH 開始 10 日目の脳波

Hypsarrhythmia は睡眠でも見られない。ACTH の影響で基礎律動が単調である。

点頭てんかん発症前の後頭部棘波　睡眠 stage 1

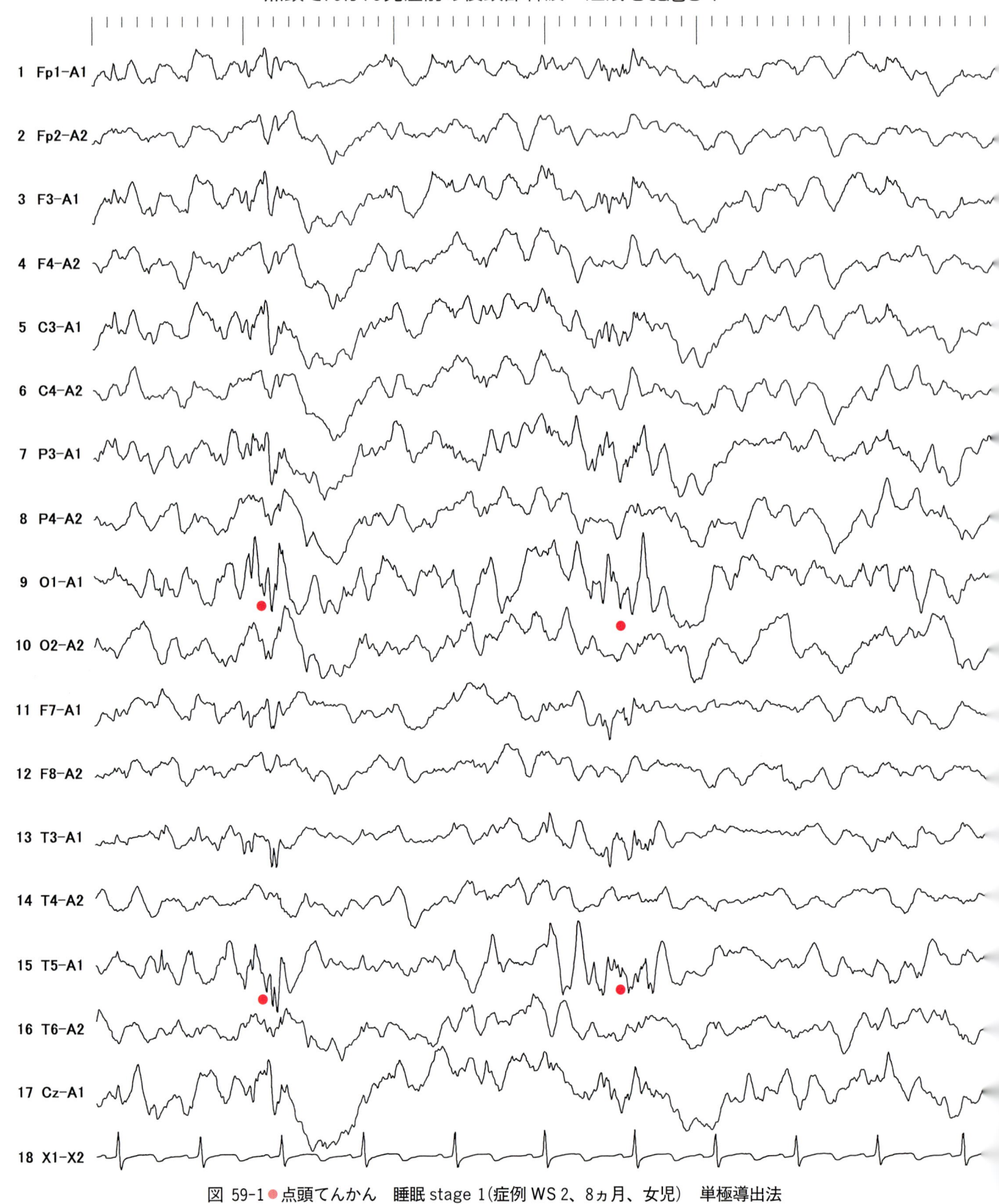

図 59-1 ● 点頭てんかん　睡眠 stage 1（症例 WS 2、8ヵ月、女児）　単極導出法
左後頭部（O 1）と左側頭後部（T 5）に多棘波を認める（●）。

症例 WS 2（図 59〜61）：新生児低血糖による後頭葉萎縮をきたした。軽度発達の遅れを認めた。この時期は明らかなてんかん発作はみられていない。低酸素性虚血性脳症と新生児低血糖による後頭葉障害は、高率にてんかんを発症するため記録した脳波である。

点頭てんかん発症前の後頭部棘波　睡眠 stage 2

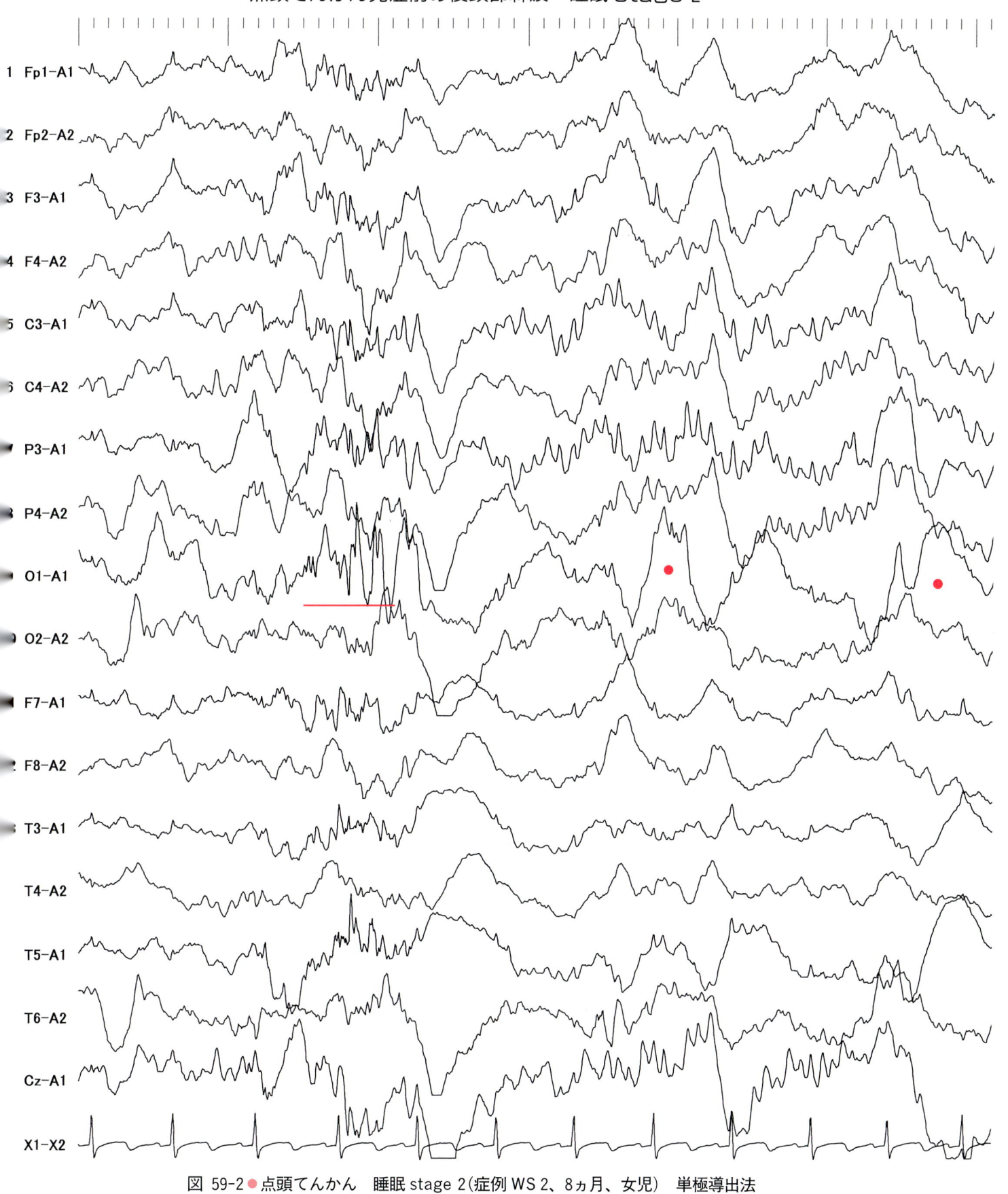

図 59-2 ● 点頭てんかん　睡眠 stage 2（症例 WS 2、8ヵ月、女児）　単極導出法

左後頭部（O1）に多棘波の連続を認める（—）。Stage Ⅰ に比べ棘波は左半球に広汎に広がっている。中心部（C3、C4）と頭頂部（P3、P4）に紡錘波を認める。左後頭部には間欠性徐波が多い（●）。

点頭てんかん発症時の脳波　睡眠 stage 1

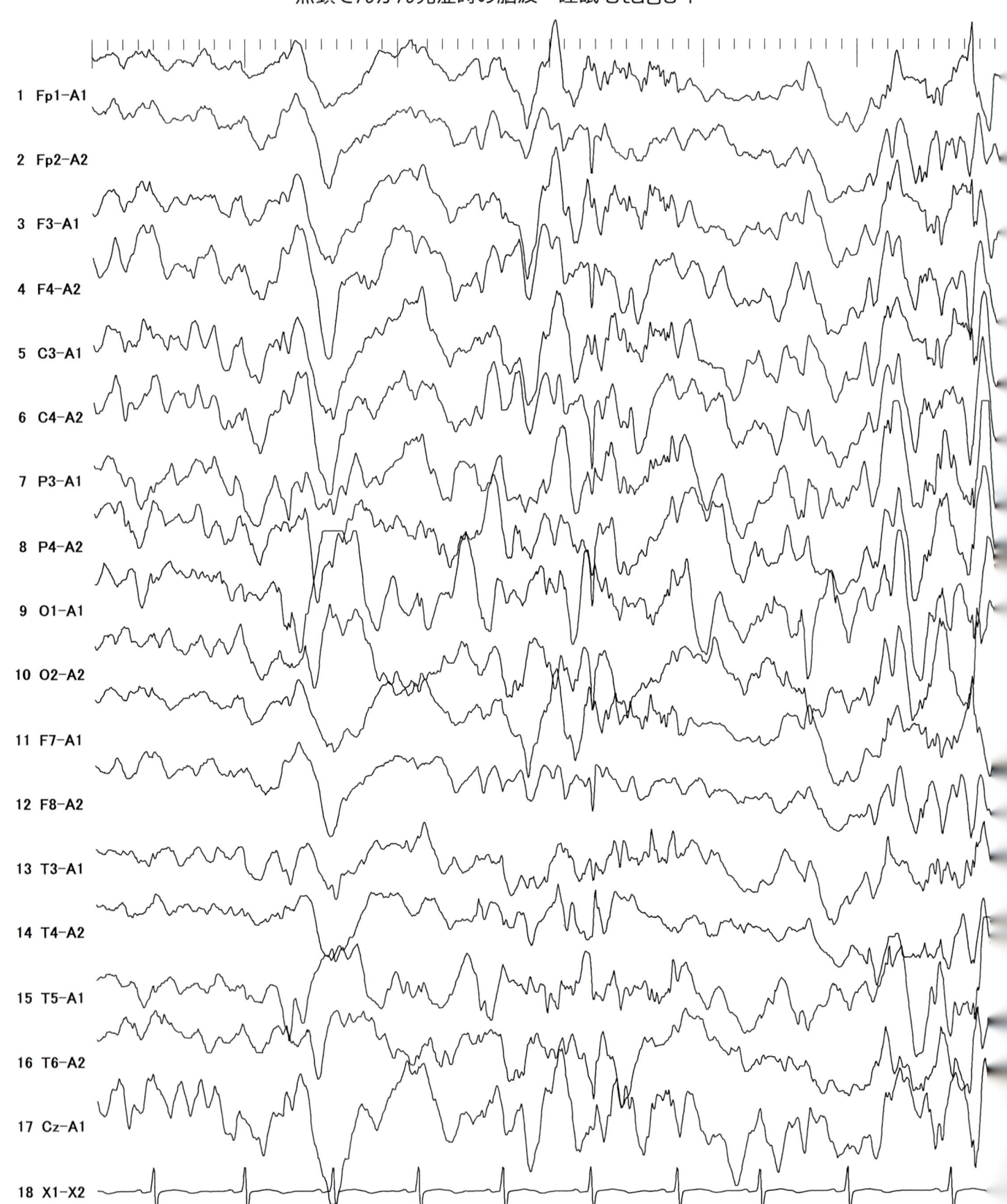

図 60-1 ● 点頭てんかん　経過　睡眠 stage 1（症例 WS 2、11ヵ月、女児）　単極導出法
不規則徐波に低振幅棘波を混じている部分が周期的に出現している。典型的ではないが、hypsarrhythmia の特徴をもつ。

症例 WS 2 の経過：この頃より、肩をすぼめるような動作を数秒おきに 10 回くらい繰り返すようになった。また、右手のみ握り 10 秒くらい震わせる部分発作も起こるようになった。バルプロ酸を服用していたが無効であったため、点頭てんかんの治療目的で入院した。

Hypsarrhythmia　睡眠 stage 2

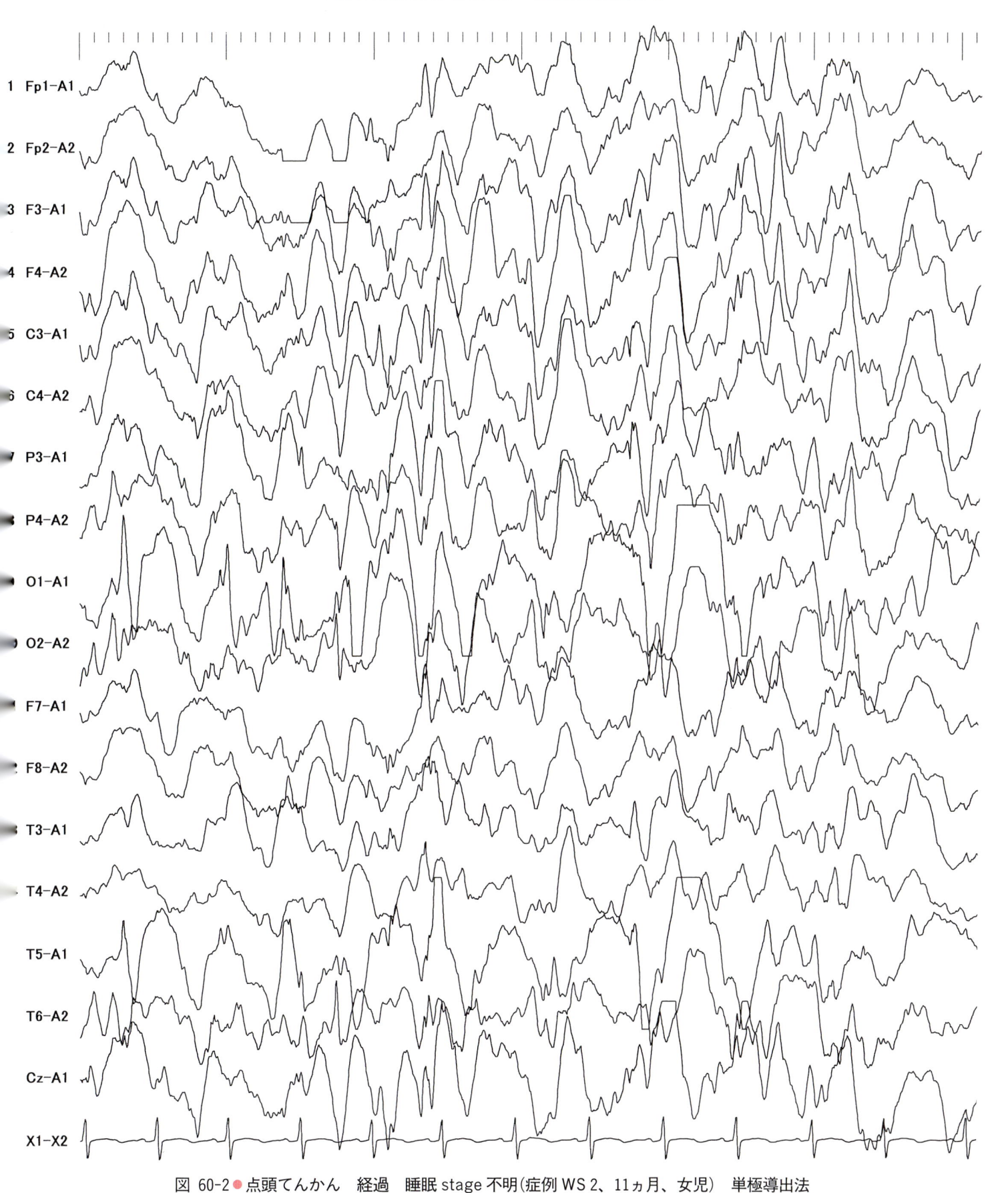

図 60-2 ● 点頭てんかん　経過　睡眠 stage 不明（症例 WS 2、11ヵ月、女児）　単極導出法

不規則徐波に多焦点性棘波を無秩序に混じ hypsarrhythmia を呈している。棘波は左後頭部（O 1）に多く、器質的脳障害を反映している。

治癒後の脳波

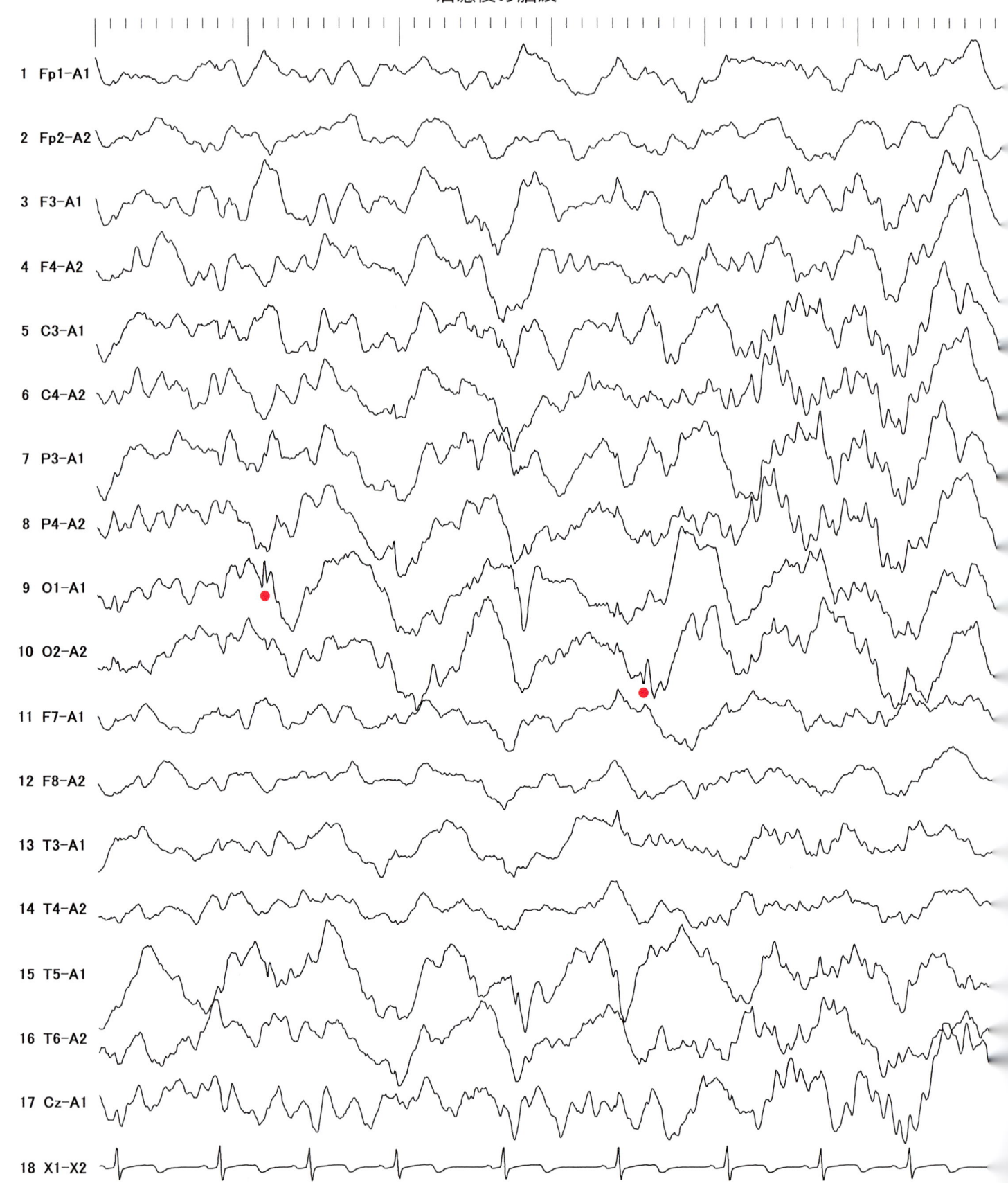

図 61●点頭てんかん　経過　睡眠 stage 不明（症例 WS 2、1 歳、女児）　単極導出法
左右の後頭部（O 1、O 2）に低振幅棘波（●）と間欠性徐波を認めるが hypsarrhythmia は消失している。紡錘波を認める。

症例 WS 2 の経過：入院中に突発性発疹に罹患した。発熱時には発作が一時的に増加したが、解熱後には発作は消失した。脳波も改善傾向を示したため退院となった。図 61 は発熱から 1 カ月後の脳波である。発作は完全に消失し、機嫌もよくなった。高熱性の感染症で点頭てんかんが治癒あるいは一過性に改善することが時にある。

5　細分類不能の局在関連性てんかんと内側側頭葉てんかん

　欠神てんかんや点頭てんかんなど、細分類できる小児てんかんは半数にも満たない。細分類できない局在関連性（焦点性）てんかんは最も数が多い（当院の集計では約半数）。発達・知能正常で神経学的異常がなく、画像異常がない場合、早期に発作抑制できれば、治癒することが多い。一方、難治性てんかんも少数だが含まれ、発症初期に予後を予測することは困難である。脳波異常の部位や形態によらず、部分発作としての一般的な治療を開始してよい。2〜3剤を試みて発作が抑制されない場合は専門医へ紹介した方がよい。時に基礎疾患として脳腫瘍（組織学的には良性のことが多い）が見つかる場合があるので、画像検査は必須である。

　海馬硬化症による、内側側頭葉てんかんは小児期に、複合型熱性けいれんの既往をもつことが多い。熱性けいれんは、重積であったり、左右差を認める発作であったりすることが多い。熱性けいれんが海馬硬化の原因であるとする報告もあるが[1]、単にてんかんの初期症状であるという意見もある。内側側頭葉てんかんの発作が小児期に起こった場合、初期は薬で容易に抑制され、数年経って再発した後に難治の経過をとることがある。発作間欠期脳波で異常を検出できないことも多く、発作症状から推定することが重要である。MRIが診断上重要である。

　本篇では、内側側頭葉てんかんのほかに、前頭葉てんかんと後頭葉てんかんを例示した。

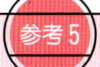

参考5　不随意運動のミオクローヌスとミオクロニー発作

　ミオクローヌスは、不随意運動の場合とてんかん発作の場合とがある。いずれの場合も一瞬であり、意識は保たれる。点頭てんかんのスパズムはミオクロニー発作より持続が長く1〜2秒である。それ以上持続する場合は、強直発作（tonic seizure）とすることが多いが、明確な基準はない。ミオクロニー発作が律動的に反復すれば間代発作（clonic seizure）である。

　ミオクローヌスが局所的あるいは一肢のみの場合や、身体の種々の部位にバラバラに出現する場合は、不随意運動のことが多い。局所的であっても持続する場合は、てんかん発作であることがある。ミオクロニー発作は、両上肢を一瞬ピクッとさせるものや、頭部を前屈するもの、全身に及べば転倒するものまで種々ある。ミオクローヌスあるいはミオクロニー発作を認めるてんかんや神経疾患は特殊なものが多いので、専門医へ紹介した方がよい。

　ミオクロニー発作が唯一であるてんかんには、乳児良性ミオクロニーてんかんがある。それ以外にも、ミオクロニー発作を唯一とするてんかん小児を経験するが、特異的な症候群には細分類できない。細分類できないてんかんに対しては、発作型に対して有効な薬剤を選択することになる。ミオクロニー発作には、バルプロ酸とベンゾジアゼピン類、時にエトスクシミドが有効である。

■ 文　献

1）VanLandingham KE, Heinz ER, Cavazos JE, et al：Magnetic resonance imaging evidence of hippocampal injury after prolonged focal febrile convulsions. Ann Neurol 43：413-426, 1998.

左前頭部鋭波

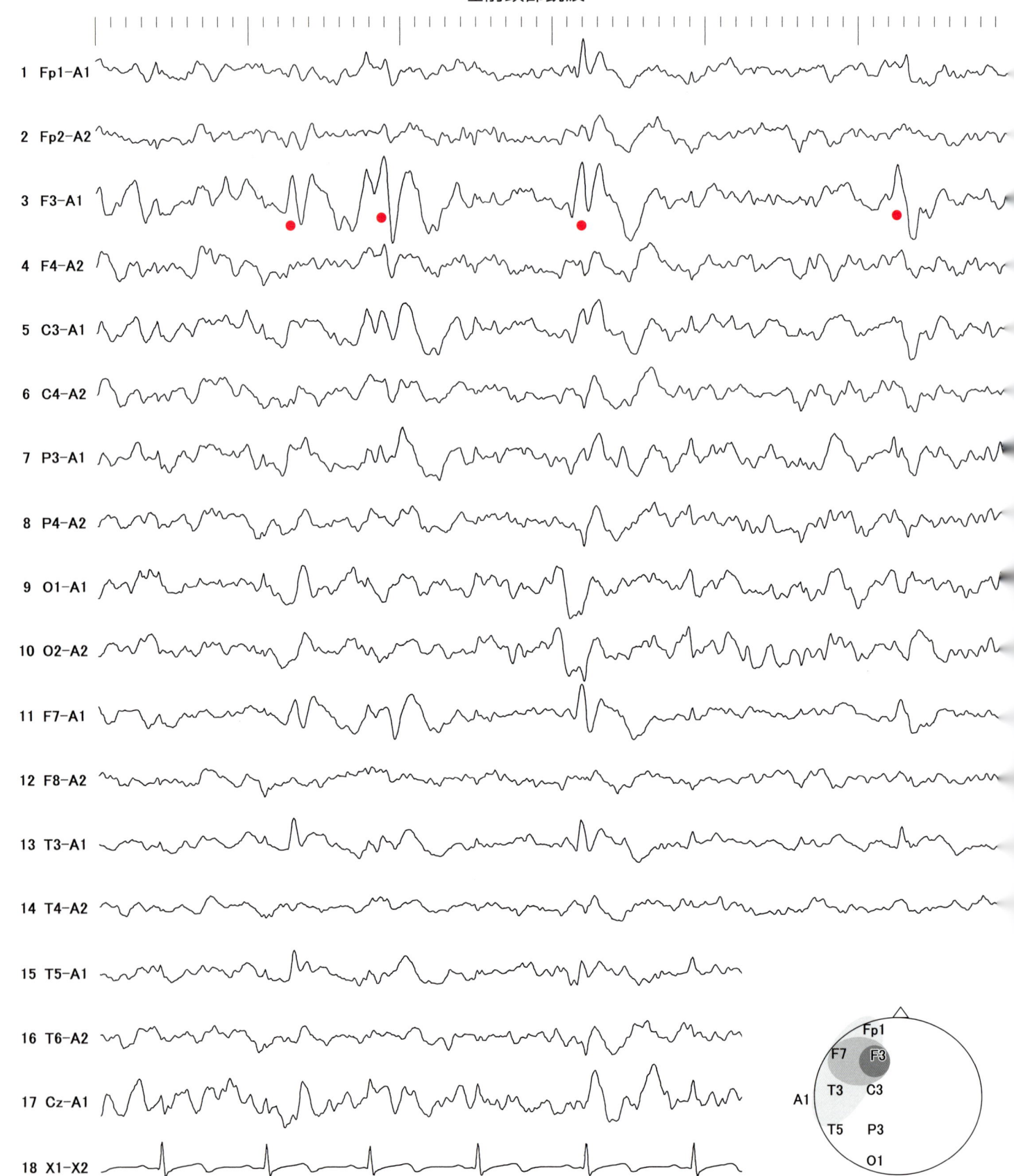

図 62-1●局在関連性てんかん（細分類不能）　左前頭部焦点　睡眠 stage 1（症例 FL、10 歳、男児）　単極導出法
左前頭部（F 3）に鋭波を認める（●）。鋭波は、左側頭前部（F 7）、左側頭中部（T 3）および左前頭極部（Fp l）に広がりをもつ。

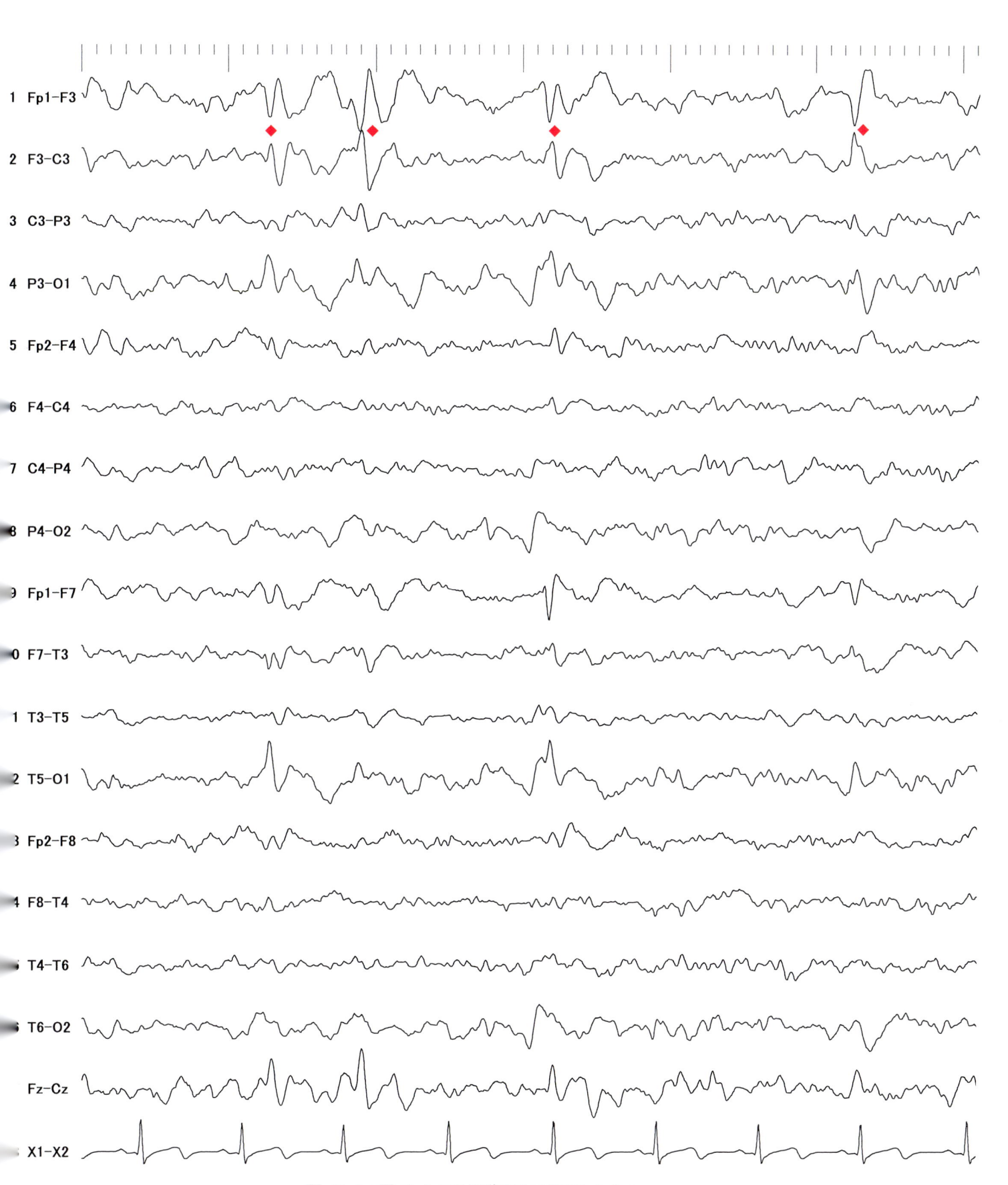

図 62-2 ● 図 62-1 を双極導出法で描出したもの

左前頭部（F 3）で位相の逆転が見られる（◆）。

症例 FL（図 62）：10 歳初発。夜、テレビを見ていて眼球上転し、両下肢がけいれんしていることに母が気づいた。発作は 3 分くらいで治まり徐々に意識が戻った。神経学的異常なく、MRI にも異常なし。初発発作であるが、家族が治療を希望し、バルプロ酸を開始した。以後発作を認めていない。脳波は 15 歳に正常化し、薬を中止した。再発なし。

左側頭前部棘波　内側側頭葉てんかん

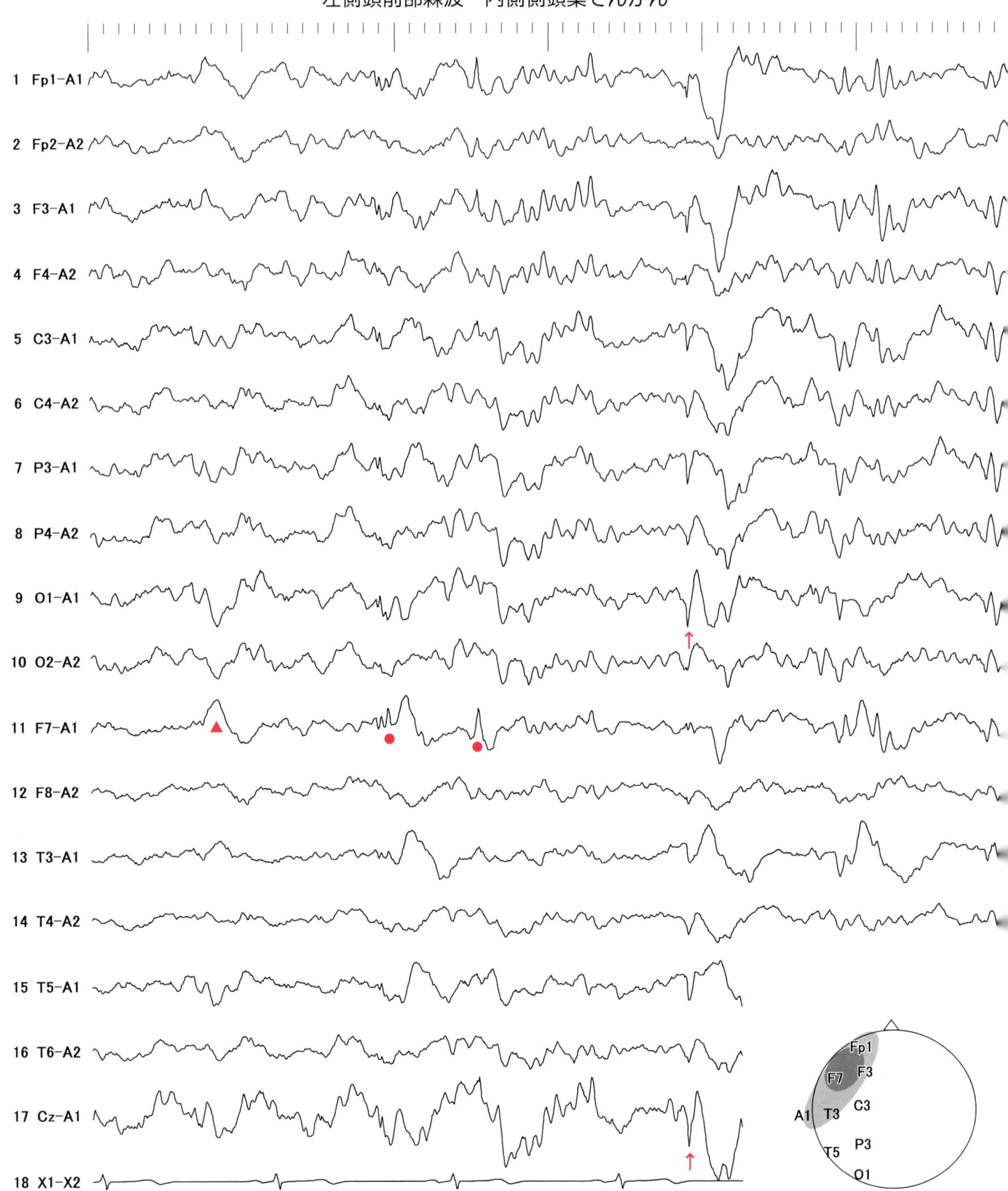

図 63-1●局在関連性てんかん（内側側頭葉てんかん）　睡眠 stage 2（症例 TL、13 歳、女子）　単極導出法

左側頭前部（F 7）に棘波を認める（●）。左半球に広汎に陽性棘波を認める（↑）。これは、左耳朶（A I）の活性化による見せかけの陽性波である。
左側頭前部（F 7）と左側頭中部（T 3）はそれに一致する電位を認めない。左側頭前部（F 7）に間欠性徐波を認める（▲）。

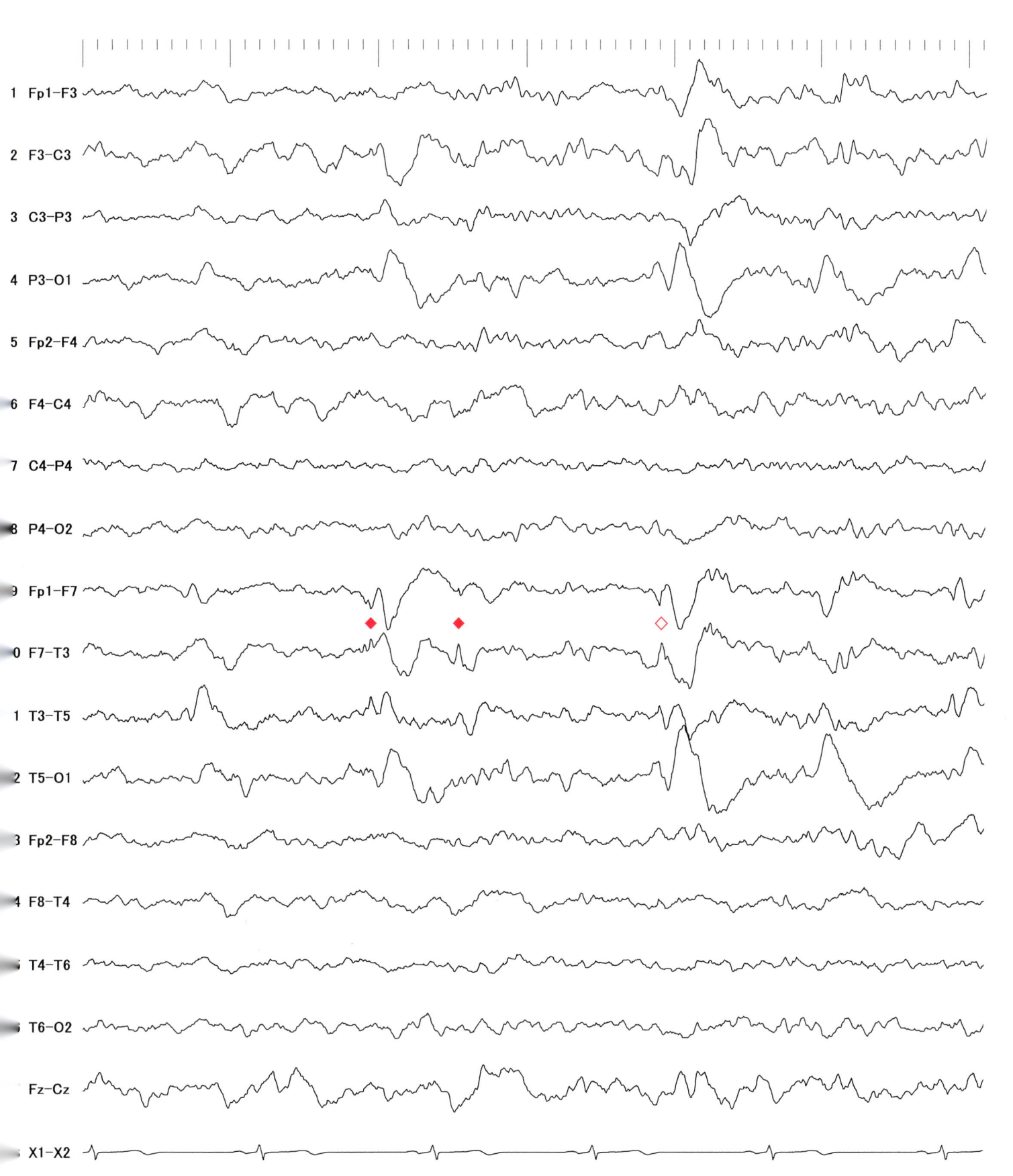

図 63-2 ● 図 63-1 を双極導出法で描出したもの

左側頭前部（F 7）で位相の逆転を認める（◆）。単極導出法で見られた陽性棘波も左側頭前部（F 7）で位相の逆転を認める（◇）。

症例 TL（図 63）：1 歳過ぎに、無熱性のけいれん重積の既往あり。11 歳より嘔気・意識減損する発作が起こるようになった。発作は上腹部不快感（前兆）に引き続き、唾を飲み込む動作を繰り返す自動症が主症状である。MRI で左海馬硬化の萎縮を認めた。難治の経過であり手術を検討している。発作は継続するにもかかわらず、突発波や徐波は最近見られなくなった。

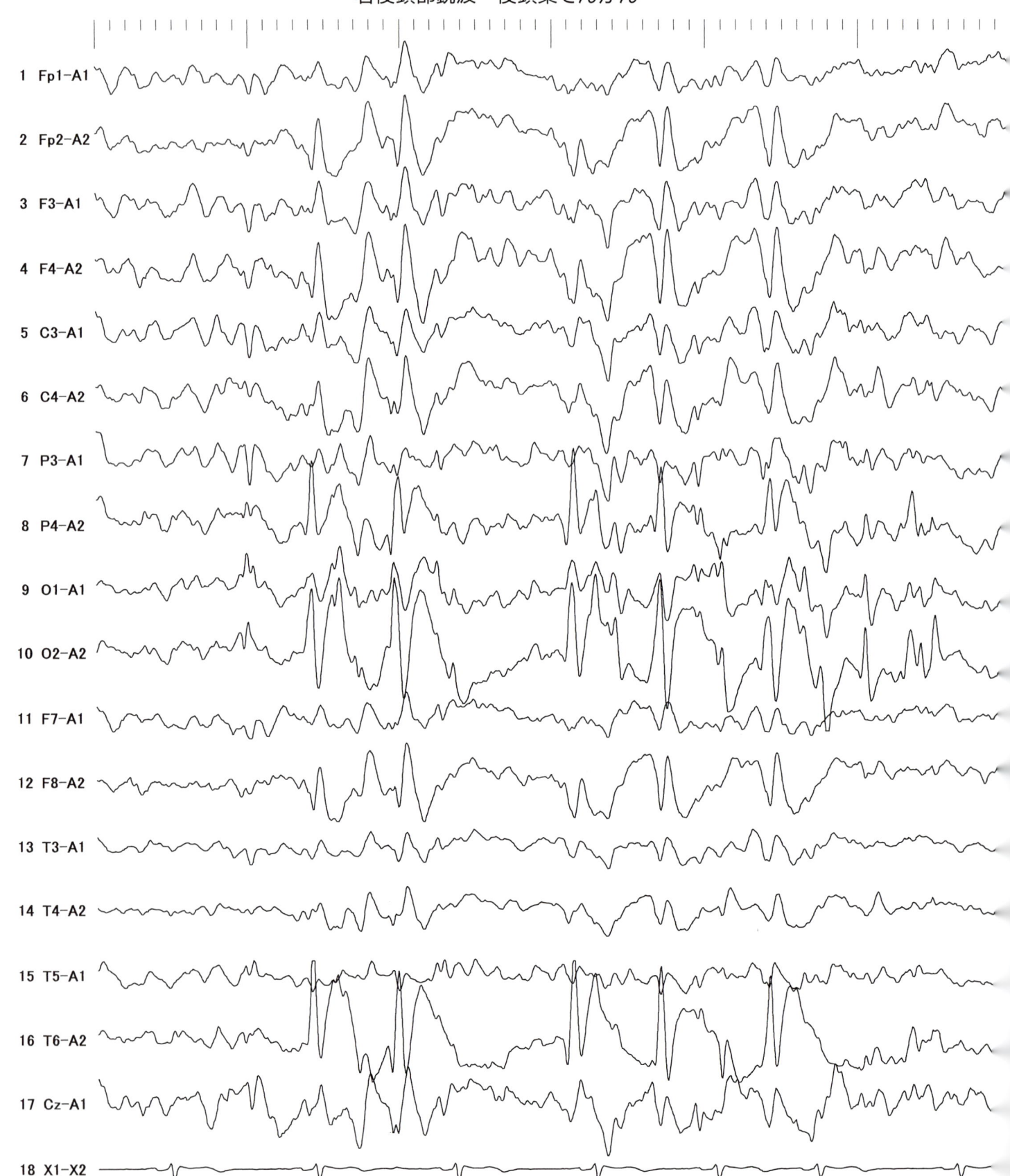

右後頭部鋭波　後頭葉てんかん

| 1 Fp1-A1 |
| 2 Fp2-A2 |
| 3 F3-A1 |
| 4 F4-A2 |
| 5 C3-A1 |
| 6 C4-A2 |
| 7 P3-A1 |
| 8 P4-A2 |
| 9 O1-A1 |
| 10 O2-A2 |
| 11 F7-A1 |
| 12 F8-A2 |
| 13 T3-A1 |
| 14 T4-A2 |
| 15 T5-A1 |
| 16 T6-A2 |
| 17 Cz-A1 |
| 18 X1-X2 |

図 64-1●局在関連性てんかん（後頭葉てんかん）　睡眠 stage 1（症例 OL、7 歳、男児）　単極導出法

右後頭部（O2）・右側頭後部（T6）に高振幅鋭徐波を頻繁に認める。波の形態はローランド発射に類似し、特発性小児期後頭葉てんかん［図 43（86 頁）、46（92 頁）］と脳波上は区別がつかない。

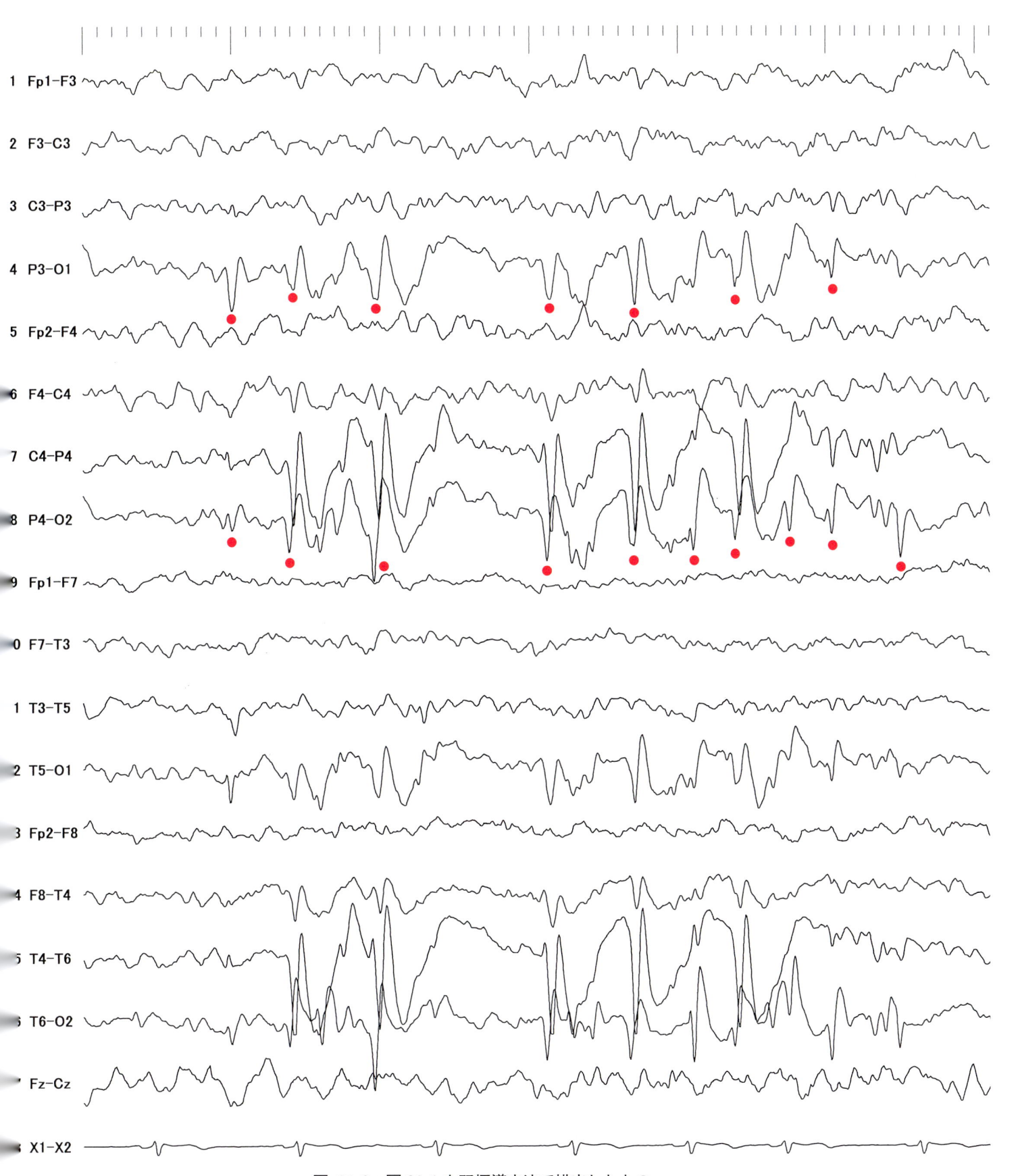

図 64-2 ● 図 64-1 を双極導出法で描出したもの
縦連結双極導出では、後頭部鋭波は陽性に振れる（●）。

症例 OL（図64）：低酸素性虚血性脳症と新生児低血糖後遺症による後頭葉てんかん。後頭葉萎縮を認める。2歳より睡眠中に眼球偏奇、嘔吐、意識障害、チアノーゼを主症状する重積発作を繰り返した。発作症状も早期発症の特発性小児期後頭葉てんかん（Panayiotopoulos type）と同じである。幼児期は難治の経過であったが年齢とともに発作は減少した。症候性後頭葉てんかんと特発性小児期後頭葉てんかんは、発作症状と脳波所見が酷似することがある。

　てんかん症候群の診断には、発作症状の把握と脳波診断が必須である。発作症状は病歴聴取により、その特徴を聞き出すことが重要である。以下に、小児てんかんの診断に結びつく発作症状を紹介する。

　1．睡眠中に生じた発作：睡眠時のてんかん発作は、入眠直後か覚醒直前に生じやすい。夜驚症は、てんかんと鑑別を要することがある。夜驚症は入眠後 2 時間くらいに生じることがほとんどで、動きは複雑であり一定の特徴はないことからてんかん発作とは区別できる。また、夜驚症の場合は翌朝覚えていないことが多い。睡眠中に生じる小児てんかんの多くは、中心側頭部に棘波を示す良性小児てんかん（BECTS）と後頭部に突発波をもつ小児てんかんの早期発症型（Panayiotopoulos type）である。

　①中心側頭部に棘波を示す良性小児てんかん：片側顔面の間代けいれんが典型であり意識は保たれることが多いとされる。のどのゴロゴロいう音で気づかれ流涎が多い。しかし、年少の場合は、半身けいれんに進展し意識障害を伴うことも多い。睡眠中に発作を生じた小児に、特徴的なローランド発射を認めた場合は、BECTS と診断してよい。もちろん、頭部画像検査で異常のないことを確認することは必須である。

　②後頭部に突発波をもつ小児てんかん（Panayiotopoulos type）：睡眠中の嘔吐で気づかれることが多い。意識障害と眼球偏倚、顔色不良を伴う。通常のてんかん発作は 1 ～ 2 分で自然に止まるのが普通であるが、このタイプは持続が長く、しばしば重積化する。また、半身けいれんに進展する場合もある。脳波で後頭部突発波を認める場合、診断は容易である。しかし、脳波異常が後頭部以外にある場合や脳波異常を認めないことも稀ではないため、特徴的な発作症状が診断の決め手となる。半身けいれんの段階で発作に気づいた場合は、BECTS との区別は困難である。脳波で突発波が頭頂部にある場合はいずれとも判断し難いが、いずれも治療方針は類似しており、予後も極めて良好であるため、両者を明確に区別できなくてもよい。稀に両方の発作症状をもつ例がある。

　③前頭葉てんかん：数十秒以内の短い運動発作を頻繁に起こすことがある。左右非対称な強直発作［フェンシングの姿勢、小児では非対称性緊張性頸反射（ATNR）という方がわかりやすい］や四肢を単調にバタバタ動かす発作（ペダルを漕ぐような足の動きや、クロールで泳ぐような手の動き）が特徴である。発作中意識が保たれることが多い。夜驚症との鑑別を要するが、鑑別点は先に述べたとおりである。脳波で、前頭部や前頭正中部に棘波を認めるが、発作間欠期には異常を確認できないことも多い。

　2．覚醒直後の全身けいれん：若年欠神てんかん（JAE）と、若年ミオクロニーてんかん（JME）、覚醒時大発作てんかんは、覚醒して間もない時間帯に、全般性強直間代けいれん（GTC）を起こしやすい。いずれも、中途覚醒で誘発されやすい。この 3 つは 10 歳代で発症する特発性全般てんかんの中核群であり、相互に共通性がある。いずれも欠神発作とミオクロニー発作、GTC を起こし得るが、どの発作型が優位であるかで分類される。JME では、数回のミオクロニー発作に引き続き GTC が生じる。いずれも GTC が受診契機となることが多いが、病歴でミオクロニー発作（覚醒後に生じる）や欠神発作の有無を確認することが重要である。バルプロ酸での発作抑制はいずれも良好であるが、JME は断薬後の再発率が極めて高率であるため、正確に診断しておくことが重要である。脳波は、いずれも全般性棘徐波である。JME では、高頻度の光刺激で光突発波反応を認めることが多い（62 頁）。

　3．転倒や運動症状を伴わない意識減損発作：定型欠神発作と非定型欠神発作、部分発作が推定されるが、定型欠神発作が圧倒的に多い。

　①定型欠神発作：10 秒前後の突然の意識消失。意識はほぼ完全に消失するため、発作中の反応はなく、本人の記憶もない。発作終了時に発作前の動作を継続する。特発性全般てんかんにみられる。発作間欠期脳波は、全般性棘徐波である。

　②非定型欠神発作：定型欠神発作以外の特徴をもつ場合をすべて含める（持続が長い場合や、意識が残る場合など）。Lennox-Gastaut 症候群などのてんかん性脳症でみられる（4 頁、**表 2** 参照）。併存する他の発作型が主体であることが多いので区別は容易である。発作間欠期脳波はさまざまである。Lennox-Gastaut 症候群の遅棘徐波と突発性速波は特徴的である。

　③部分発作：局在関連性てんかん、特に前頭葉てんかんでは欠神発作と類似の意識減損発作を呈する場合が稀にある。脳波も欠神てんかんに類似し、過呼吸で誘発される場合もある（「欠神てんかん」94 頁参照）。部分発作の併存や脳波の焦点性異常が鑑別点であるが、区別しにくい場合が稀にある。

4．点頭発作(infantile spasms)：典型的な点頭発作は、上肢屈曲、下肢伸展、頭部前屈、眼球上転する1〜2秒のスパズムが5〜30秒ごとに数分〜10分程度繰り返す(シリーズ形成)。回数が少ないと、しゃっくりをしていると勘違いされることがある。脳性麻痺など、運動障害が強い場合には、典型的な発作症状でないことがある(ミオクローヌスのようなびっくりする動きや身体を伸展する、など)。3ヵ月までの重度脳障害児に、反復するスパズムがみられた場合は太田原症候群を考える。良性乳児ミオクローヌスは、一定のリズムで反復することがあるので、症状のみでは点頭てんかんと区別がつかない場合がある。乳児期を過ぎて点頭発作を生じることが稀にある。この場合は、脳波で hypsarrhythmia を認めない場合がある(periodic spasms)。また、点頭てんかんの点頭発作が乳児期以降も存続する場合に、hypsarrhythmia は見られなくなることが多い(別の脳波異常に移行する)。

5．ミオクローヌス・ミオクロニー発作(myoclonic seizure)：一瞬のピクつき。単発あるいは数回繰り返す。全身性が多いが、部分的なことも稀にある。ミオクロニー発作を起こすてんかん症候群は種々あるが、他の発作型が主体である場合が多い。ミオクロニー発作が診断のキーとなる場合が多い。新生児期に不規則で小さなミオクローヌスが手足に頻発する場合は、早期ミオクロニー脳症を疑う。発達正常な乳幼児に頭部・両上肢に反復する短時間のミオクローヌス(うなづくような動作)を生じた場合は乳児良性ミオクロニーてんかんを疑う。乳児重症ミオクロニーてんかんは、乳児期から発熱時に種々のけいれんを頻発し、ミオクロニー発作は1歳以降に出現してくる(みられないこともある)。幼児期に突然激しく転倒する場合は、ミオクロニー失立発作をもつてんかんの可能性がある。朝、両上肢にミオクロニー発作を認める中高生は若年ミオクロニーてんかんを疑う。食事中だと、持っているものを放り投げる場合がある。ミオクロニー発作に引き続き GTC をきたす。ミオクロニー発作のみの場合、意識は保たれるので部分発作と間違えてはならない。これ以外に、ミオクロニー発作のみを唯一とするてんかん小児を時に経験する(図65、66)。

6．比較的稀だが特異的な発作症状
　①視覚発作：色や円、盲などが数秒〜10秒程度自覚される場合は後頭葉てんかんを疑う。これに引き続き明らかな発作症状(眼球偏倚や意識減損、けいれん)に進展する場合は確実である。脳波は、後頭部棘波・棘徐波である。片頭痛の視覚性前兆は、ギラギラ・もやもやなどはっきりしない視覚症状であり、持続は10分以上と長いことが多い。
　②覚醒中の嘔気・嘔吐：込み上げるような嘔気は側頭葉てんかんによくみられる(腹部性前兆)。小児では実際に嘔吐することもある。持続は十秒程度と短いが、他の発作症状に進展する場合は、てんかんと診断することは容易である。MRI を撮影する場合、海馬を狙って撮らないと海馬硬化所見を見逃すことがある(冠状断の FLAIR 法が有効)。脳波で側頭前部に突発波を認めることが多いが、通常の頭皮上脳波では異常を認めないことも多い(「側頭葉てんかん」124頁参照)。後頭部に突発波をもつ小児てんかん(Panayiotopoulos type)の嘔吐発作は、覚醒中に起こることもある。この場合、意識障害や顔色不良、眼球偏倚を伴うことが多いことが、側頭葉てんかんとは異なる。
　③笑い発作：視床下部過誤腫である場合が多い。この場合も視床下部を狙って MRI を撮らないと小さい過誤腫は見逃されてしまう。脳波所見はさまざまで、初期には異常を認めないこともある。

全般性棘徐波　乳児ミオクロニーてんかん

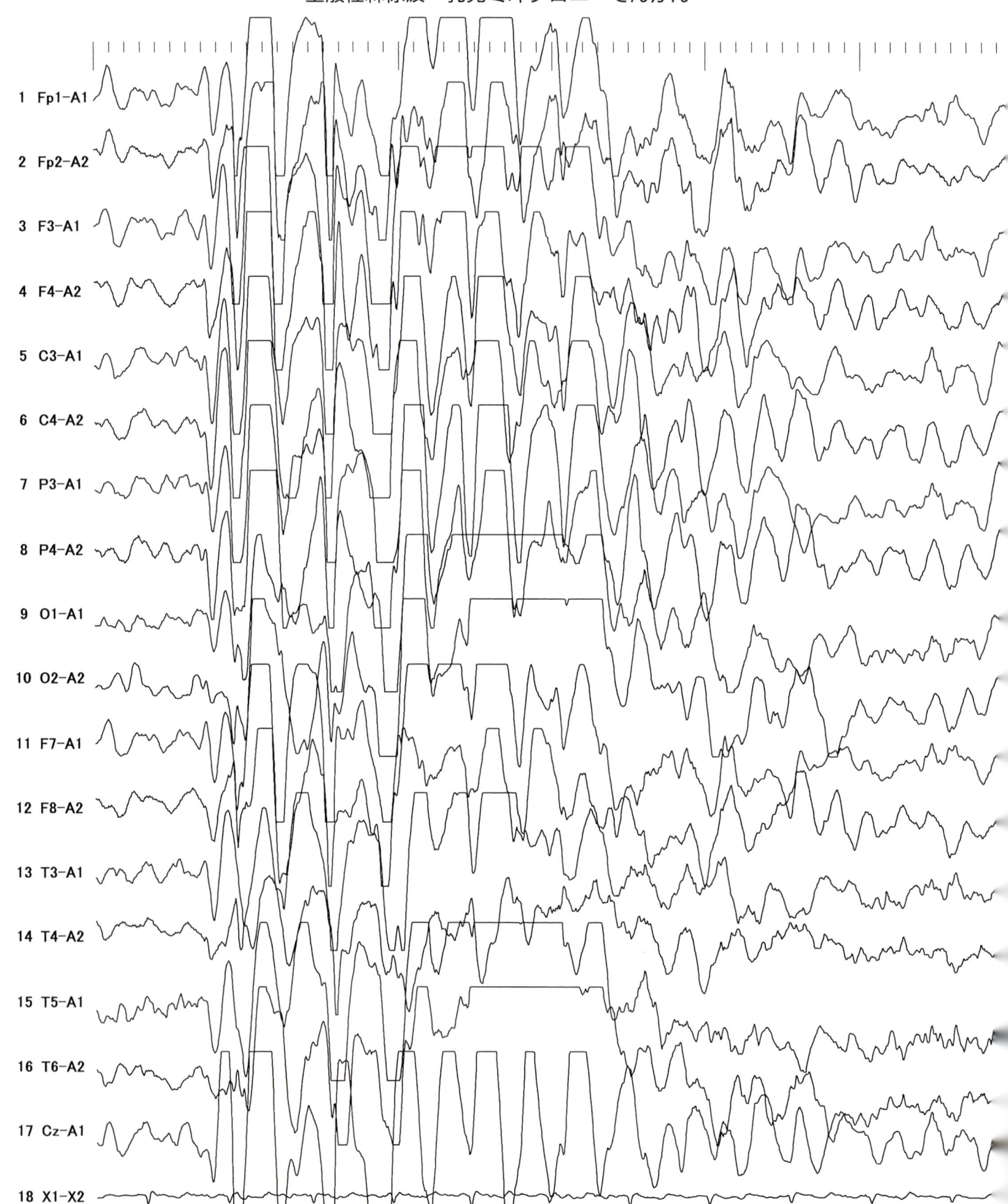

図 65 ● 乳児ミオクロニーてんかん　睡眠 stage 1（症例 ME 1、10ヵ月、女児）　単極導出法
やや不規則な全般性棘徐波を認める。睡眠中であり、発作間欠期脳波である。

症例 ME 1：発育発達正常の 10ヵ月女児。両上肢を軽度屈曲し、頭部をうなずくような律動性のミオクロニー発作（2～3秒の持続）を起こすようになった。眠いときや、音や触刺激で誘発され、reflex myoclonic epilepsy と診断した。発作時には、3～4 Hz 全般性棘徐波に一致して上肢と頭部のミオクロニーがみられた。良性乳児ミオクロニーてんかんの発作症状も同様である。バルプロ酸は部分的効果に留まり、クロナゼパムは無効、エトスクシミドが有効であった。発作抑制後、脳波は正常化した。

全般性多棘徐波　細分類不能のミオクロニーてんかん

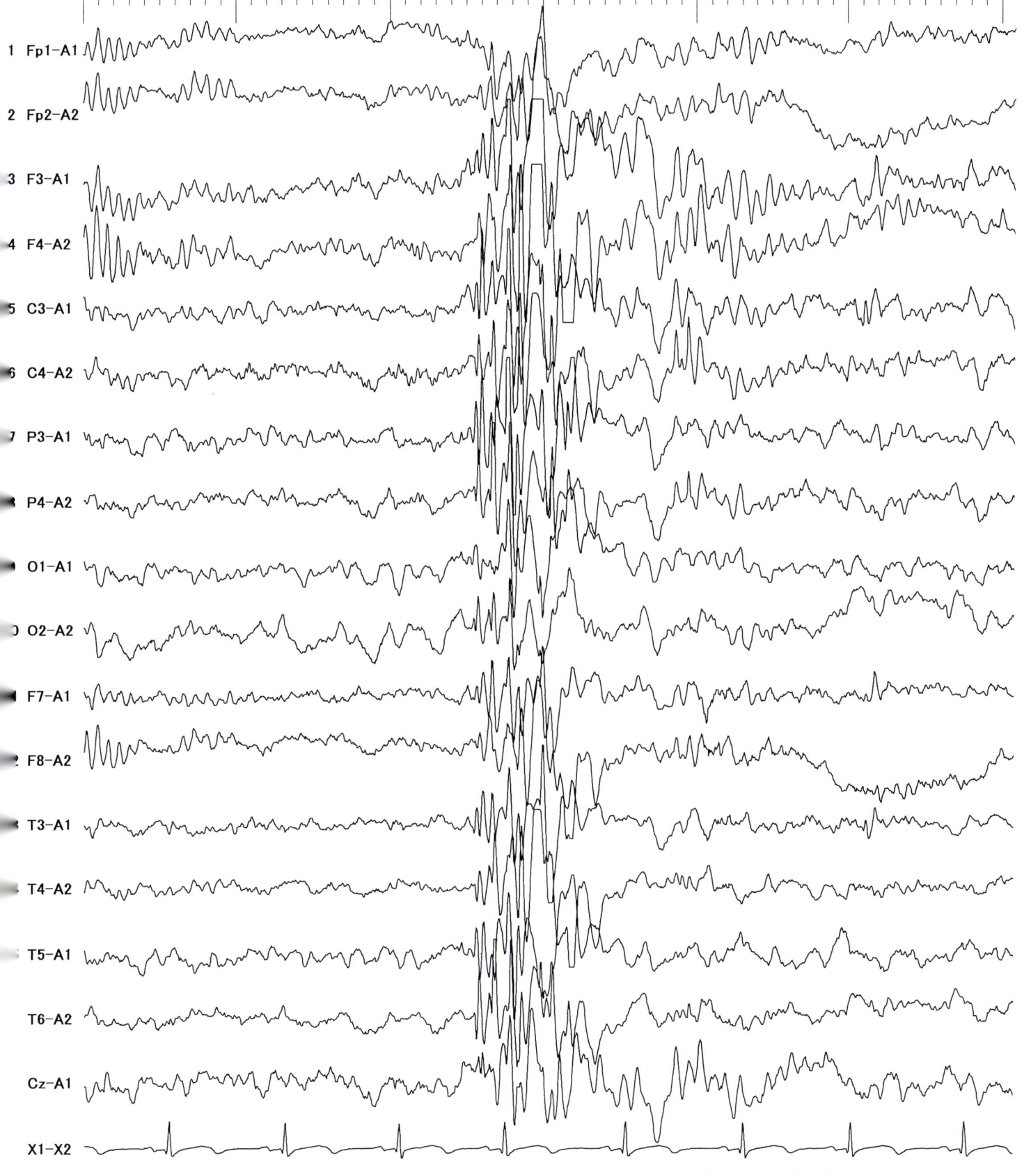

図 66●細分類できないミオクロニーてんかん　睡眠 stage 2(症例 ME 2、6 歳、男児)　単極導出法

全般性多棘徐波を認める。これ以外に、やや不規則な棘徐波複合も同時に認めた。

症例 ME 2：3 歳頃より、頭部を一瞬カクッと前屈する症状を時々認めたが放置していた。5 歳児の健診で相談し紹介された。発作は眠いときに起こりやすい。発作は単発でシリーズ形成なし。原因不明の軽度知的障害あり。バルプロ酸の通常量では完全コントロールできず、40 mg/kg まで増量し発作は徐々に減少し抑制された。発作抑制後に棘徐波は消失した。

6 急性脳症・脳炎と熱性けいれん重積

CT や MRI で発症早期に異常所見を認める急性脳症（ライ症候群や急性壊死性脳症など）の診断は比較的容易である。最近注目されている、けいれん重積型脳症[1]は、4〜6病日で画像異常（特に拡散強調画像）が明らかとなる（図 P）。血液・生化学的異常も軽微であることが多いので、熱性けいれん重積後の遷延する意識障害との区別は容易ではない[2]。このようなタイプの急性脳症の早期診断には脳波が役立つ印象をもっているが、客観的に確認はされていないので、今後の検討が必要である。

急性脳症や脳炎、その他種々の原因による意識障害では、共通して全般性あるいは広汎性徐波を認める。徐波の程度や分布、持続性は脳障害の程度をおおよそ反映している。

1 脳波所見

▶ 要　点
- 急性脳症・脳炎では全般性あるいは限局性徐波を認めるが、疾患特異性は乏しい。
- けいれん重積型脳症の経過で、睡眠時脳波で徐波が減少することがある。この場合、覚醒レベルを上げて記録した脳波では徐波は増加し、脳症の診断に役立つ。
- 熱性けいれん重積の頓挫直後から数時間は、全般性徐波を認めることがあるが、急速に消失することが多い。

- 急性脳症や脳炎でみられる徐波には特異性が乏しい。
- 急性脳症、特にけいれん重積型脳症の経過（2〜3病日）で、睡眠時脳波が一過性に改善する場合がある（徐波の減少）。このような症例でも、刺激したり開眼しているときに記録した脳波では徐波が著しく増加する[3]。逆に、刺激を加えたときに、睡眠レベルが浅くなるのに対応した基礎律動が見られる場合には、予後はよいと予測できる。したがって、意識障害が遷延する場合には、開眼（覚醒）や強い刺激を与えた状態での脳波記録が急性脳症と熱性けいれん重積とを鑑別するうえで、非常に重要であると筆者は考えている。
- 熱性けいれん頓挫直後の脳波所見は異常を認めない場合が多いが、後頭部徐波が目立つこともある。時に熱性けいれん重積の頓挫直後から数時間は、不規則な全般性徐波を認めることがあり、急性脳症との区別は困難である。熱性けいれん重積では、徐波はその後急速に消失することが多いので、経過で判断することが重要である。但し、熱性けいれん重積後に意識障害と徐波が数日にわたって遷延し、最終的には完全に回復する例がある。このような症例を、急性脳症の軽症例とするか熱性けいれん重積後の遷延性意識障害とするのかは、意見の一致をみていない。

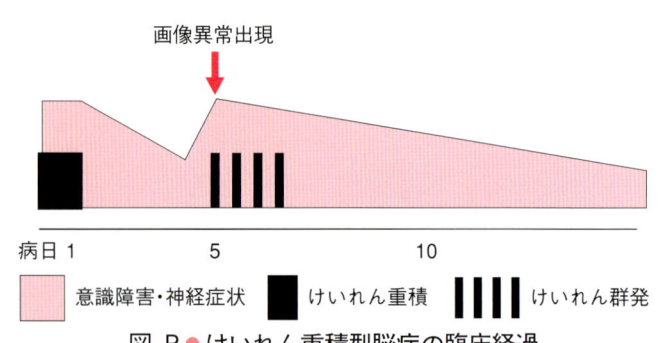

図 P●けいれん重積型脳症の臨床経過

（前垣義弘，黒沢洋一，林　篤，ほか：けいれん重積で発症する急性脳症の早期診断における臨床症状と検査所見．小児科学会雑誌 110：1150-1157，2006 による）

■ 文　献

1）塩見正司：インフルエンザ脳症；臨床病型分類の試み．小児科臨床 53：1739-1746，2000．

2）前垣義弘，黒沢洋一，林　篤，ほか：けいれん重積で発症する急性脳症の早期診断における臨床症状と検査所見．小児科学会雑誌 110：1150-1157，2006．

3）Maegaki Y, Kondo A, Okamoto R, et al：Clinical characteristics of acute encephalopathy of obscure origin；a biphasic clinical course is a common feature I. Neuropediatrics 37：269-277, 2006.

急性脳症　けいれん頓挫後の脳波

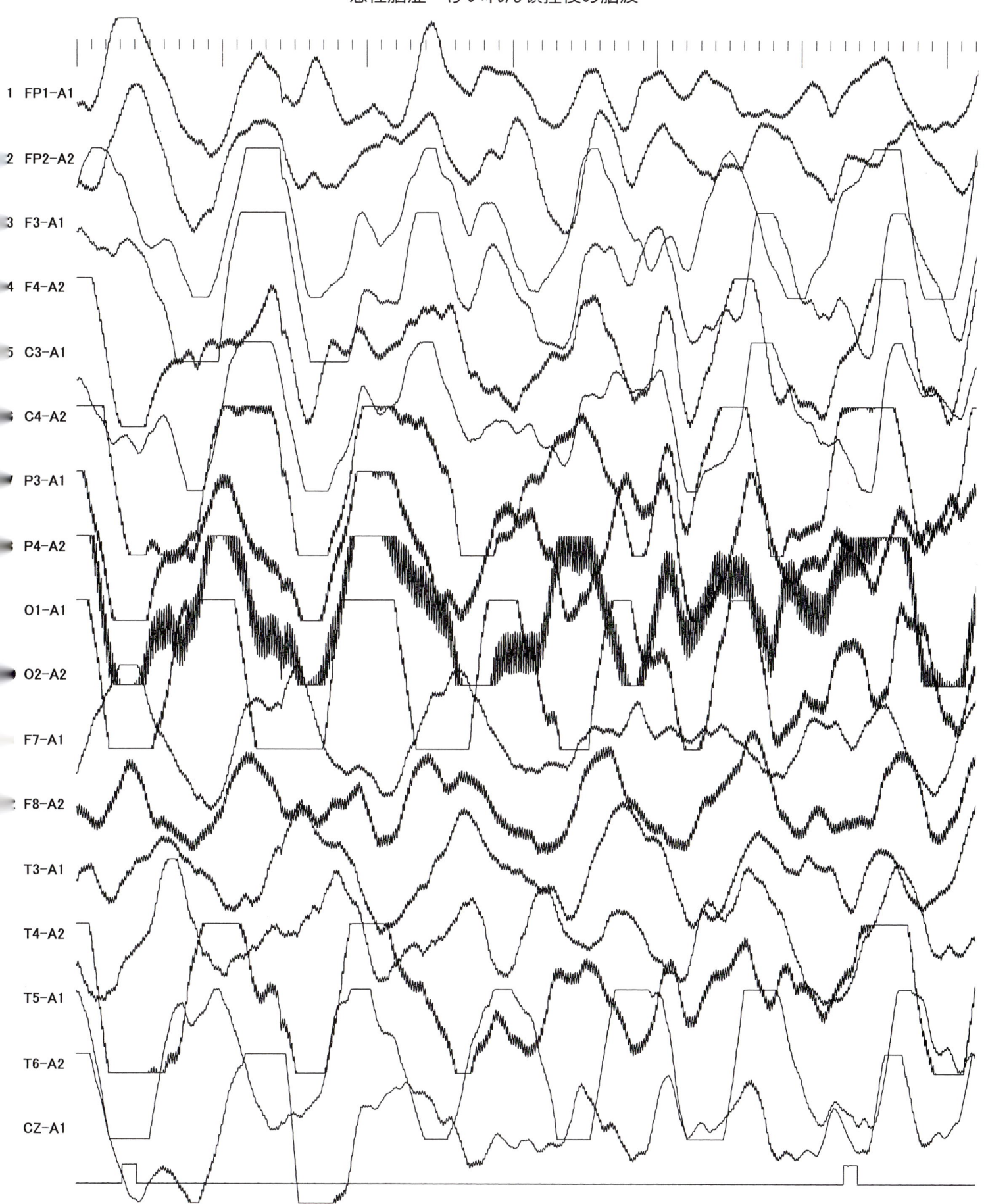

図 67 ● 急性脳症（インフルエンザ脳症）　けいれん重積頓挫後 30 分（症例 AE 1、3 歳、男児）　単極導出法

0.5〜2 Hz の高振幅徐波が持続的に見られる。この徐波は痛み刺激で変化しない。ベッドサイドでの記録であり交流が混入している。

症例 AE 1：3 歳時にインフルエンザに罹患し朝より高熱が出ていた。夜になりけいれん重積をきたし救急受診。けいれんは約 30 分で止まったが意識障害が持続した。このとき記録した脳波である。徐波はこの後も持続した。

急性脳症　けいれん頓挫後の脳波

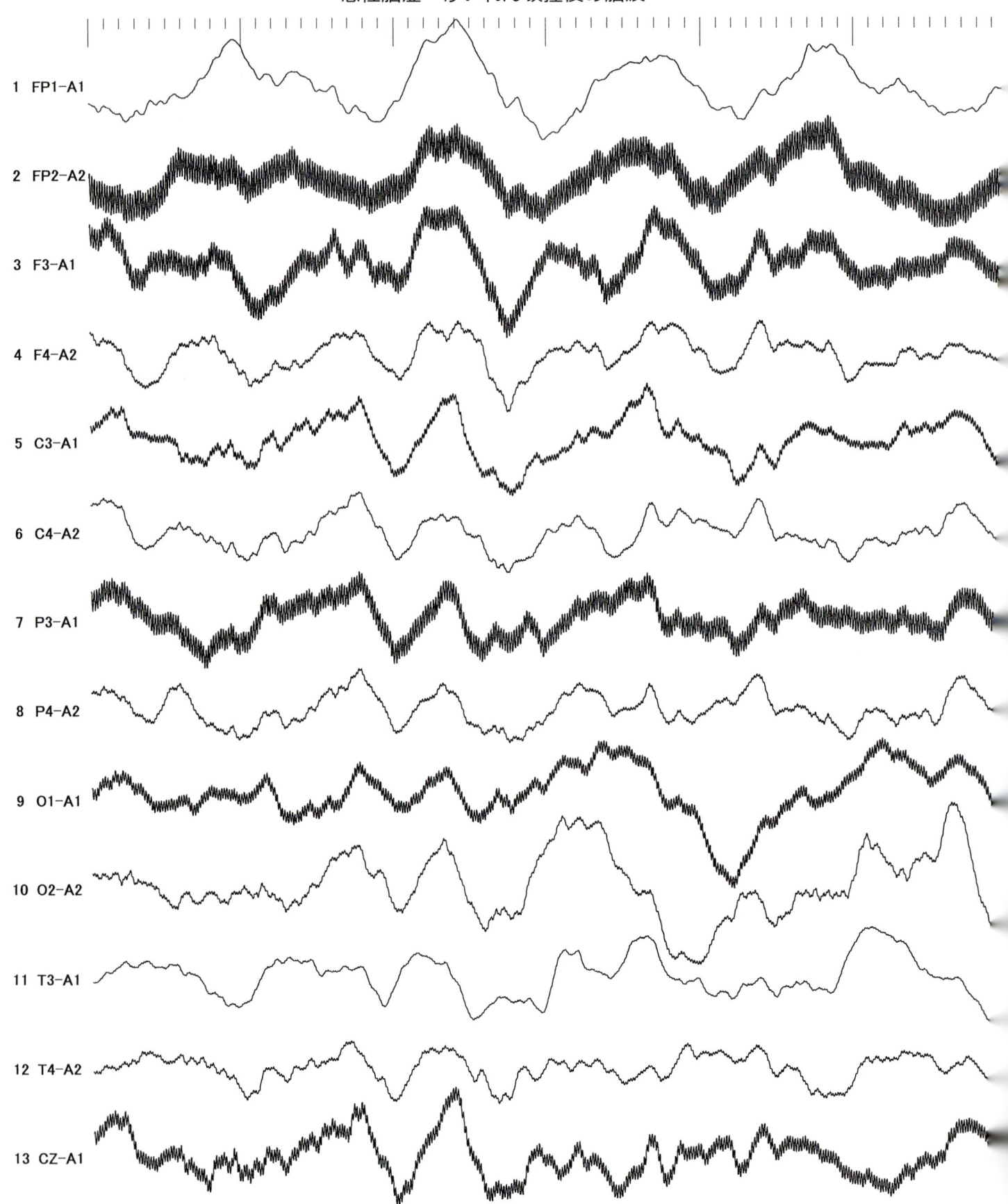

1 FP1-A1
2 FP2-A2
3 F3-A1
4 F4-A2
5 C3-A1
6 C4-A2
7 P3-A1
8 P4-A2
9 O1-A1
10 O2-A2
11 T3-A1
12 T4-A2
13 CZ-A1

図 68 ● 急性脳症（けいれん重積型）　けいれん重積頓挫後（症例 AE 2、1 歳、男児）　単極導出法

約 1 Hz の不規則徐波が持続的に見られる。徐波は前頭極部（FP 1、Fp 2）と後頭部（O 1、O 2）に目立つ。ベッドサイドでの記録であり交流が混入している。

症例 AE 2（図 68、69）：生来健康。1 歳 11 カ月時に肺炎で入院加療中に両手が小刻みに震え、両下肢硬直、顔面蒼白となるけいれん重積を起こした。ジアゼパムとフェノバルビタールで発作は止まったが意識障害が持続した。図 68 はこのときの脳波である。

急性脳症　経過：第2病日の脳波

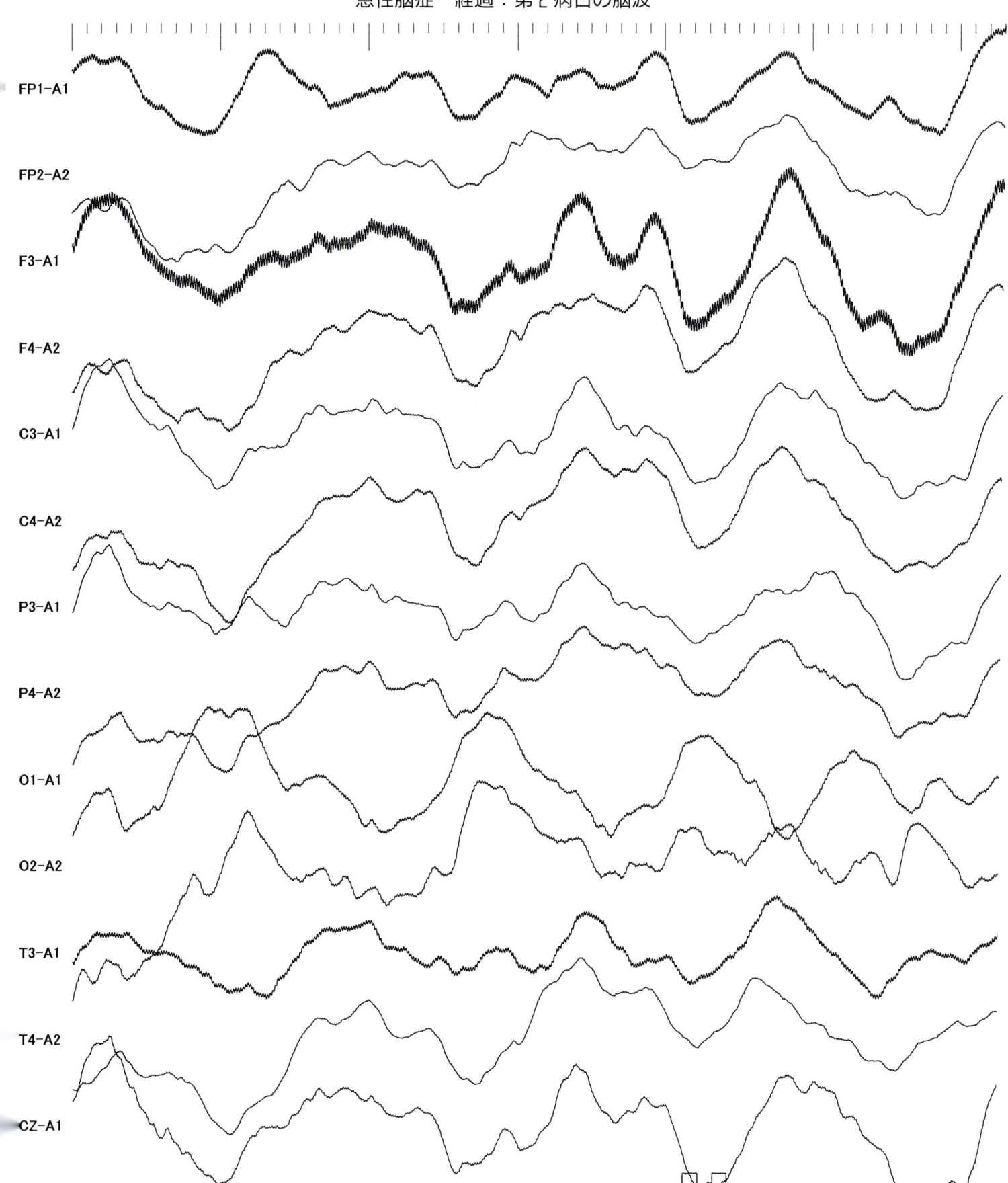

図 69 ● 急性脳症（けいれん重積型）（症例 AE 2 の 1 日後、1 歳、男児）　単極導出法
不規則高振幅徐波が持続している。けいれん重積直後（図 68）に比べて徐波の程度は悪化している。

症例 AE 2 の経過：意識障害はその後も持続したが、2〜3 病日には、単語をしゃべるようになった。4 病日より再び意識レベルが悪化し、5 病日には、短時間のけいれん発作が再燃した。頭部 CT は 1 病日には異常を認めなかったが、5 病日には広汎な浮腫を認めた。本例は、意識障害が遷延し、脳波の徐波は経過上悪化しているので急性脳症を示唆している。

急性脳症 臨床発作抑止後の脳波

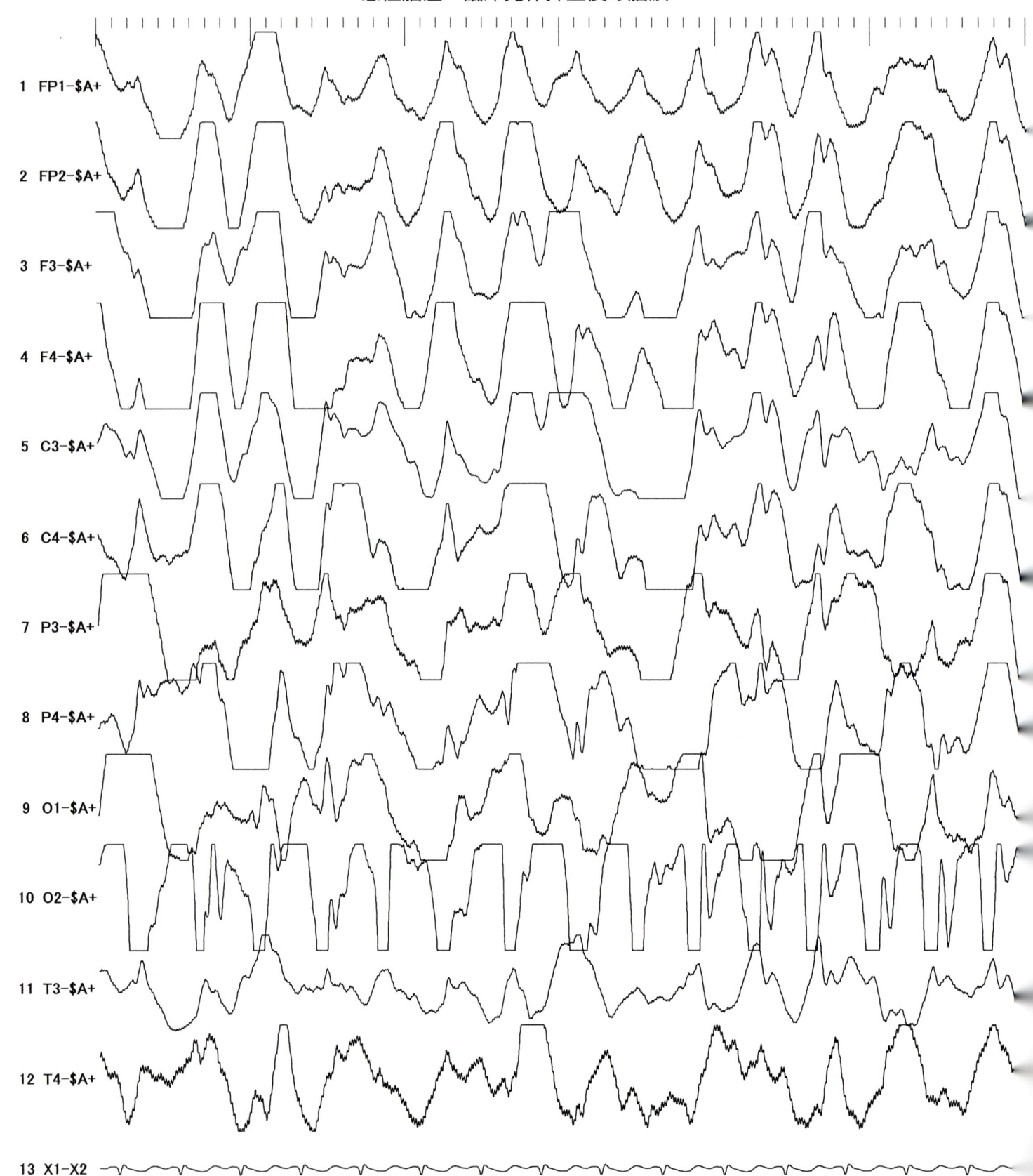

1 FP1-$A+
2 FP2-$A+
3 F3-$A+
4 F4-$A+
5 C3-$A+
6 C4-$A+
7 P3-$A+
8 P4-$A+
9 O1-$A+
10 O2-$A+
11 T3-$A+
12 T4-$A+
13 X1-X2

図 70 ● 急性脳症（けいれん重積型） 臨床発作頓挫後（症例 AE 3、1 歳、男児） 単極導出法

1～3 Hz の全般性不規則徐波が持続的に見られる。右後頭部（O 2）に棘徐波が持続している。棘徐波は高振幅のため振り切れている。$ A＋は、両耳朶を連結して基準電極としていることを表している。

症例 AE 3（図 70〜73）：1 歳時に尿路感染症で高熱が 3 日続き、外来診察中にけいれん発作が生じた。ジアゼパムとミダゾラムで発作は抑制できずチオペンタールで臨床発作は抑制された。図 70 はこのときの脳波である。臨床発作は止まっているが、脳波上発作活動は続いている。この後、薬の追加で発作は抑止された。抑制困難なけいれん重積の場合は、脳波で発作消失を確認すべきである。

急性脳症　脳波上発作抑止が確認された

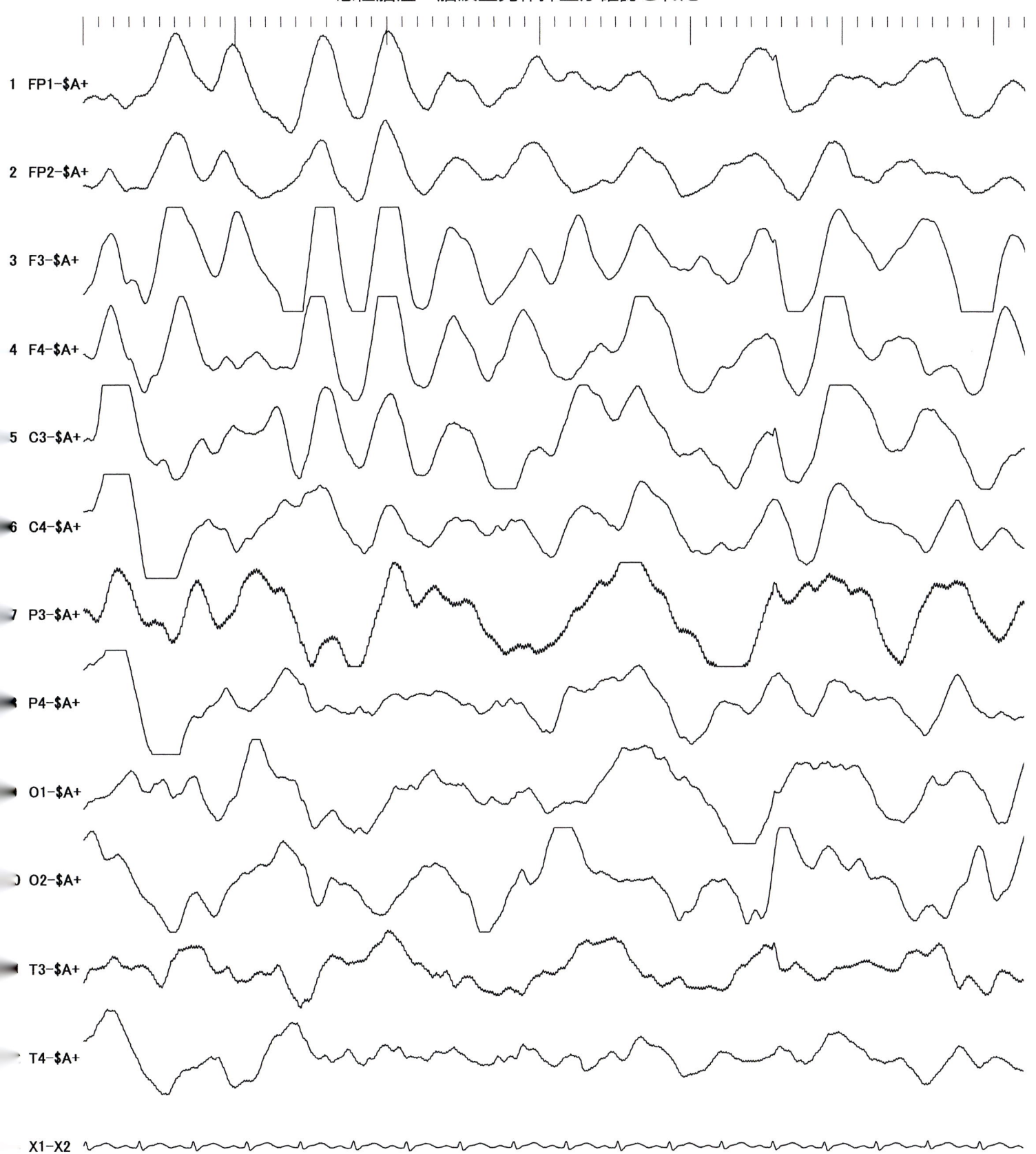

1 FP1-$A+
2 FP2-$A+
3 F3-$A+
4 F4-$A+
5 C3-$A+
6 C4-$A+
7 P3-$A+
8 P4-$A+
O1-$A+
O2-$A+
T3-$A+
T4-$A+
X1-X2

図 71●急性脳症（けいれん重積型）（症例 AE 3 の経過、1 歳、男児）　単極導出法
中心部優位の全般性徐波が持続している。

症例 AE 3 の経過：脳波（図 70）で発作活動が続いているために薬を追加し、脳波上も発作が抑制されたことが確認されたときの脳波である。

急性脳症　経過：第3病日の脳波　睡眠

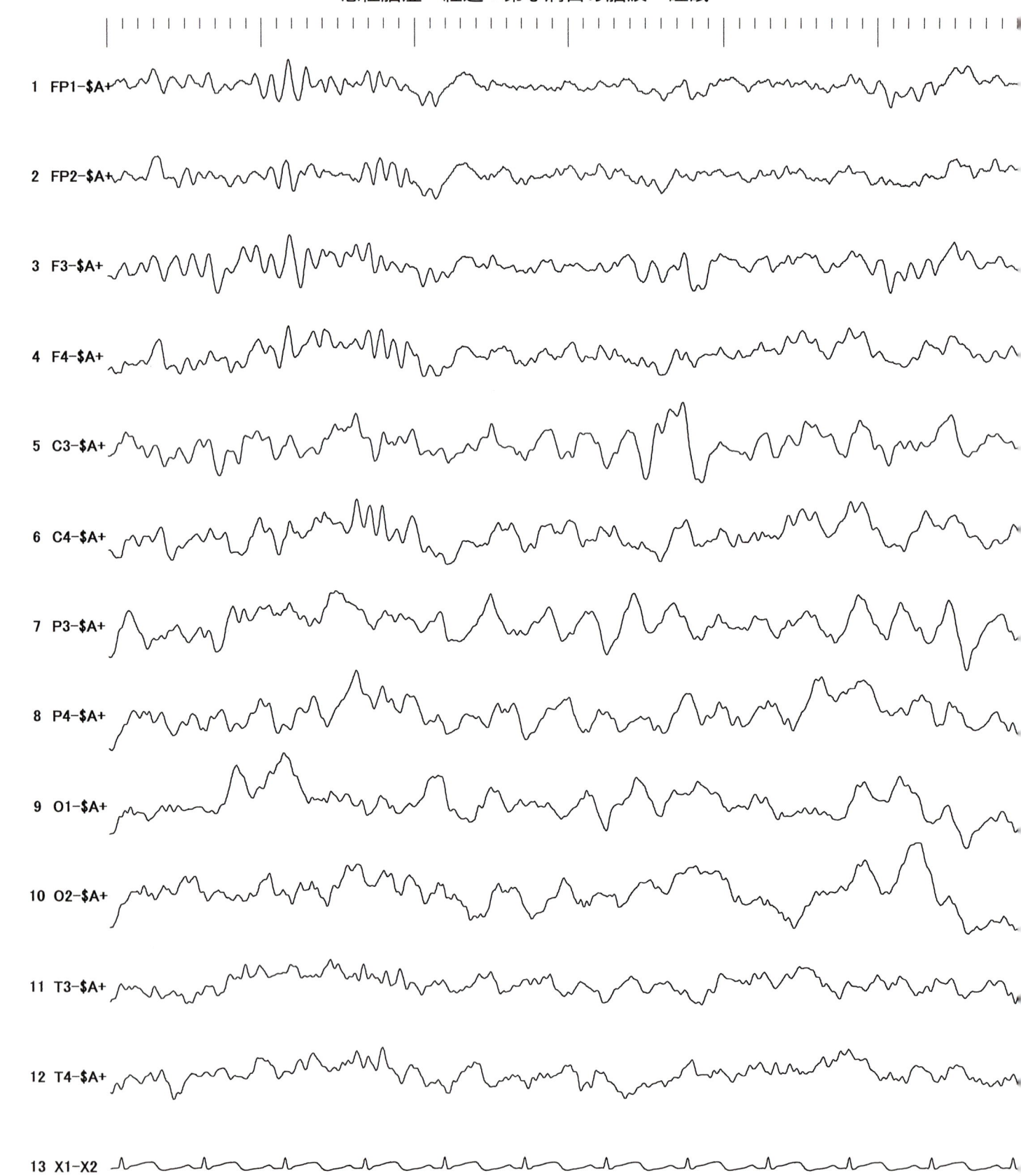

図 72 ● 急性脳症（けいれん重積型）　睡眠 stage 2（症例 AE 3 の 2 日後の経過、1 歳、男児）　単極導出法
徐波は消失し紡錘波を前頭極（Fp 1、Fp 2）・前頭部（F 3、F 4）に認める。睡眠 stage 2 として矛盾はない脳波である。

症例 AE 3 の臨床経過：バイタルは安定し、意識レベルも徐々に改善傾向にあったが、完全に清明となることはなかった。3 病日に施行した MRI では異常を認めなかった。この脳波からは、熱性けいれん重積後の遷延性意識障害としても矛盾はない。

急性脳症　経過：第3病日の脳波　開眼

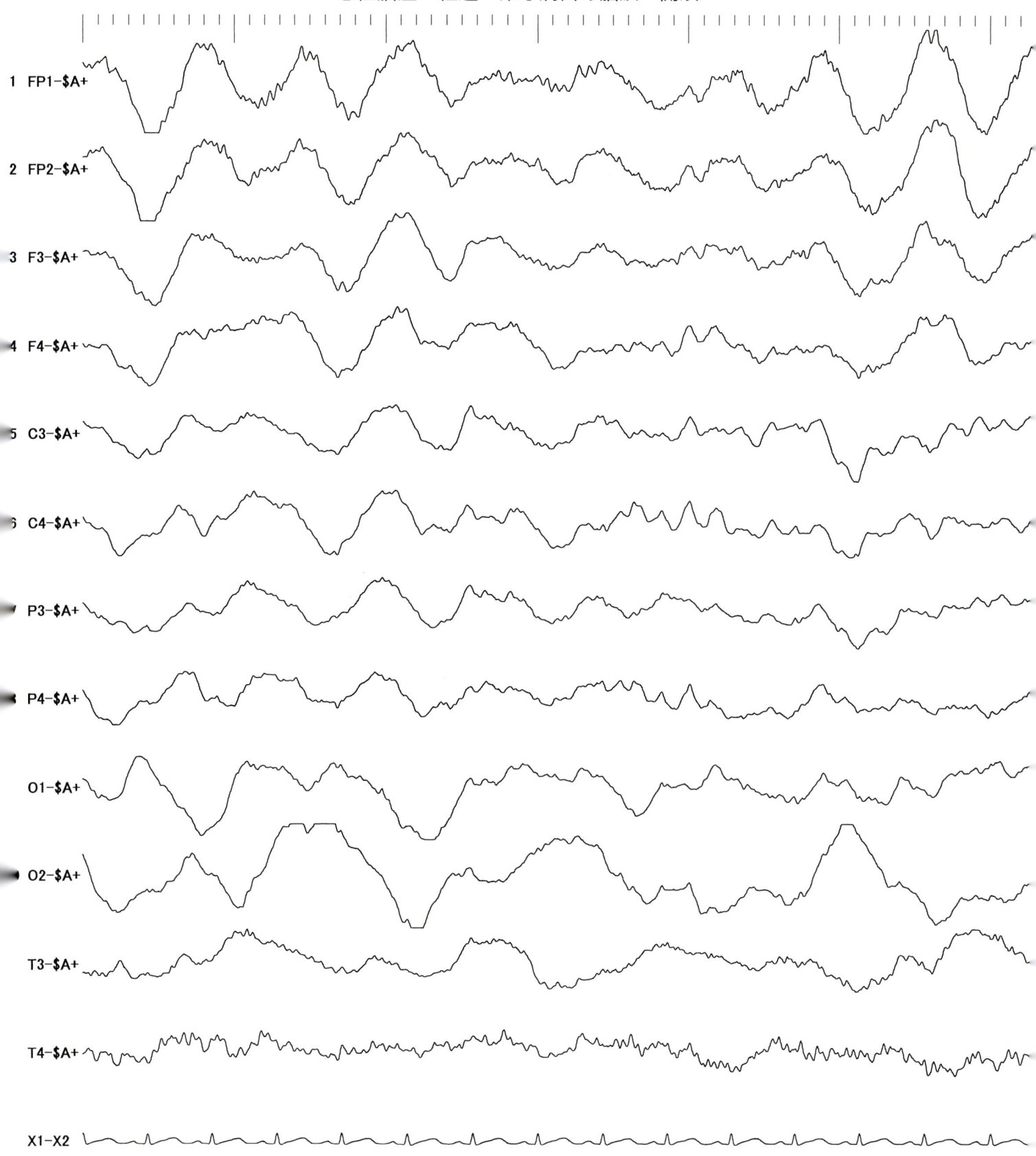

図 73 ● 急性脳症（けいれん重積型）　開眼（覚醒）（症例 AE 3 の 2 日後の経過、1 歳、男児）　単極導出法

図 72 と同じ時期の脳波である。開眼しているときの脳波では徐波を明瞭に認める。

症例 AE 3 の経過：4 病日に意識レベルが悪化し、5 病日に軽微なけいれん発作が再発した。この時期に初めて CT・MRI 異常が明瞭となった。最近報告の多い、けいれん重積型脳症の経過である。急性脳症の経過で、睡眠時脳波では徐波が減少し一見すると正常睡眠脳波と区別がつかないことがある。このとき、刺激時や開眼したときの脳波で徐波が目立ち、意識障害を反映することがある。軽度でも意識障害が続く場合は、刺激して脳波変化があるかどうかを確認することが重要である。

熱性けいれん重積　けいれん頓挫直後

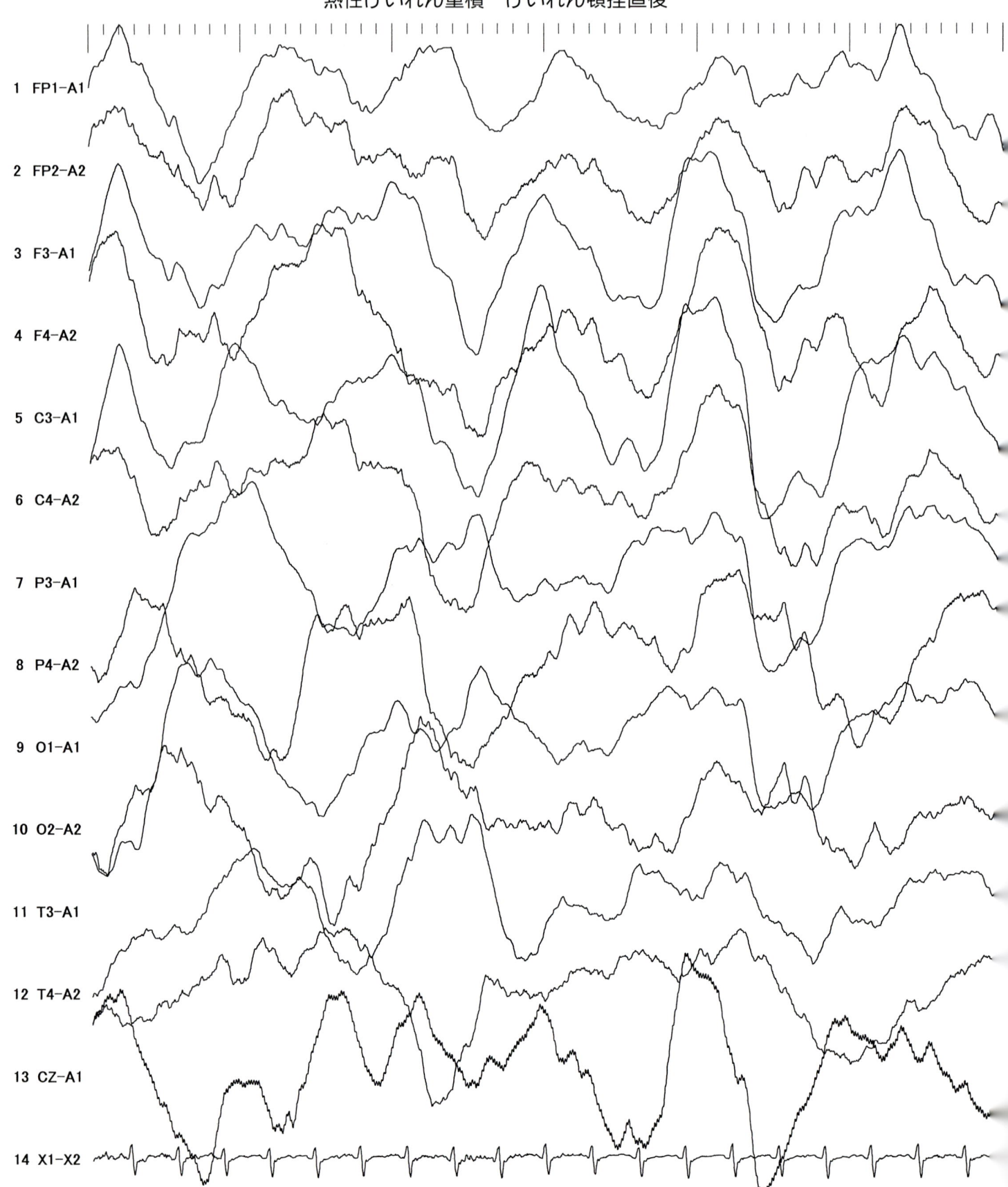

図 74 ● 熱性けいれん重積　けいれん頓挫直後（症例 FC 1、1歳、男児）　単極導出法
全般性不規則高振幅徐波を認める。

症例 FC 1（図 74、75）：1歳6カ月、男児。高熱の初日に全般性間代性けいれんを起こし近医を受診した。ジアゼパム坐剤ならびに静注でも抑制困難であったため、紹介となった。救急車内で発作は止まった。発作持続は約30分であった。当院到着後に記録した脳波が図72である。この脳波からは、急性脳症の可能性もある。

熱性けいれん重積　経過：2時間後　睡眠

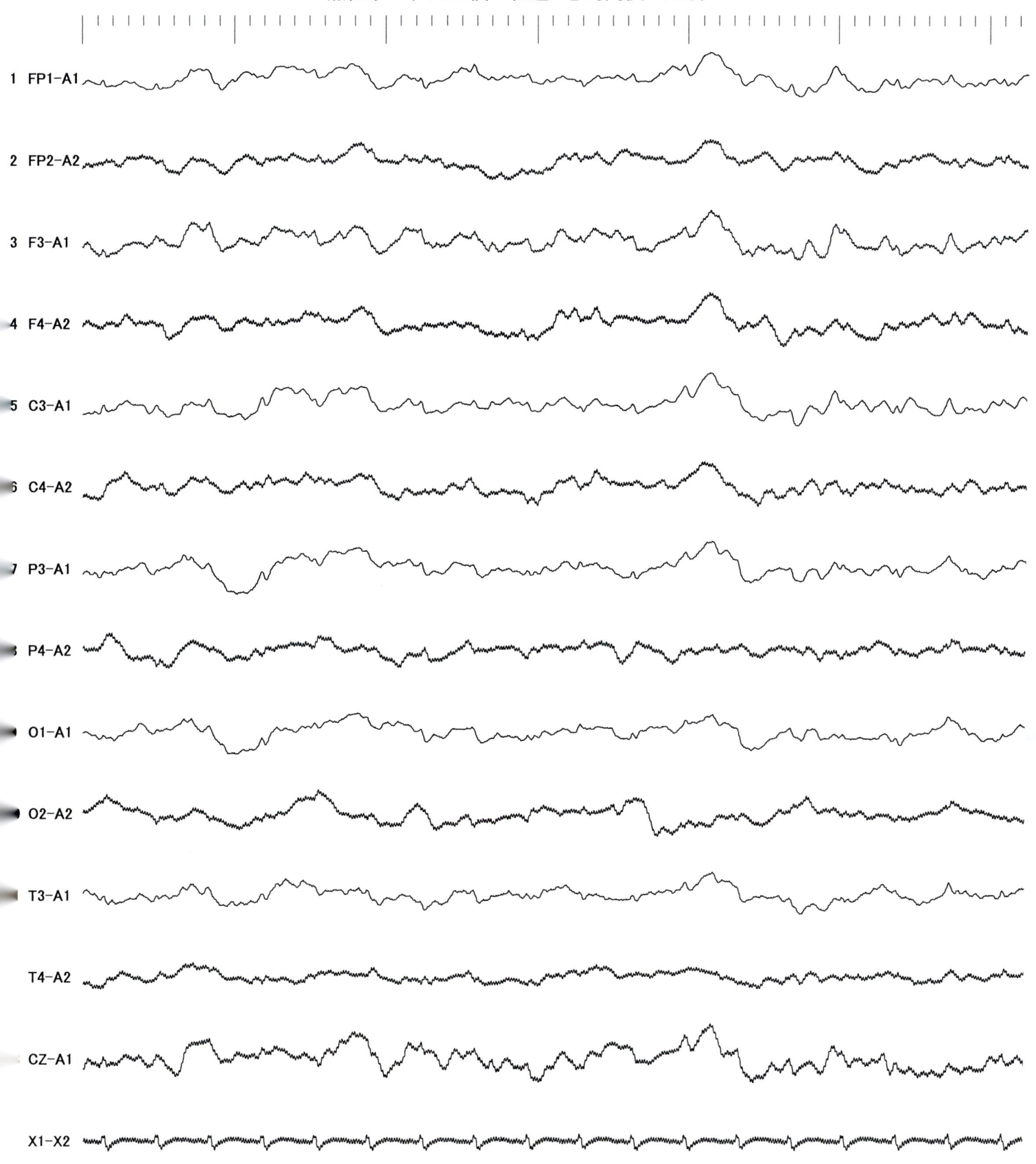

図 75 ●熱性けいれん重積　けいれん頓挫後 2 時間（症例 FC 1、1 歳、男児）　単極導出法
徐波は消失している。

症例 FC 1 の経過：けいれん頓挫後ずっと眠ったままであり、意識障害であるか薬のために眠っているのか判断ができない。熱性けいれん重積後には、一過性に徐波を認めることがあるが、経過とともに速やかに消失することが多い。

軽度意識障害の脳波　覚醒

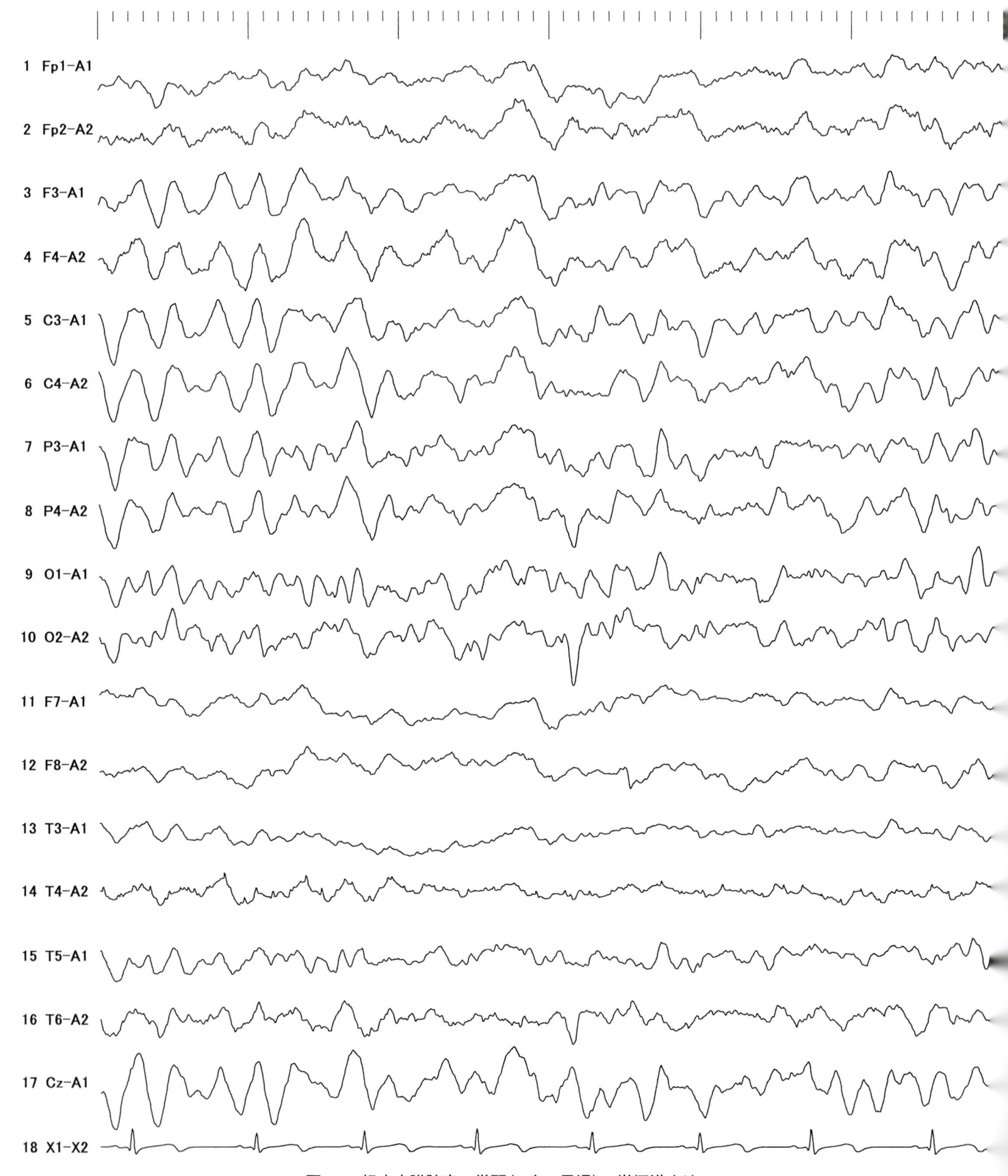

図 76●軽度意識障害　覚醒（5歳、男児）　単極導出法

けいれん重積後にごく軽度の意識障害を認める幼児の脳波である。後頭部 α 波を認めるが形成不良であり、前頭部（F 3、F 4）・中心部（C 3、C 4）・頭頂部（P 3、P 4）に 3～4 Hz の徐波を認める。

軽度意識障害の脳波　経過　覚醒

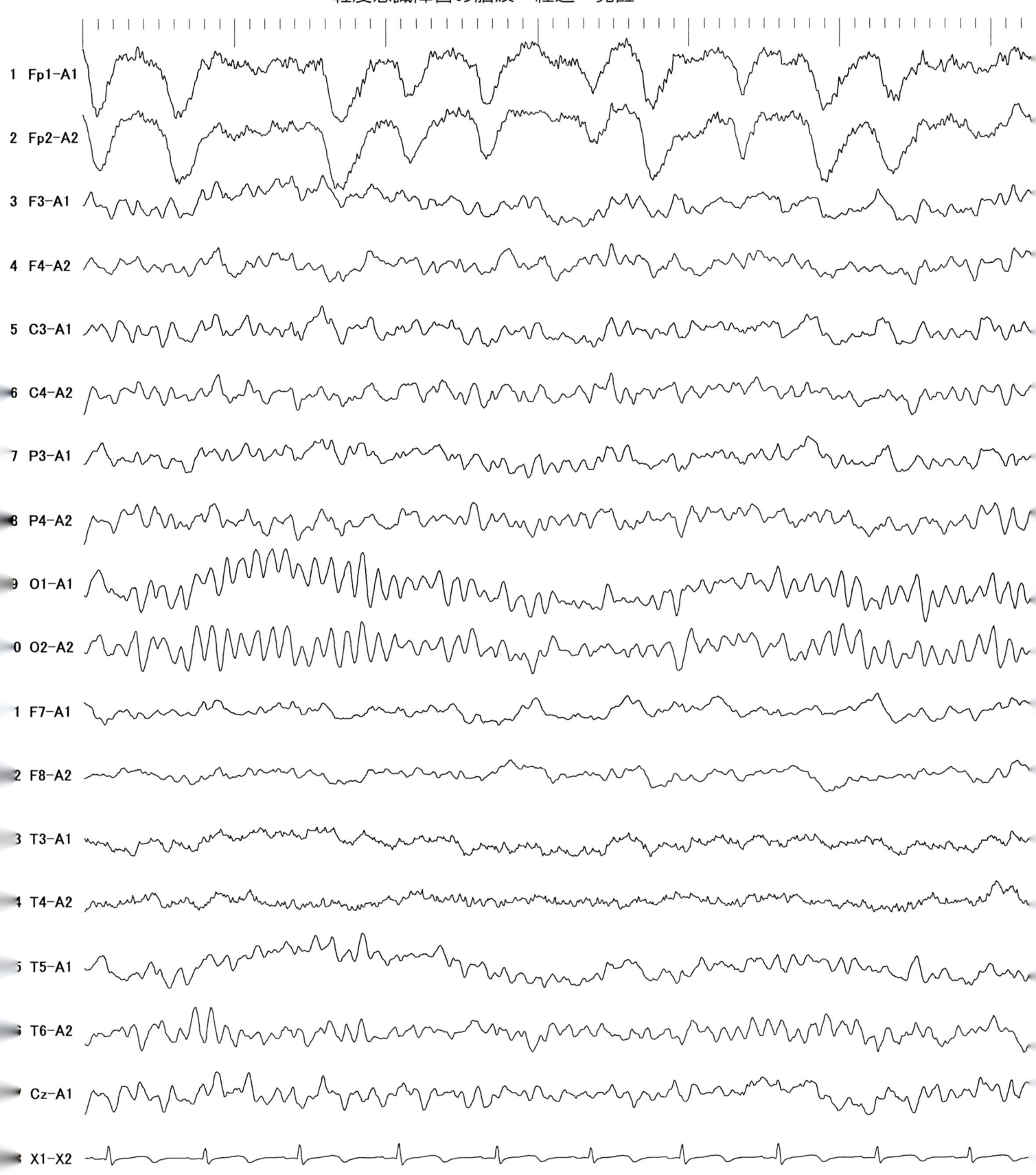

図 77●軽度意識障害　2週間後　覚醒（5歳、男児）　単極導出法

同じ症例で意識障害が完全に改善したときの脳波である。後頭部α波を明瞭に認め、徐波は消失している。前頭極部（Fp1、Fp2）に徐波のように見られる波は、眼球運動である。

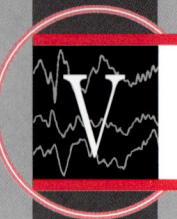

V　てんかん性異常波と間違えやすいnormal variant

てんかん性異常波と間違えやすい normal variant は数多いが、小児で頻度の高いものを以下に説明する。

1　熱性けいれん児に見られる非定型棘徐波(pseudo petit mal)

- 熱性けいれんは単純型でも脳波異常を伴うことがある(50%以上)。そのうち非定型棘徐波は、最も高率に見られる所見である。欠神てんかんに見られる棘徐波に類似するが、棘波が目立たず、規則性ではないために pseudo petit mal と呼ばれる(petit mal とは小発作のことであり、欠神発作と同義である)。
- 非定型棘徐波の特徴：3〜4 Hz の律動性群発で 2〜3 秒の持続。棘波は低振幅で群発の前半に認める。入眠期に多い。稀に過呼吸や光刺激でも誘発される。
- 熱性けいれんの好発年齢(1〜3歳)ではみられず、3〜4歳で最も高頻度にみられる。思春期頃までにはみられなくなる。
- 熱性けいれん児には、全般性棘徐波やローランド発射などの局在性異常も見られることがある(10〜15%)。

2　6 Hz 棘徐波複合(phantom spike)

- 5〜6 Hz の棘徐波で棘波の振幅は小さい(20 μV 以下がほとんど)。
- 棘波は二相性で鋭く(持続が短い)、陽性に強く振れる(下向き)。
- 1秒程度群発することが多い。
- 前頭部優位のことも後頭部優位に出現することもある。
- 両側同期性のことも、左右差をもつこともある。
- 覚醒時や浅睡眠で見られる。
- 過呼吸や光刺激で誘発されることがある。
- 正常では 2〜3%(15〜19歳)に見られるが、てんかんや精神疾患、自律神経障害、頭部外傷後などに見られやすい。
- てんかんの診断という観点からは、病的意義はない。

3　6 Hz 陽性棘波、14 Hz 陽性棘波(14 & 6 Hz 陽性棘波)

- 6 Hz 前後、14 Hz 前後のアーチ型の陽性棘波である。
- 単独で出現する場合と、同一の記録中に両方を認める場合とがある。
- 浅睡眠で見られる。
- 後頭・側頭部優位に見られる。耳朶電極の活性化で他の誘導では陰性に振れ、多棘波と間違うことがある。
- 5〜20歳の正常対象の 20〜50%に見られる(13〜14歳がピーク)。
- てんかん児や自立神経障害、情緒障害、頭部外傷などで多いという報告がある。
- てんかんの診断という観点からは、病的意義はない。

非定型棘徐波（pseudo petit mal）

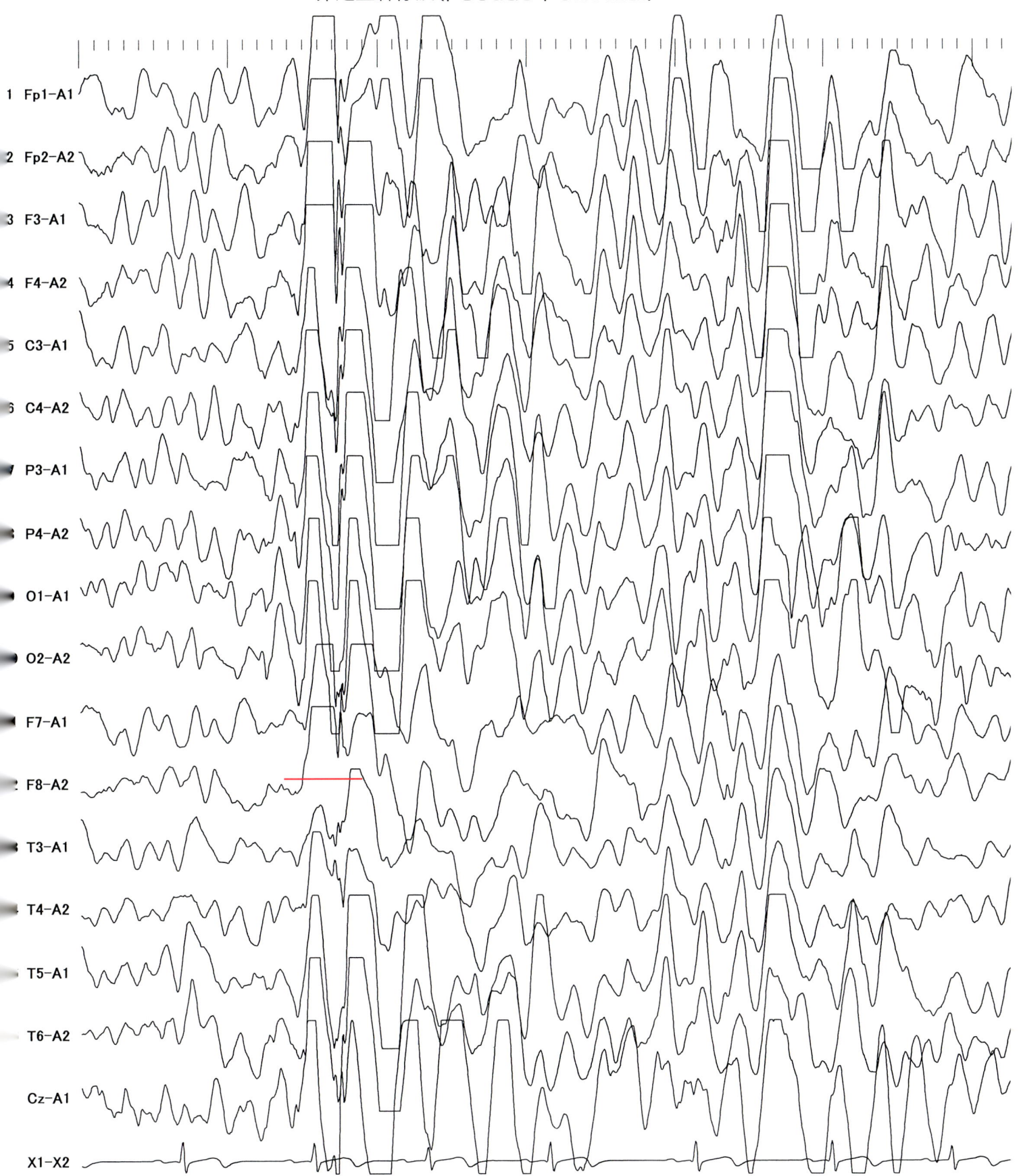

図 78 ● 非定型棘徐波（pseudo petit mal）　睡眠 stage 1（症例 FC 2、6 歳、女児）　単極導出法

入眠期過同期に振幅の小さな棘波を混じるような波形の全般性棘徐波が見られる（―）。欠神てんかんの棘徐波に比べ棘波が目立たない。棘波は低振幅で、徐波群発のはじめの部分のみに認めることが多い。

症例 FC 2：2～6 歳まで 4 回の熱性けいれんあり。いずれも高熱時に起こった短時間の全身けいれんで、発育発達正常。脳波異常ありとしてバルプロ酸を開始されたときの脳波である。10 歳時に当科を紹介された。熱性けいれんに伴う脳波異常と判断し、バルプロ酸を中止した。以後再発なく経過良好である。

非定型棘徐波（pseudo petit mal）

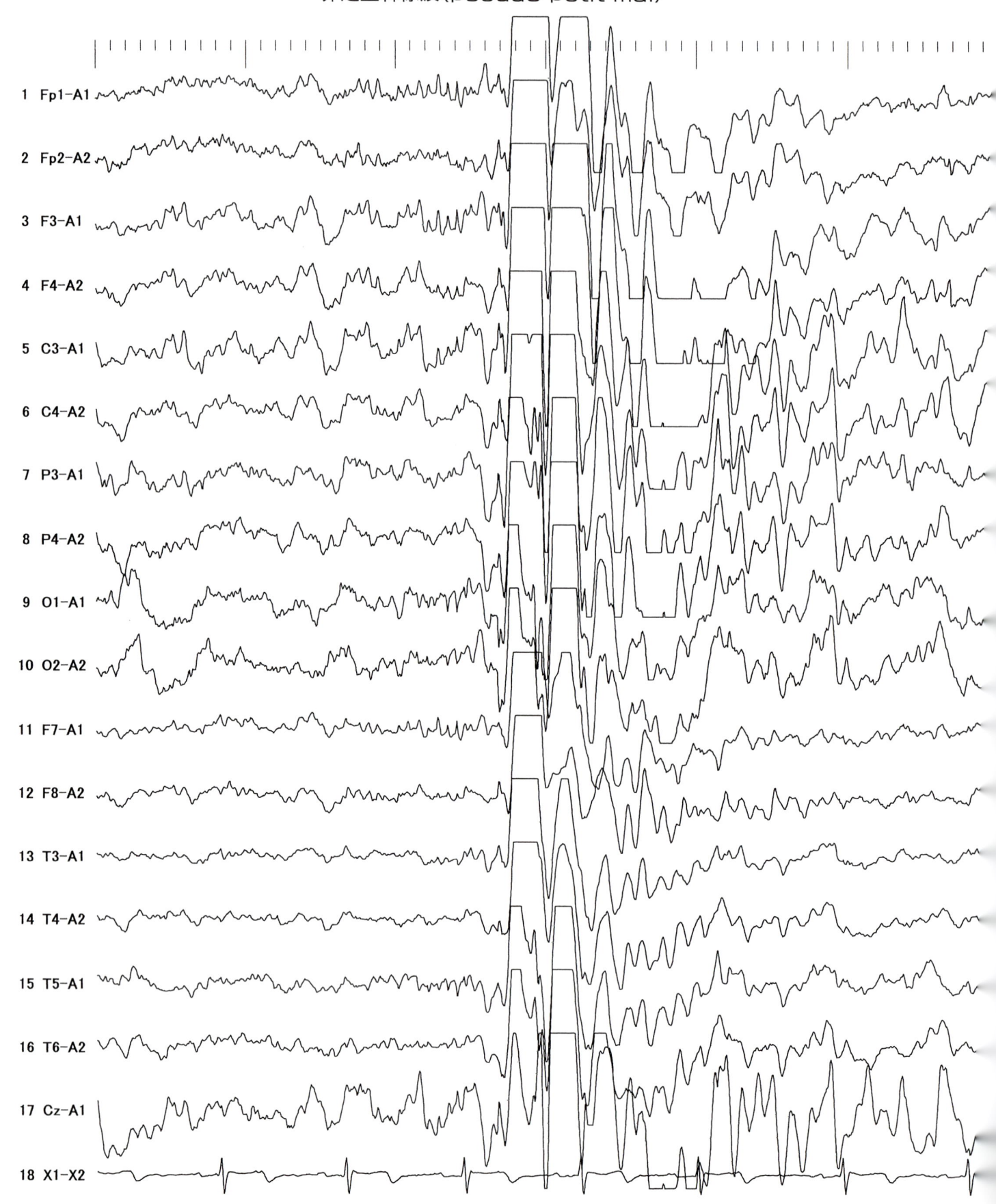

図 79-1 ● 非定型棘徐波（pseudo petit mal）　睡眠 stage 1（8 歳、男児）　単極導出法

Pseudo petit mal の棘徐波は 1〜2 秒連続する場合、はじめの 1〜2 波形のみに棘波を伴うことが多い。本例の 2 つ目の棘波は振幅も高く、波形のみから非てんかん性であるとの判定は困難である。病歴も含めて判断することが大切である。

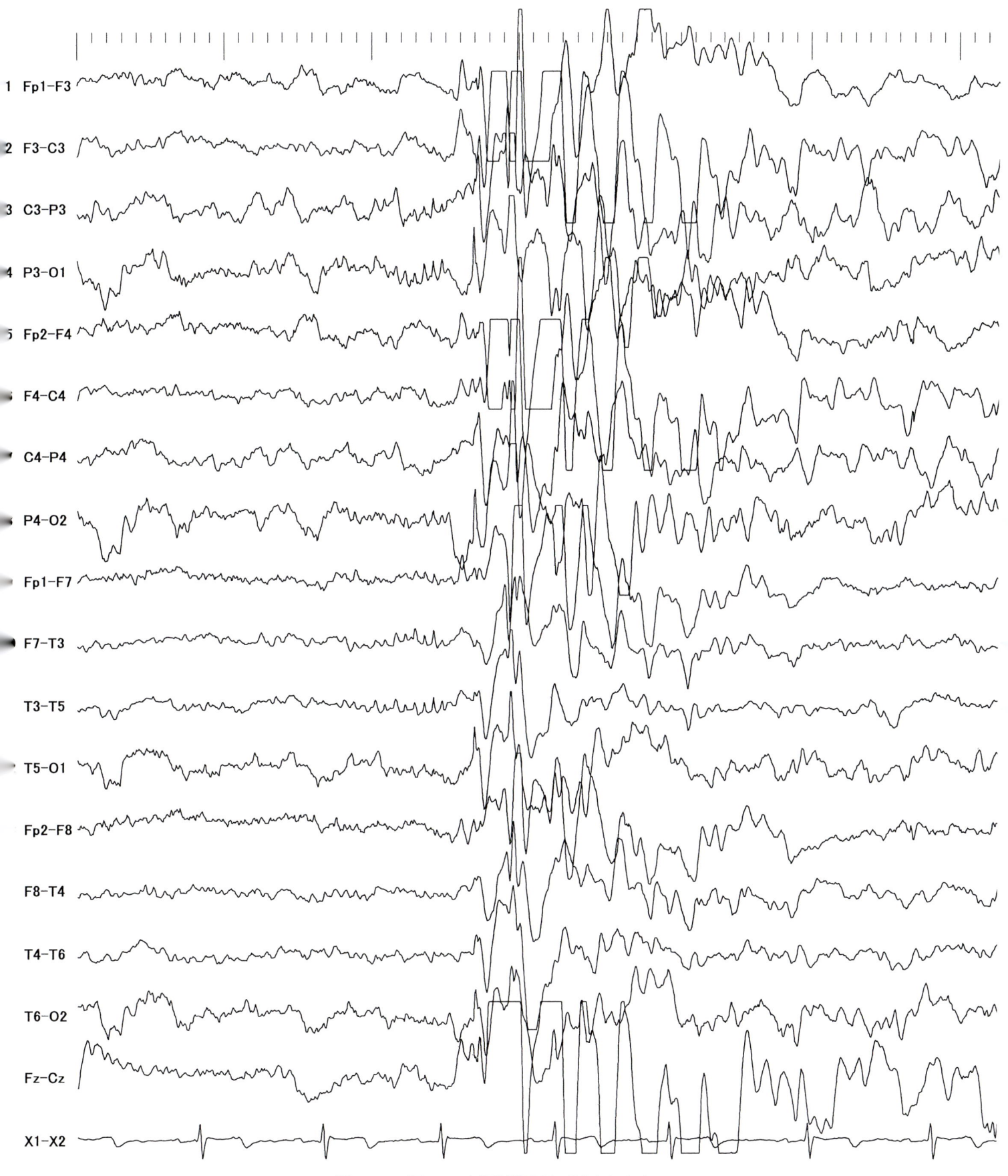

図 79-2 ● 図 79-1 を双極導出法で描出したもの

Phantom spike

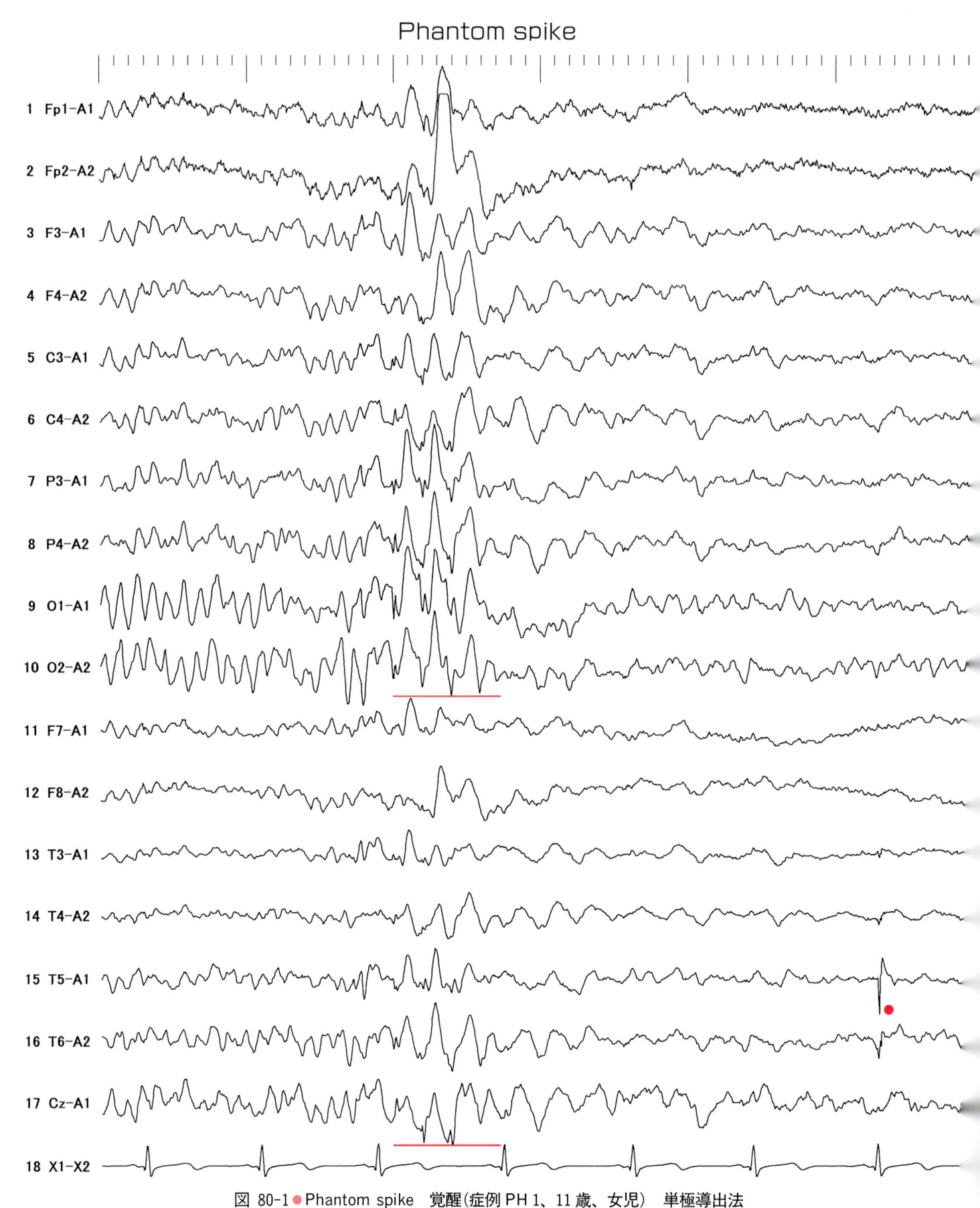

図 80-1 ● Phantom spike　覚醒（症例 PH 1、11 歳、女児）　単極導出法

両側後頭部（O1、O2）優位に 5 Hz 棘徐波が 1 秒連続している（—）。棘波は振幅が低く鋭い。陽性成分が目立つ。●は電極のアーチファクトである。

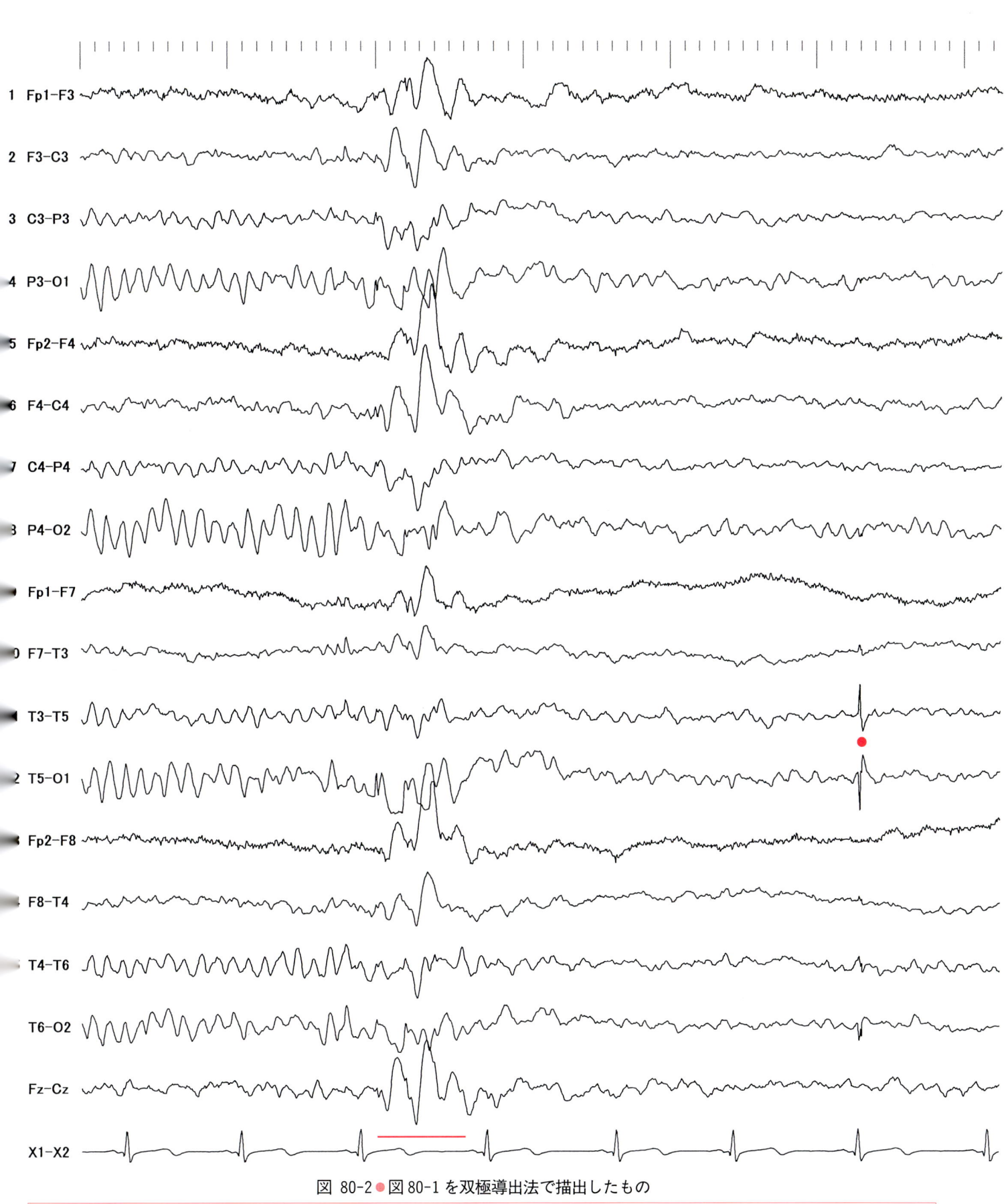

図 80-2 ● 図 80-1 を双極導出法で描出したもの

症例 PH1：9ヵ月時に熱性けいれんの既往あり。6 歳時に覚醒中に全身けいれんあり。脳波で全般性棘徐波を認めバルプロ酸を開始した。5ヵ月後に部分発作を再度起こし、このときの脳波では焦点性異常を認めたため、カルバマゼピンに変更し以後発作はない。8 歳頃の脳波から、焦点性異常のほかに phantom spike を認めるようになった。図 80 は発作がコントロールされてから 5 年後の記録である。

6 Hz 陽性棘波と 14 Hz 陽性棘波

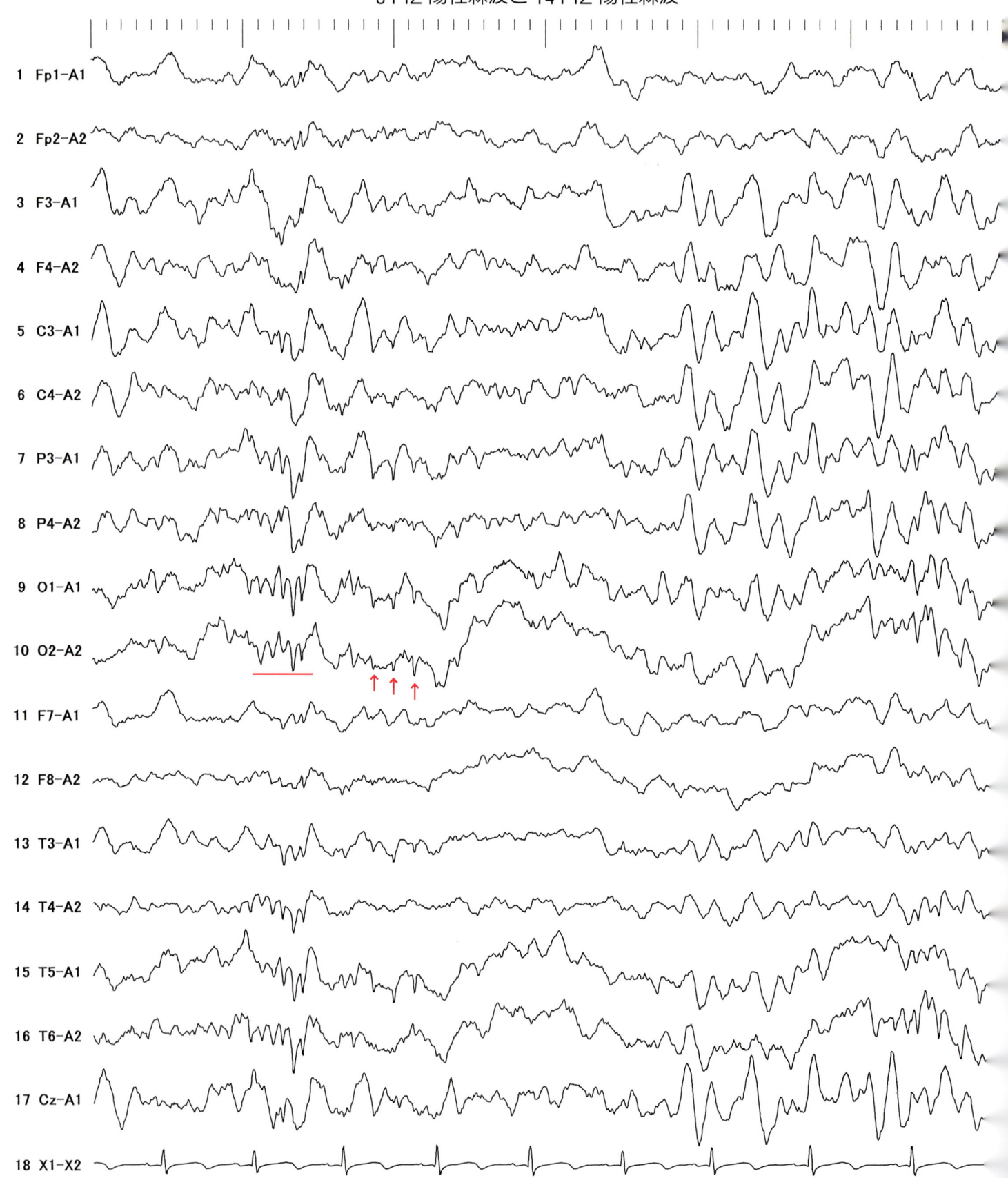

図 81●6 Hz 陽性棘波と 14 Hz 陽性棘波　睡眠 stage 1（5 歳、男児）　単極導出法
後頭部（O 1、O 2）と側頭後部（T 5、T 6）優位に 14 Hz 陽性棘波が見られる（—）。そのすぐ後に 6 Hz 陽性棘波が見られる（↑）。

6 Hz 陽性棘波

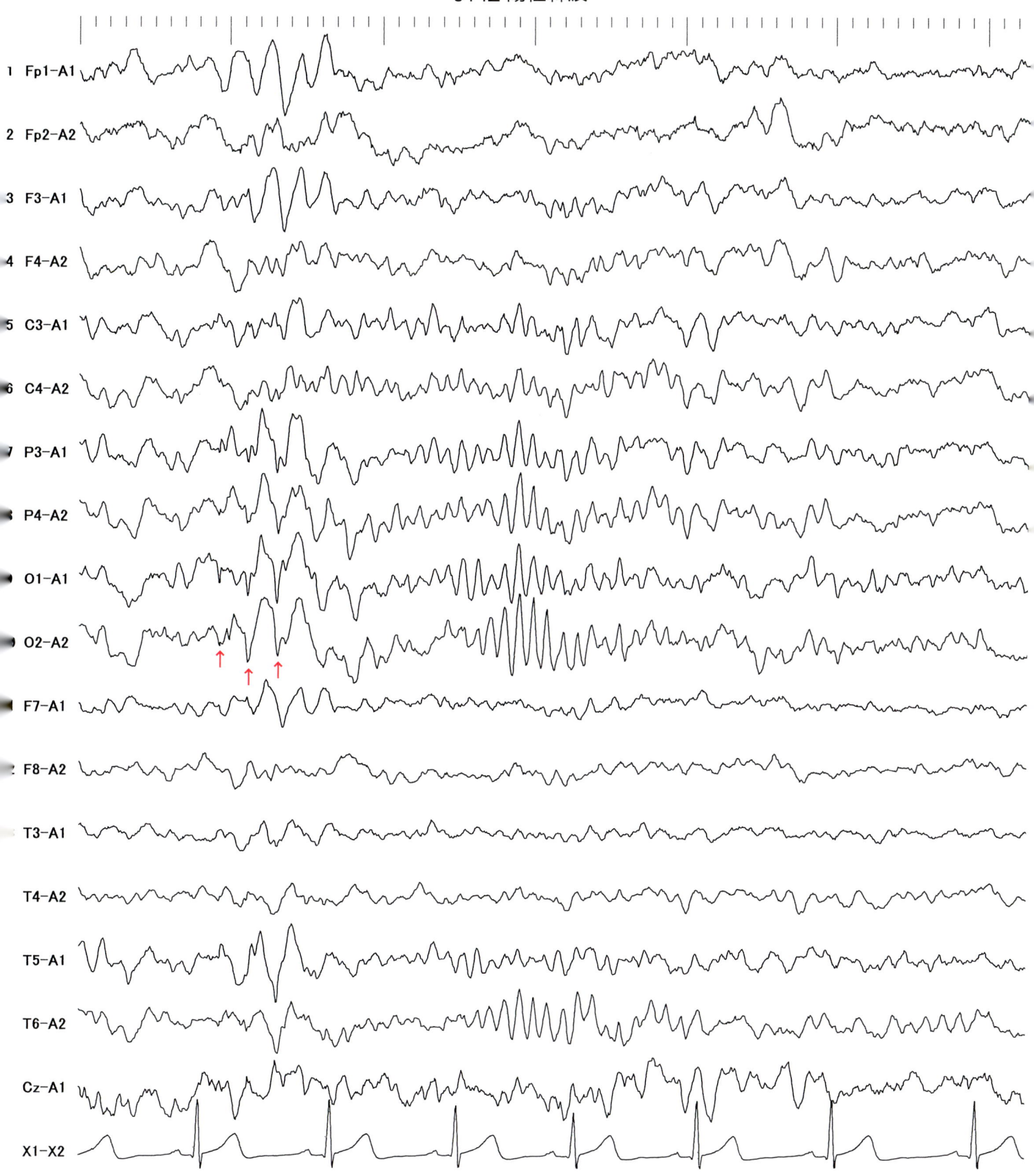

図 82 ● 6 Hz 陽性棘波　入眠期（11 歳、男児）
後頭部（O1、O2）に 6 Hz 陽性棘波が見られる（↑）。

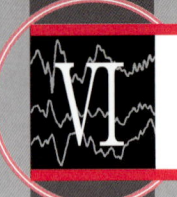# よく見るアーチファクトと耳朶電極の活性化

　アーチファクトはてんかん性異常波と間違われることがしばしばあり、脳波判読で最も混乱する点である。ここでいうアーチファクトとは、脳由来でない波の混入のことを指す。アーチファクトには、生体外由来のものと生体由来のものがある。生体外由来のアーチファクトは、交流と電極の動きによるものが主なものである。医療機器や照明による交流はすべての誘導に混入し、脳波そのものの判読が困難となる。救急患者のベッドサイドでの脳波記録時に問題となる。アースをとることや、フィルターを使うことで、徐波などの判断は可能となる。脳波計そのものからもアーチファクトが発生し内部雑音といわれる。通常の脳波活動に比べ低振幅であるので問題にならないが、脳死判定の場合には問題となる。脳死判定マニュアルに詳述されているので割愛する。

　生体由来のアーチファクトには、心電図、筋電図、眼球運動などがある。また、発汗により設置電極の電気抵抗が変わると基線が大きく揺れるため振り切れて脳波判読ができなくなる。患者を冷やすか、それでも消えない場合は、低周波フィルターあるいは時定数（time constant）を変えて記録するとよい。

　脳波記録条件により、アーチファクト混入を最小限に防ぎ、目的によってフィルターや時定数を変えることで脳波判読を容易にすることが可能である。脳波記録を実際に行う技師の力量に大きく依存する。脳波記録条件とデジタル脳波での設定変更はほぼ同じである（第Ⅷ章「デジタル脳波の使い方・読み方」を参照）。

　①心電図：脳波の最下段には心電図（左右の上肢に電極を設置）を表示するのが一般的である。心電図は脳波に比べ、鋭く、規則的であるので容易に区別できることが多い。心電図が常に混入すると、実際の脳波判読が困難となる。心電図混入を防ぐには、電極設置時に頭皮を清拭し接触抵抗を下げることが第一である。それでも混入する場合は、基準電極を左右連結したり、すべての電極の電位を平均化したものを基準電極として表示すれば、心電図の影響を軽減できる。また双極導出法では、心電図が混入しにくい。

　②眼球運動：眼球そのものが電位をもっている（前部が陽性で後部が陰性）。瞬きすると眼球が上下に動くために、大きな電位が脳波に混入する。眼球運動による電位は、前頭極部（Fp）を最大とし、それ以外はほとんど影響されない。前頭部の徐波は、比較的広範囲に分布するので区別できる。

　③筋電図：側頭筋の筋電図は側頭中部（T 3、4）に入りやすい。耳朶も近いため、単極導出ではすべての誘導に影響が出る。筋電図は、周波数が非常に早く（60 Hz以上）、連続するので容易に判断できる。

　④電極のアーチファクト：電極や電極コードが動くとあたかも棘波のように見えることがある。てんかん性棘波としばしば誤診される。この場合、波形は不規則で鋭い。動いた電極のみに波が出るため、分布が不規則である。1つの電極のみに出ている波は、電極のアーチファクトである可能性が高い。てんかん性異常波は、頭皮上ある程度の広がりをもって分布することが大部分である。波形と分布が鑑別のポイントである。

　⑤耳朶電極の活性化：側頭部付近の棘波（徐波も）は、耳朶電極にも電位が波及する。このように耳朶電極が電位をもつと、その耳朶を基準電極とする単極導出法では、すべての誘導に反対の電位として波が出ているように見える。この場合、活性化した耳朶電極を使わない方法に変えるとわかりやすい（すべての電極の電位を平均化したものを基準電極として表示するか、反対の耳朶電極で表示するなど）。

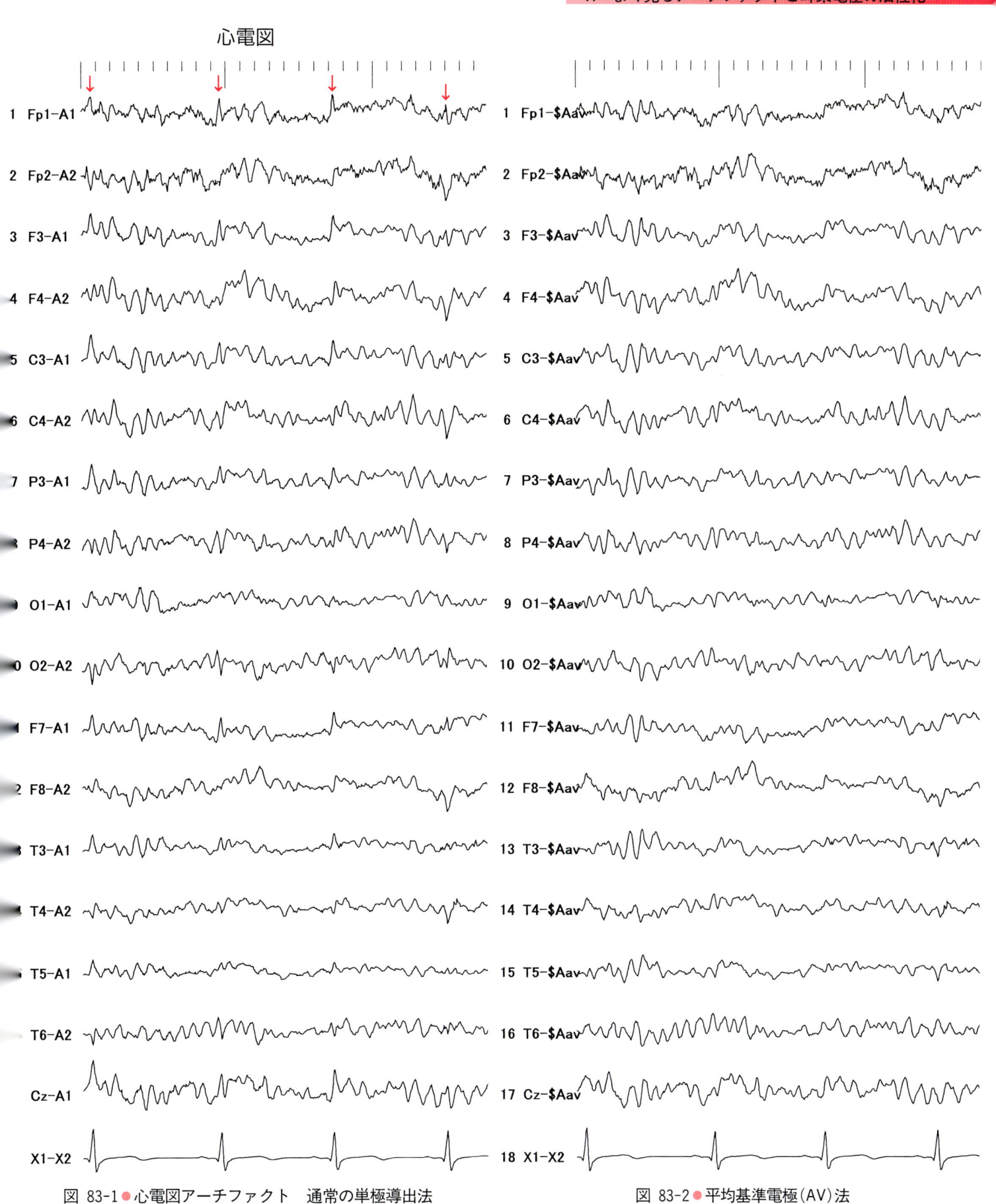

心電図

| 図 83-1 ● 心電図アーチファクト　通常の単極導出法 | 図 83-2 ● 平均基準電極（AV）法 |

耳朶を基準電極とした通常の単極導出法（図 83-1）では心電図に同期して小さな陰性の振れが見られる（↓）。耳朶電極の接着不良の場合に心電図の混入が多い。すべての電極を平均化したものを基準電極として表示すると心電図が相殺される（図 83-2）。

眼球運動

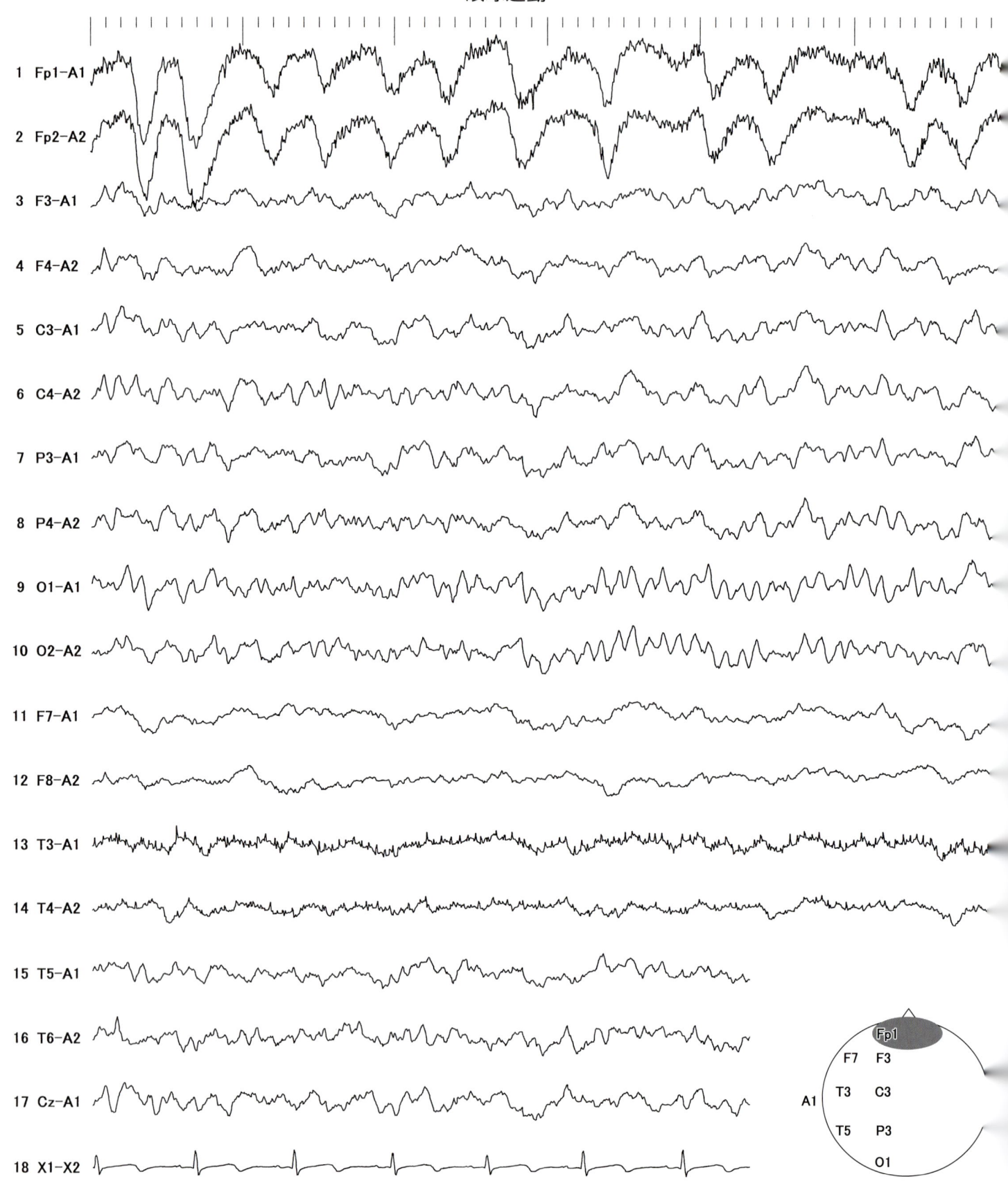

図 84● 眼球運動のアーチファクト　覚醒　単極導出法

患者に閉眼を指示して記録している。患者は目をつむろうとしているが、わずかに開眼しているために、眼球が上下方向に小刻みに動いている。眼球運動が両側前頭極部（Fp 1、Fp 2）に 3 Hz 前後の大きな揺れとして記録されている。ほとんどは両側前頭極部（Fp 1、Fp 2）のみに限局し、その隣の電極（F 3、F 4、F 7、F 8）では急速に振幅が低下する。前頭部徐波とは、分布で鑑別する（図 85）。判別困難な場合は、患者の様子を観察すれば間違いがない。閉眼が上手にできない小児には、タオルで眼を覆うとよい。

前頭部徐波

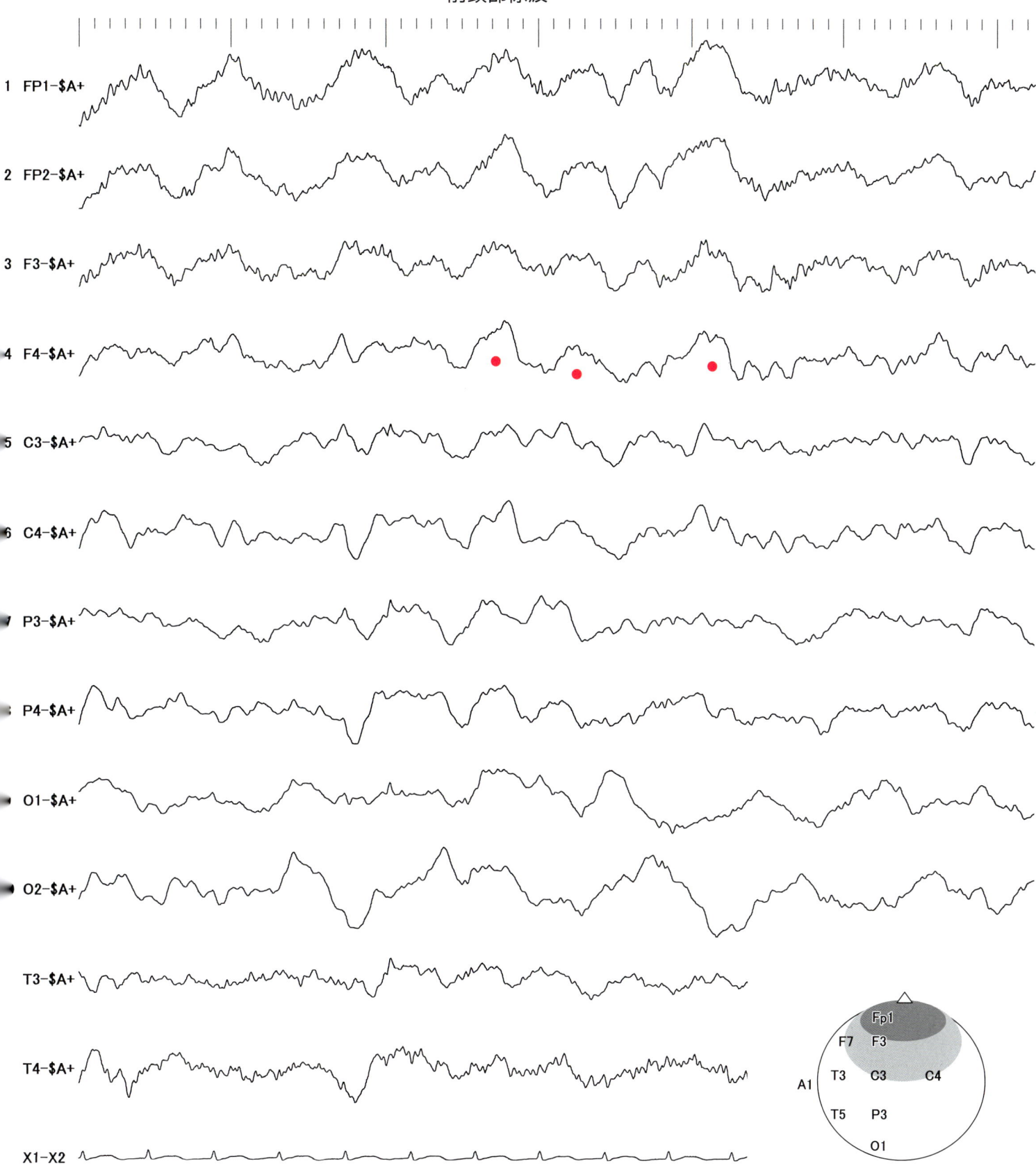

図 85 ● 前頭部徐波　覚醒　単極導出法

2〜3 Hz の前頭部徐波が持続性に見られる。徐波は前頭極部(Fp 1、Fp 2)に優位だが、前頭部(F 3、F 4)にも波及している(●)。後頭部優位徐波も見られる。

筋電図

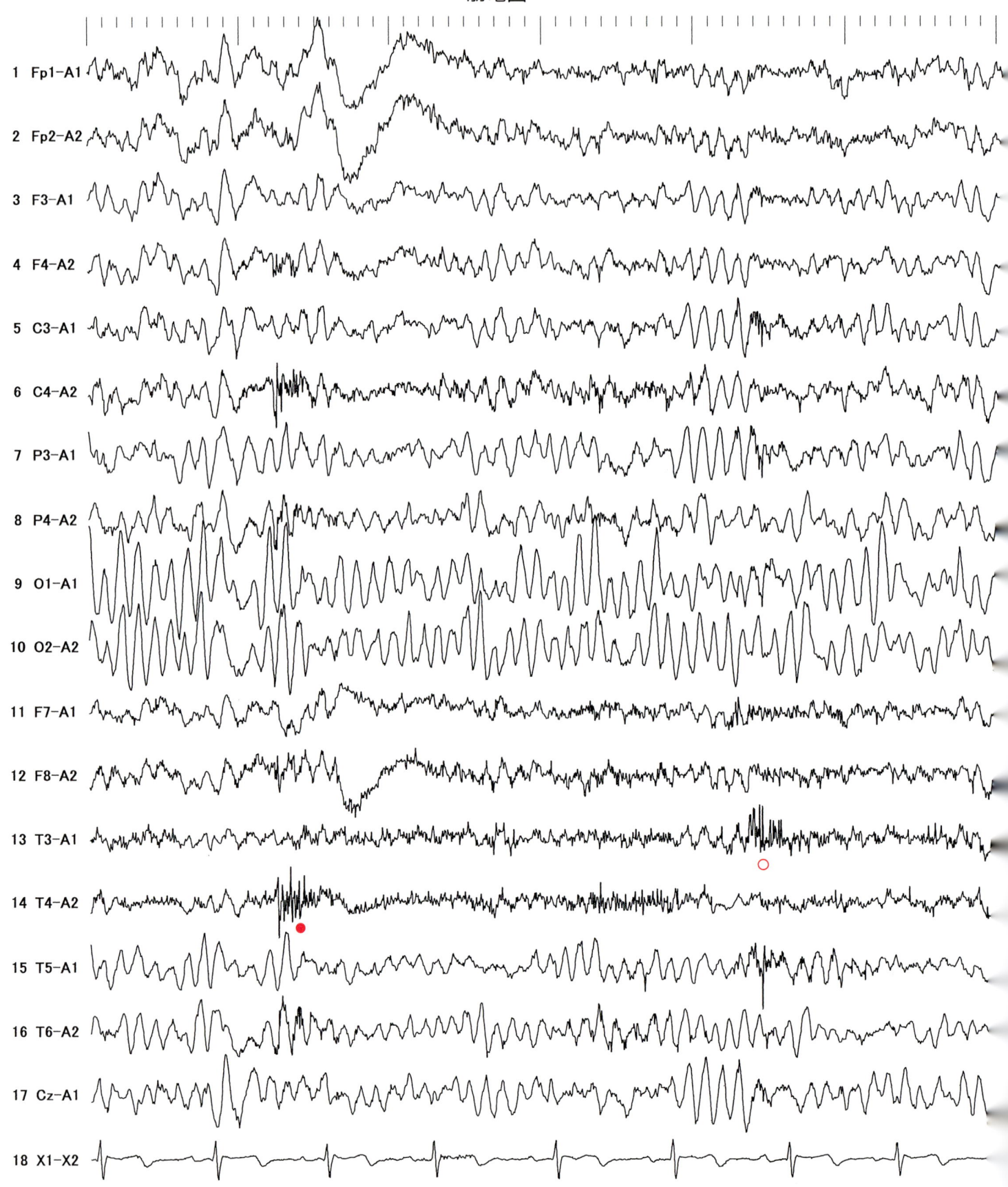

図 86 ● 筋電図アーチファクト　覚醒　単極導出法

右側頭中部（T4、●）と左側頭中部（T3、○）に非常に鋭い多相性の波が出ている。筋電図アーチファクトである。側頭前部（F7、F8）と側頭中部（T3、T4）には、低振幅の筋電図（側頭筋）が持続している。口を閉じていると軽く口を噛むために筋電図が出ることが多い。軽く口を開けるように指示すると消える。

電極のアーチファクト

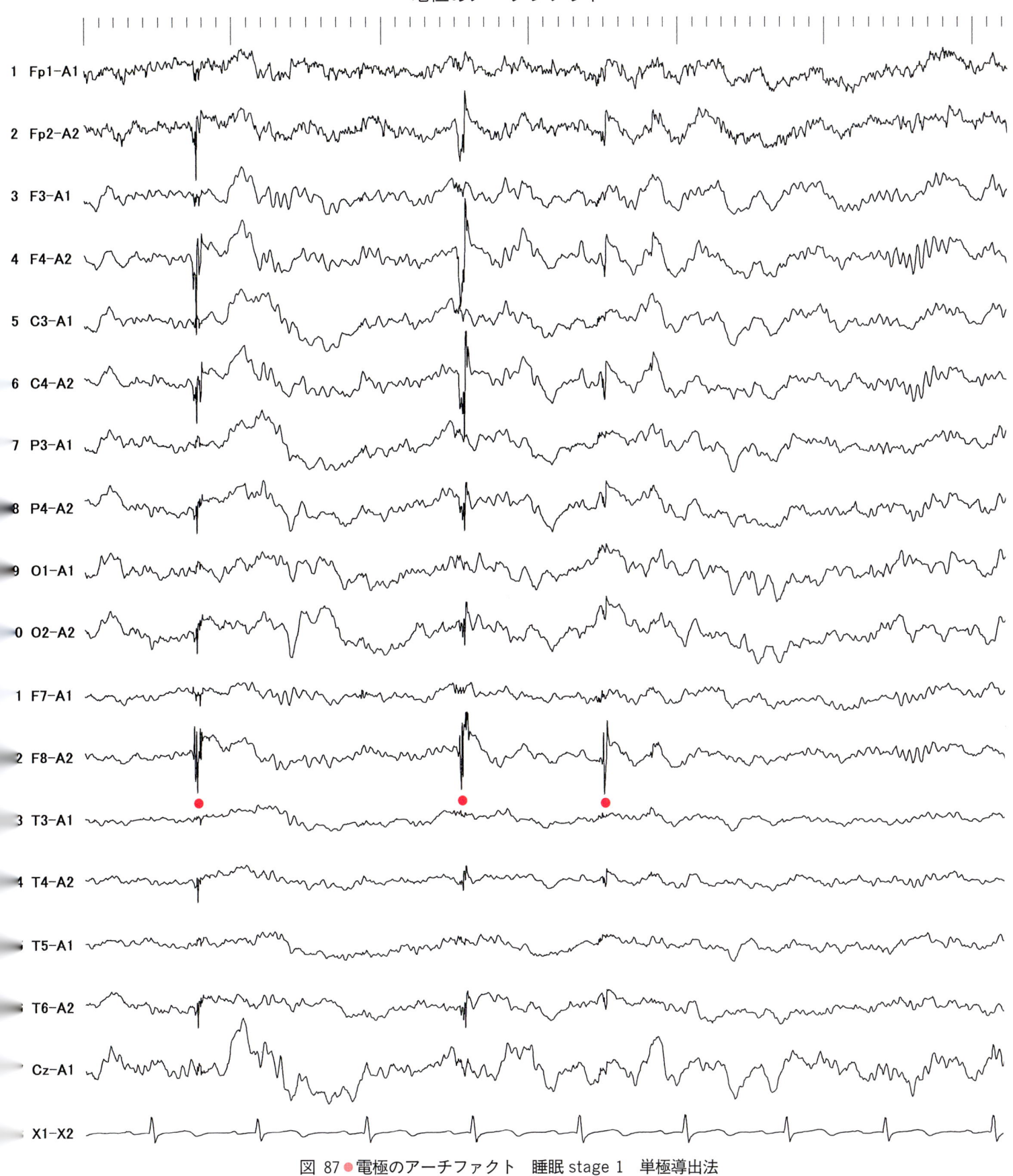

図 87 ● 電極のアーチファクト　睡眠 stage 1　単極導出法

右半球に多相性の鋭い波が見られる（●）。波形は不規則である。体動により電極がわずかに動いたために生じたアーチファクトである。

電極のアーチファクト

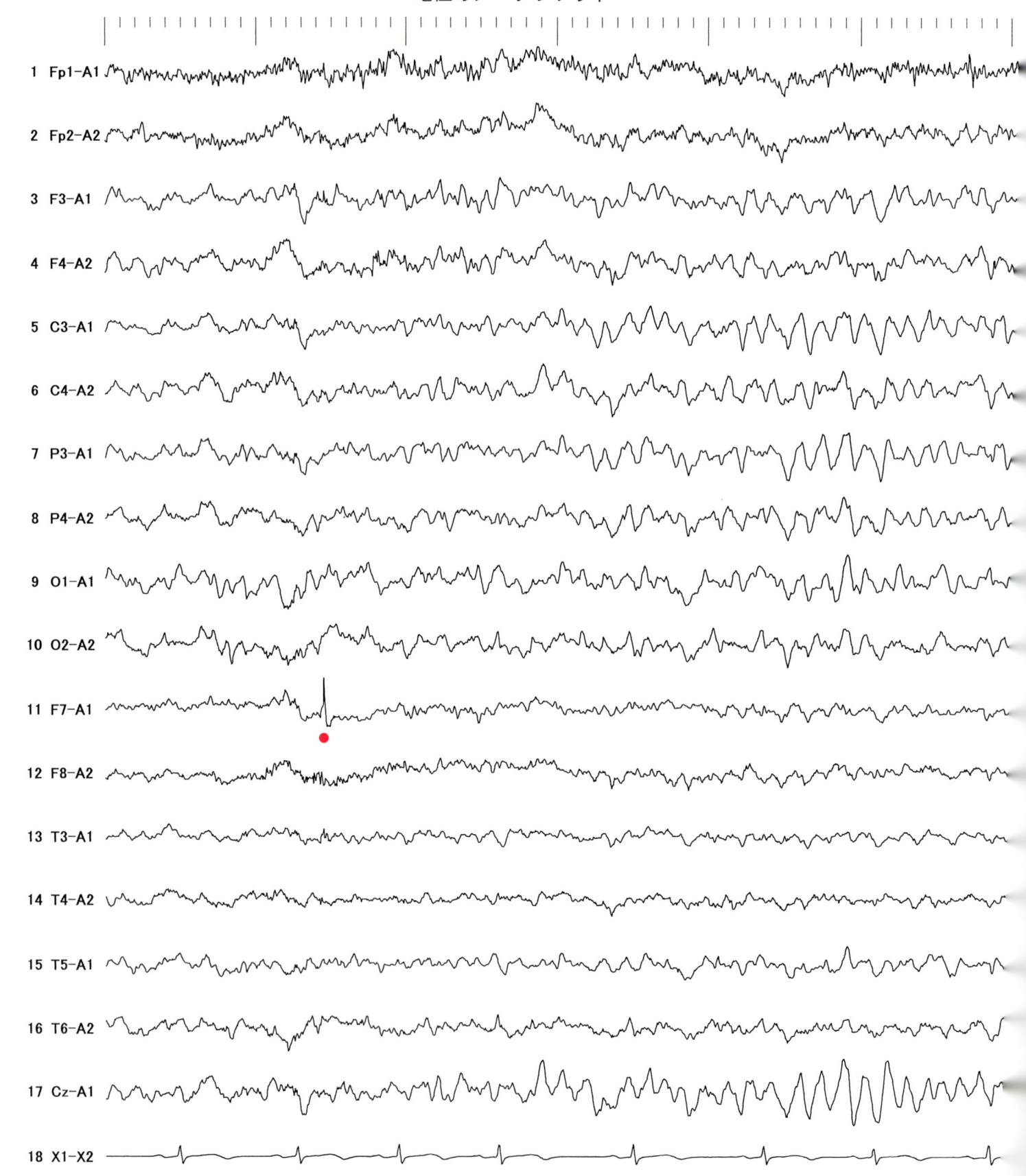

図 88-1 ● 電極の動きによるアーチファクト　覚醒　単極導出法

左側頭前部（F 7）に非常に鋭い陰性の波が見える（●）。一見すると棘波のように見えるが、てんかん性の突発波と比べて鋭く不規則な波形である。てんかん性放電は頭皮上にある程度広がりをもつのに対して、この波は1つの電極のみに限局している。1つの電極のみに限局する場合はアーチファクトのことが多い。

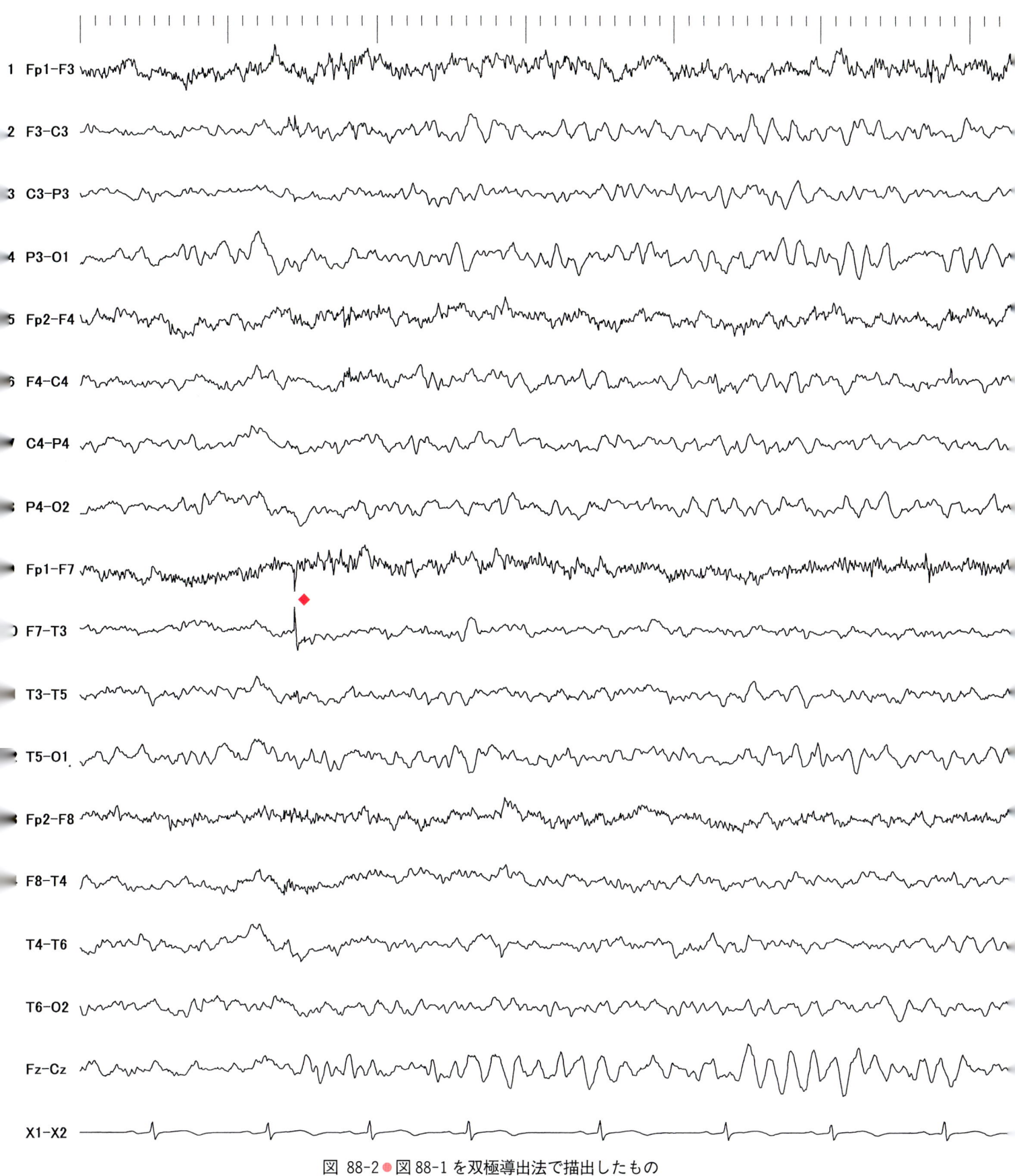

図 88-2 ● 図 88-1 を双極導出法で描出したもの

左側頭前部（F 7）に位相の逆転を認める（◆）。てんかん性の棘波に比べ非常に鋭く、アーチファクトである。波形と分布で鑑別をすることができる。

耳朵電極の活性化

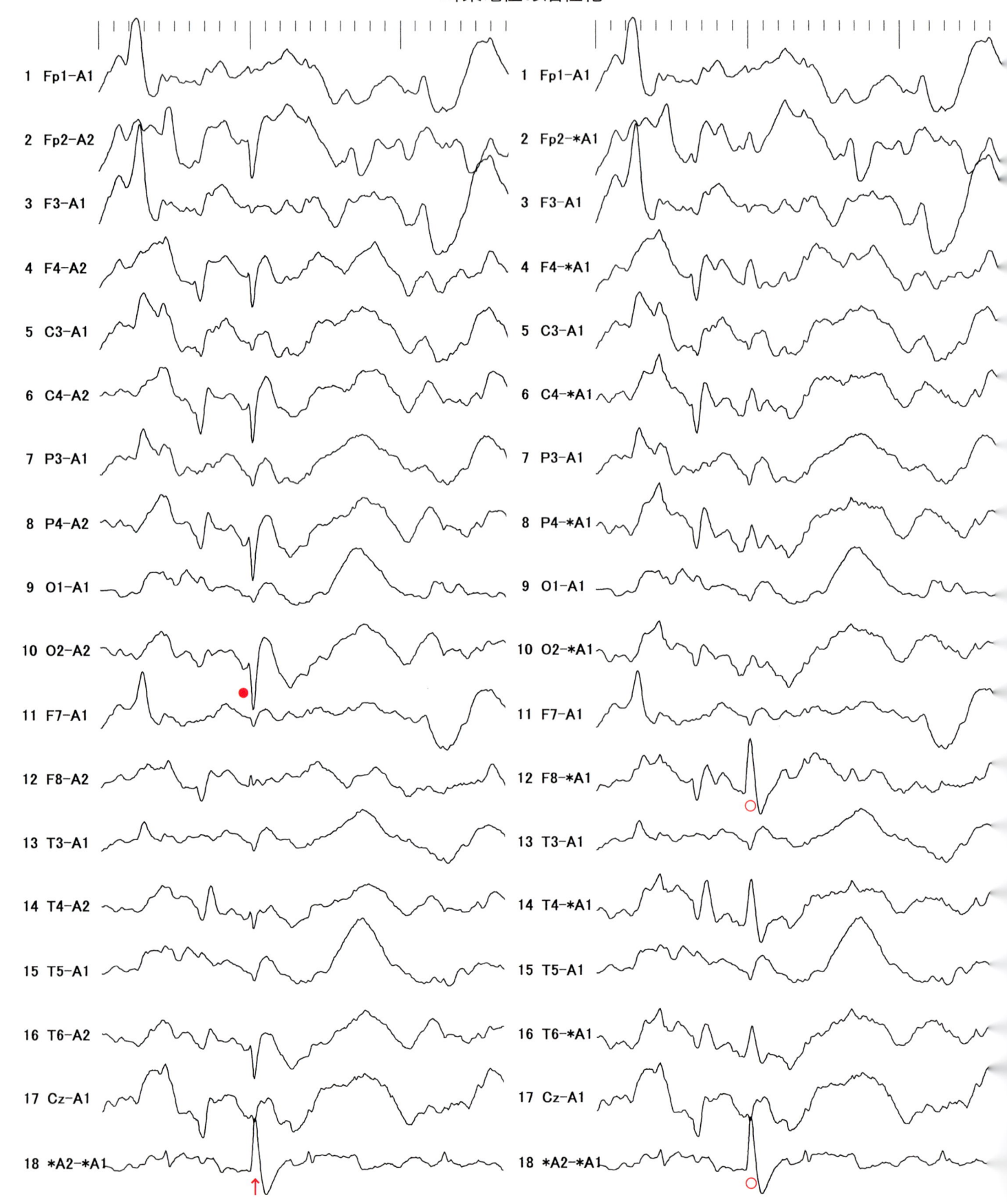

図 89-1 ● 耳朵電極の活性化　睡眠　単極導出法

図 89-2 ● 左耳朵を基準電極として描出したもの

図89-1：右半球に広範に陽性に振れる棘波様の波が見られる（●）。最下段は右耳朵（A2）を左耳朵を電極基準として（A1）描出したもの。右耳朵（A2）に棘波を認める（↑）。

図89-2：すべてを左耳朵（A1）を基準電極として書き出すと、右側頭前部（F8）と右耳朵にピークをもつ棘波を明瞭に認める（○）。耳朵に棘波が波及すると、その耳朵を基準電極として単極導出で描出した場合、他の誘導には陽性波が見られる。これを耳朵電極の活性化という。

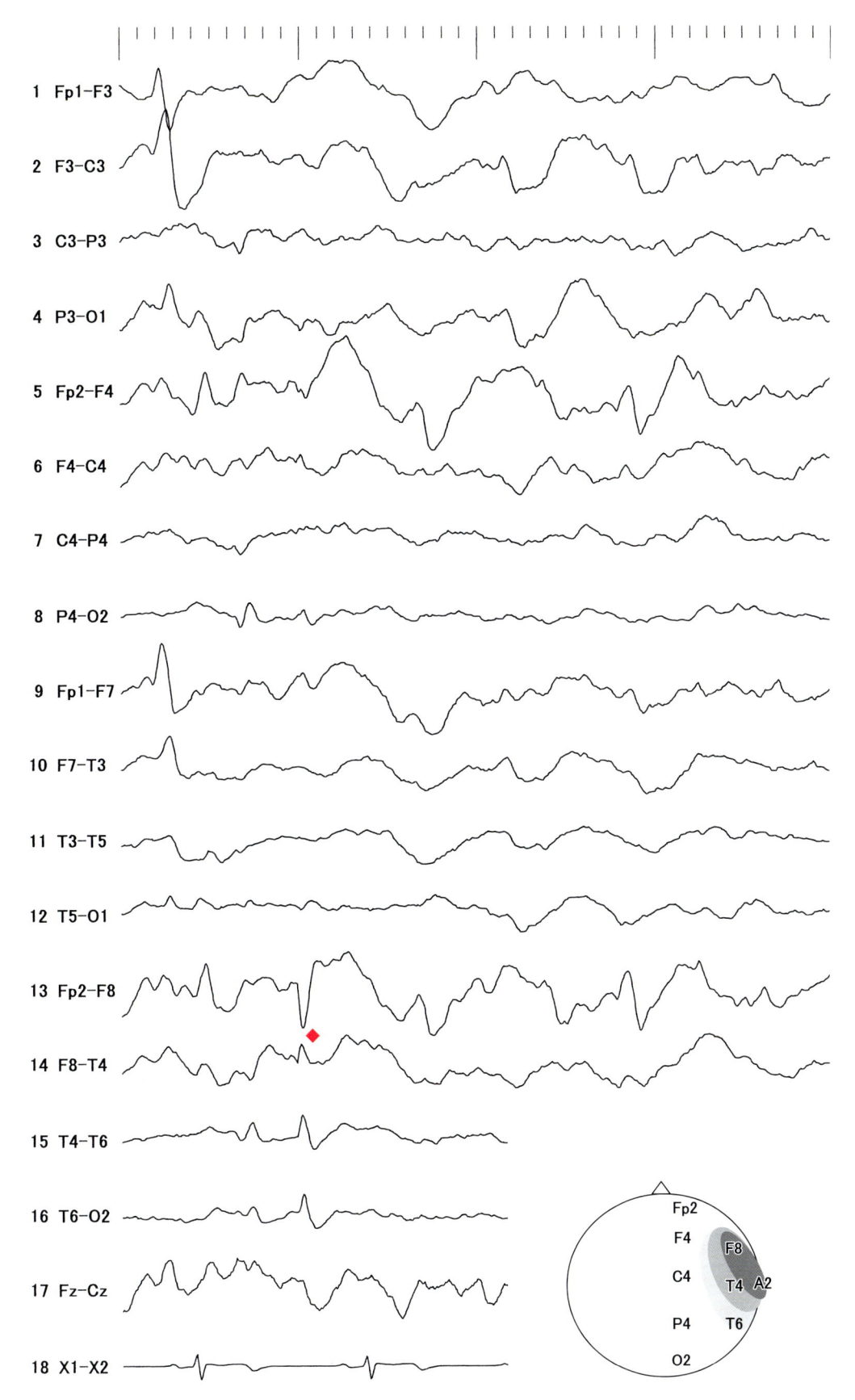

図 89-3 ● 図 89-1 を双極導出法で描出したもの

右側頭前部（F 8）で位相の逆転が見られる（◆）。双極導出では耳朶を使用しないため、耳朶の活性化の影響を受けない。

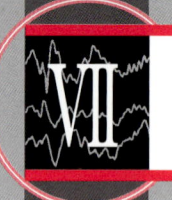

脳波記録時の心電図からわかること

　脳波記録時には、必ず心電図を同時記録する。通常は左右の上肢に電極を貼り付ける。この心電図からも重要な情報が得られる場合がある。

1　不整脈や心伝導障害

　QT 延長症候群は、失神やそれに引き続くけいれんを反復して生じることがあるので、てんかんと間違われることがある。特に運動時に倒れた場合には疑う。脳波と同時に記録した心電図で推定可能である（図 Q）[1]。脳波は、30 分程度の長期記録を行うので、期外収縮やブロックなども見つかることがある。

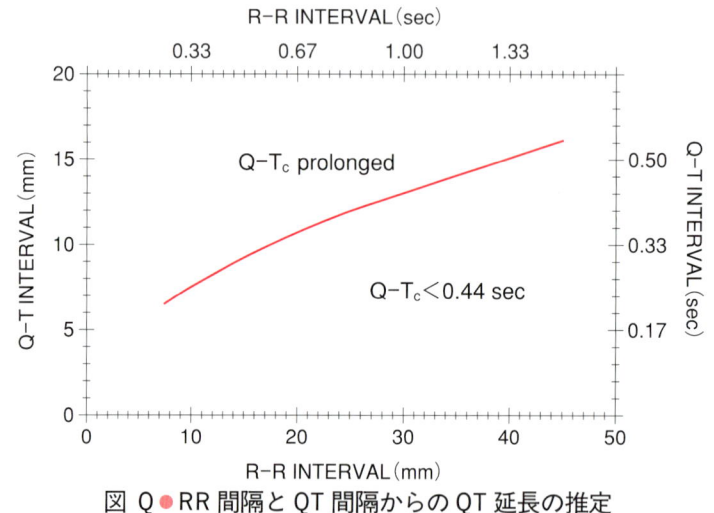

図 Q ● RR 間隔と QT 間隔からの QT 延長の推定

脳波より RR 間隔（mm）と QT 間隔（mm）を計測しプロットすれば、容易に QT 延長を推定できる。
（Gospe SM Jr., Gabor AJ：Electroencephalography laboratory diagnosis of prolonged QT interval. Ann Neurol 28：387-390, 1990 による）

2　脳波に混入した心電図や脈波の鑑別

　脳波に心電図が混入した場合に、棘波と鑑別が困難な場合がある。心電図と時間的に一致しているかどうかで判断可能である。同様に血管近くに貼り付けた電極から拍動に一致した脈波（徐波）が記録されることがある。

3　体動やミオクローヌス

　体動時には筋電図や電極（線）の動きによるアーチファクトが混入する。脳波に混入したアーチファクトが棘波や徐波に類似する場合があり、心電図電極から記録された体動の情報が判断に重要である（46 頁）。上肢に生じたミオクローヌスは、心電図電極から一瞬の筋電図として記録される。ミオクロニー発作の場合は、脳波異常（多くは多極徐波）と筋電図が時間的に一致する。不随意運動のミオクローヌスの場合は脳波変化を伴わない。

■ 文　献

1）Gospe SM Jr., Gabor AJ：Electroencephalography laboratory diagnosis of prolonged QT interval. Ann Neurol 28：387-390, 1990.

QT 延長症候群

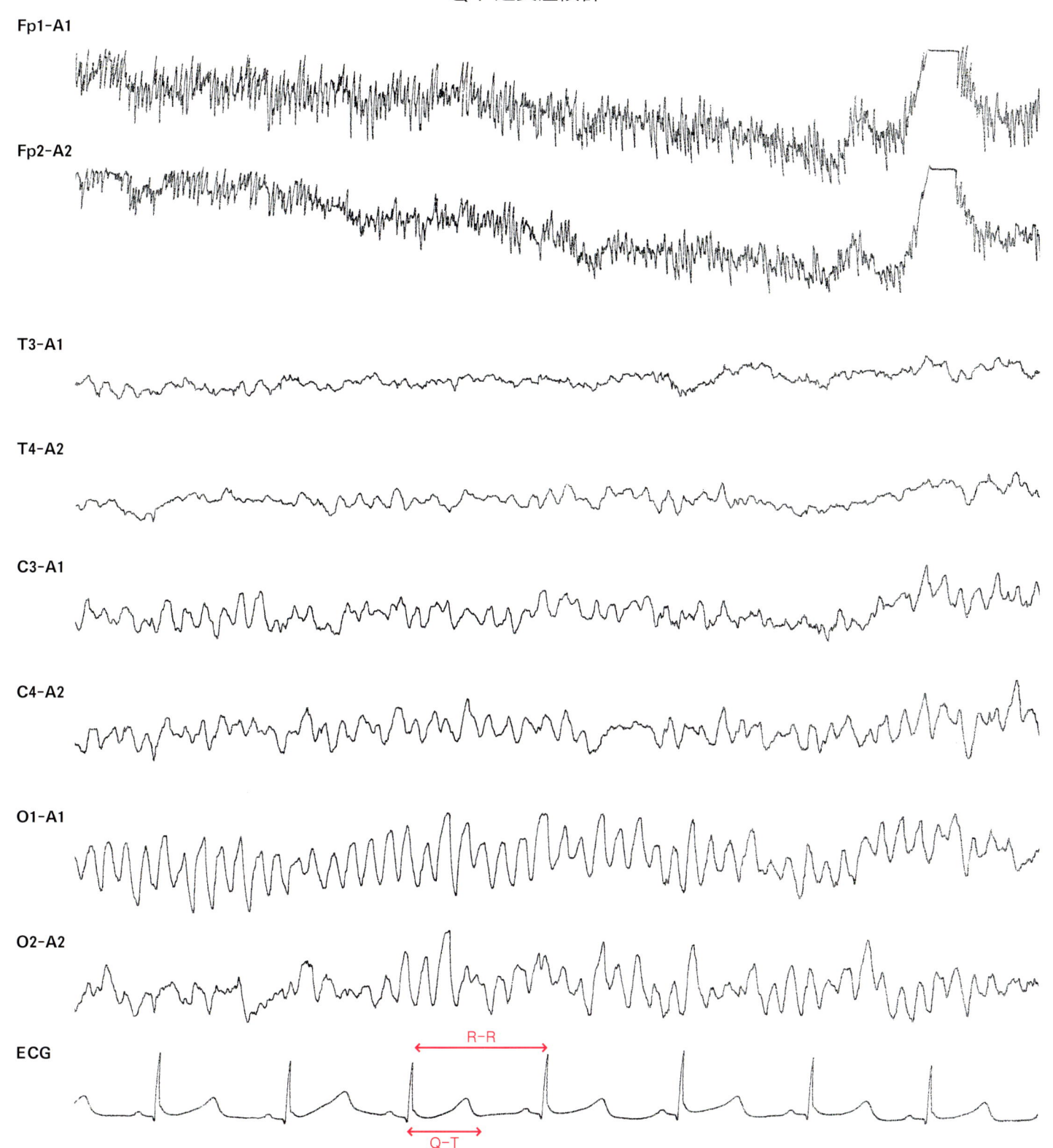

図 90 ● QT 延長症候群　覚醒（7 歳、男児）　単極導出法

心電図は QT 延長を示唆している。後頭部に α 波を認め、突発波は認めない。両側前頭極部には筋電図が持続的に混入している。

症例（7 歳、男児）：プールで歩いているときに急に沈み、引き上げたときに数秒の全身性の強直けいれんを起こした。その後、すぐに意識は戻った。てんかん疑いで紹介された。このとき、記録した脳波である。なお、通常の 12 誘導の心電図も記録し診断を確定した。

参考6　脳波オーダーのポイント

　当院での脳波記録は、覚醒での基礎律動と開閉眼・過呼吸・光刺激、睡眠脳波、および睡眠から覚醒反応を基本としている(約30分)。通常これだけ記録すれば、ほとんどのてんかんや発作性疾患に対して十分な情報が得られる。時間の制約や患者の状態により、すべてを記録できるとは限らないので、症例ごとに特に必要な記録は何かを検査技師に伝えておくことも重要である。

診断に重要な脳波記録条件

	覚醒				睡眠
	安静閉眼	開閉眼	過呼吸	光刺激	
中心側頭部に棘波を示す良性小児てんかん	○				◎
後頭部に突発波をもつ小児てんかん		○		○	◎
小児欠神てんかん・若年欠神てんかん			◎		
若年ミオクロニーてんかん				◎	
West症候群		○(覚醒状態で記録)			○
症候性局在関連性てんかん					◎
進行性ミオクローヌスてんかん				◎	

　多くの焦点性(局在関連性)てんかんでは、睡眠中に突発波の出現頻度が高く、覚醒時には突発波が見られないことも多い。後頭部に突発波をもつ小児てんかんでは、閉眼で後頭部突発波が頻発する場合があり、疾患特異的である(80頁)。欠神てんかんの診断には、過呼吸賦活が必須である(94頁)。睡眠時には、持続の短い棘徐波が多発する場合が多いので、治療効果判定には睡眠時記録も役立つ。若年ミオクロニーてんかんでは、高頻度光刺激で光突発波反応が誘発されることが多く、診断価値が高い(62頁)。West症候群のhypsarrhythmiaは、覚醒・睡眠ともみられる(乳児は覚醒でも脳波を記録しやすいので、寝ないからといって中止にする必要はない)。

参考7　脳波レポートの1例

脳波レポート

年齢	(歳、 ヵ月)			
記録状態	覚醒、睡眠(自然、薬物)			
背景活動	覚醒	後頭部基礎律動		周波数:( )Hz 出現(良好、不良、なし) 左右差(なし、あり) 開眼による抑制(あり、なし)
		異常な徐波		(なし、あり) 部位: 、周波数: 、出現様式:(持続性、間欠性)
	睡眠	stage		(Ⅰ、Ⅱ、Ⅲ、Ⅳ、REM)
		頭頂鋭波(hump)		出現(良好、不良、なし) 左右差(なし、あり)
		紡錘波		出現(良好、不良、なし) 左右差(なし、あり)
		異常な徐波		(なし、あり) 部位: 、周波数: 、出現様式:(持続性、間欠性)
賦活	過呼吸	生理的徐波(build up)		(なし、あり)
		異常反応		(著しい徐波、左右差のある徐波、突発波の誘発、re-build up)
	光刺激	光駆動		(あり、なし)
		光突発波反応		(あり、なし):出現周波数: Hz
突発波 (なし、あり)		1(焦点性、広汎性、全般性)		出現部位: 出現頻度:覚醒 、睡眠
		2(焦点性、広汎性、全般性)		出現部位: 出現頻度:覚醒 、睡眠
		3(焦点性、広汎性、全般性)		出現部位: 出現頻度:覚醒 、睡眠
脳波診断	(正常、異常)	(ローランド発射、3Hz棘徐波、ヒプスアリスミア、非てんかん性脳波異常、その他)		
コメント	てんかん	焦点性てんかん		てんかん診断:
		全般性てんかん		てんかん診断:
	器質的脳障害	(局所的、全般的)		

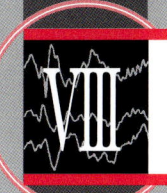

VIII デジタル脳波計の使い方

最近の脳波計はすべてデジタル記録できるものであるが、多くの施設では紙に書き出した脳波を判読しているだけであり、デジタル脳波計の利点がほとんど活かされていない。デジタル脳波計を上手に使うことで脳波判読の精度と判読者のスキルが格段に上がる。以下、実際の判読に最低限必要な事項のみを概説する。

▶ 要 点　**デジタル脳波の利点と注意点**

[利点]
- ①振幅、②時定数、③フィルター、④モンタージュ、⑤基準電極、を自由に変えられる。
  - → アーチファクトの影響を除去できる（特に発作時脳波判読には必須）。
    - 悩ましい波形の理解が可能となる。
    - 高振幅の波形の全体を見ることができる（ペンの可動域制限がない）。
- 長期保管が可能

[注意点（ディスプレイで判読する場合）]
- ディスプレイの大きさに比例して縮小・拡大されるので、見た印象が異なる。
- ペンの可動域制限がないので高振幅の波は隣の脳波と重なり、見た印象が異なる。

1 デジタル脳波とは

脳波は常に相対的なものであり、脳波電位の絶対値はない。図Rに示したように、基準をどこにおくかで波形の見え方が異なる[最も顕著な例が耳朶電極の活性化である（160、161頁）]。脳波（アナログ信号）をデジタル信号に変換してコンピュータ保存したものがデジタル脳波である。判読時にはデジタル信号を波形に再変換してディスプレイ上に表示する（図S）。デジタル脳波の判読は、ディスプレイ上に表示された脳波か、それを紙に書き出した脳波にて行うことになるので、基本はまったく同じである。

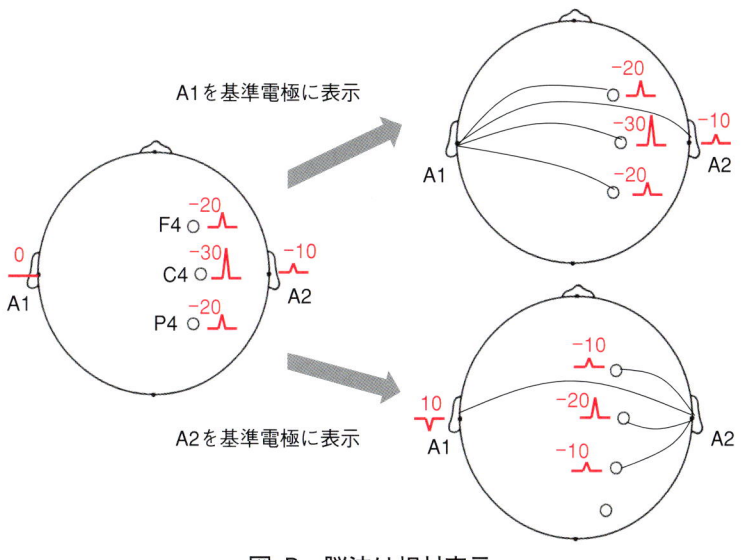

図 R●脳波は相対表示

脳波は、脳電位の相対値の時間的変化を描出したものである。基準電極を変えると波形も変わる。左図のような電位分布があったと仮定する。この脳波を、電位をまったくもたないA1を基準電極として描出すると右上図となる。わずかに電位をもつA2（ここでは10μVの陰性波）を基準電極として描出すると、右上図よりもすべての電極で10μVずつ振幅が下がる（右下図）。まったく電位をもたないA1は反対向きの波があるように描出される（耳朶電極の活性化）。

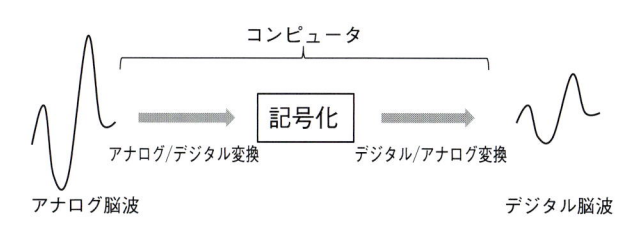

図 S●デジタル脳波の原理

デジタル脳波理解のために必要最小限な事項のみを単純化して示している。アナログ脳波をデジタル信号に変換し、記号化して保存する。記号化したデータをアナログ変換して再表示したものがデジタル脳波である。

縮小されると同じ脳波でもみた印象が異なる

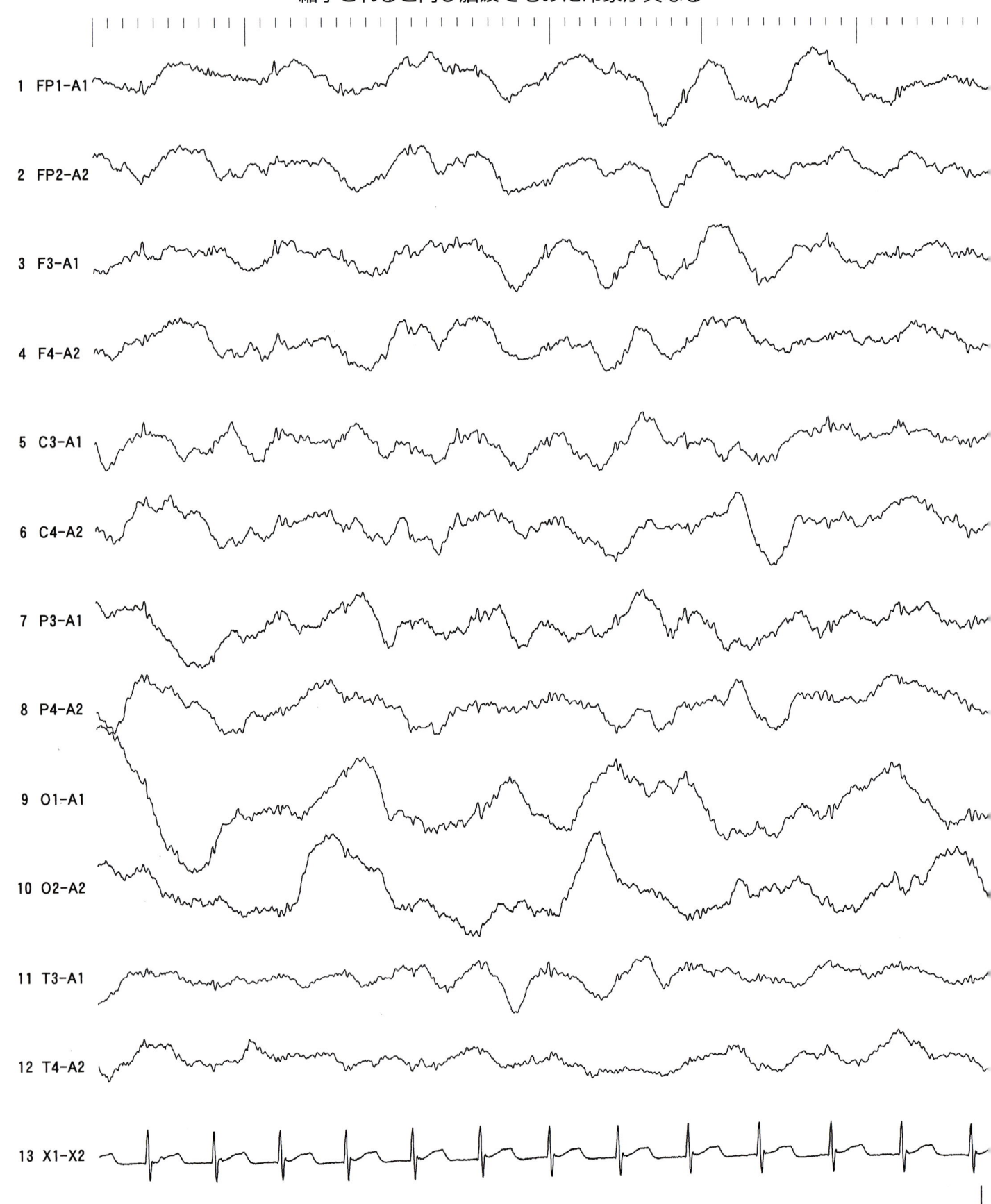

図 91-1 ● 紙(アナログ)脳波(1 秒＝3 cm、100 μV＝1 cm で表示)

基本設定(1 秒＝3 cm、100 μV＝1 cm)の脳波に慣れていると、ディスプレイ上で縮小された脳波を見たときに初めのうちは異なる印象をもつ。特に軽微な徐波が生理的か、病的かの判断は容易ではない(図 91)。筆者は迷う場合には、標準的

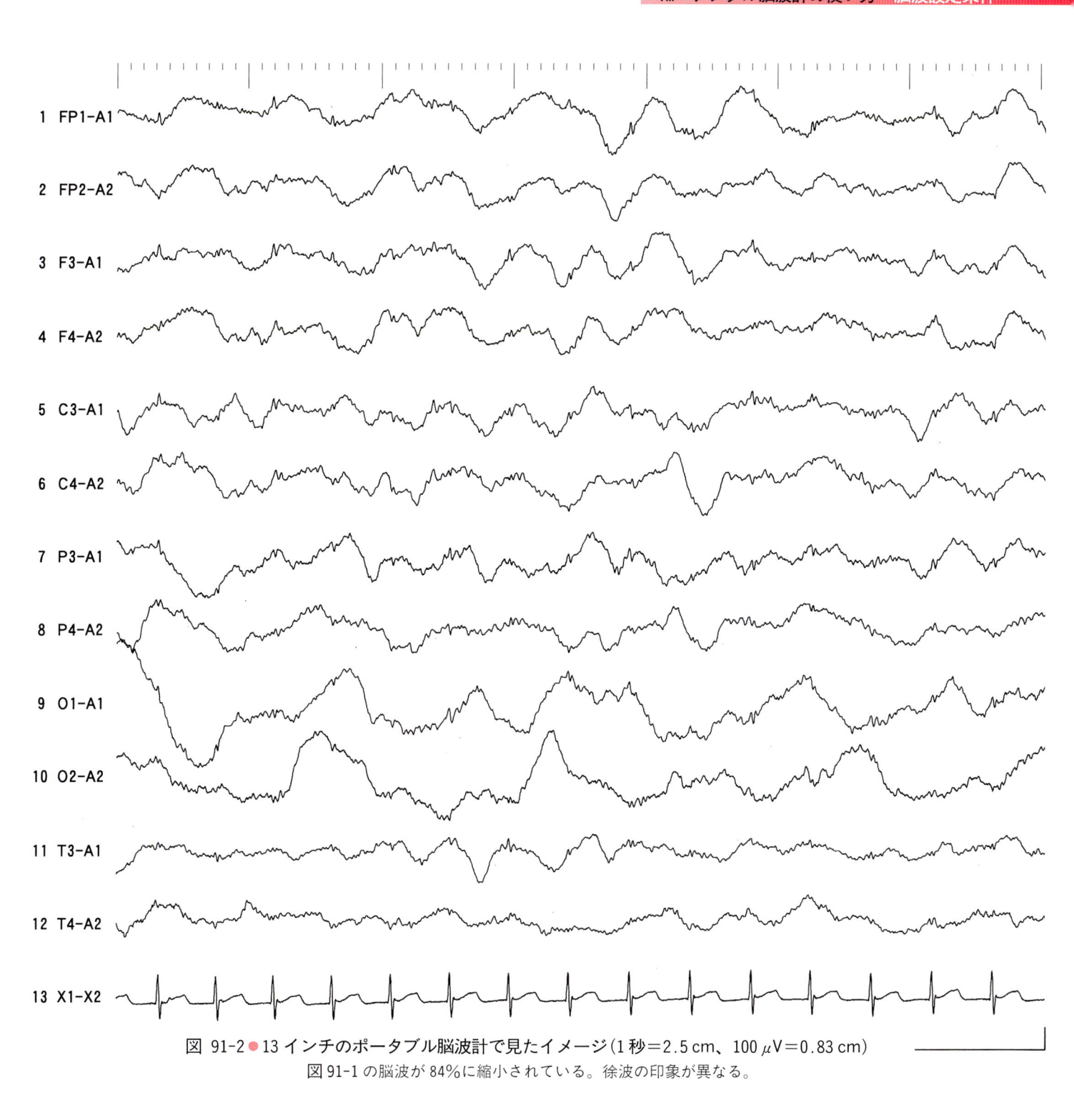

図 91-2 ● 13 インチのポータブル脳波計で見たイメージ（1秒＝2.5 cm、100 μV＝0.83 cm）
図 91-1 の脳波が 84％に縮小されている。徐波の印象が異なる。

なスケールで紙に書き出して判断している。紙脳波と異なり、デジタル脳波ではペンの可動制限がないために見た目の印象が異なる（図 92）。これらのため、ディスプレイで脳波判読するにはある程度の慣れが必要となるが、とても有用なのでtry して頂きたい。

2　脳波設定条件

　脳波には、診断のために必要な脳波要素（通常は 0.5〜30 Hz の範囲）以外に交流（高周波）や心電図、筋電図、眼球運動などが常に混入しており、それらをある程度除去するフィルターがあらかじめ設定されている。デジタル脳波を判読するうえで条件変更する主な項目は以下の 5 つである（日本光電の脳波計における操作ボタンの表示をカッコに示す）。

デジタル脳波にはペンの可動制限がない

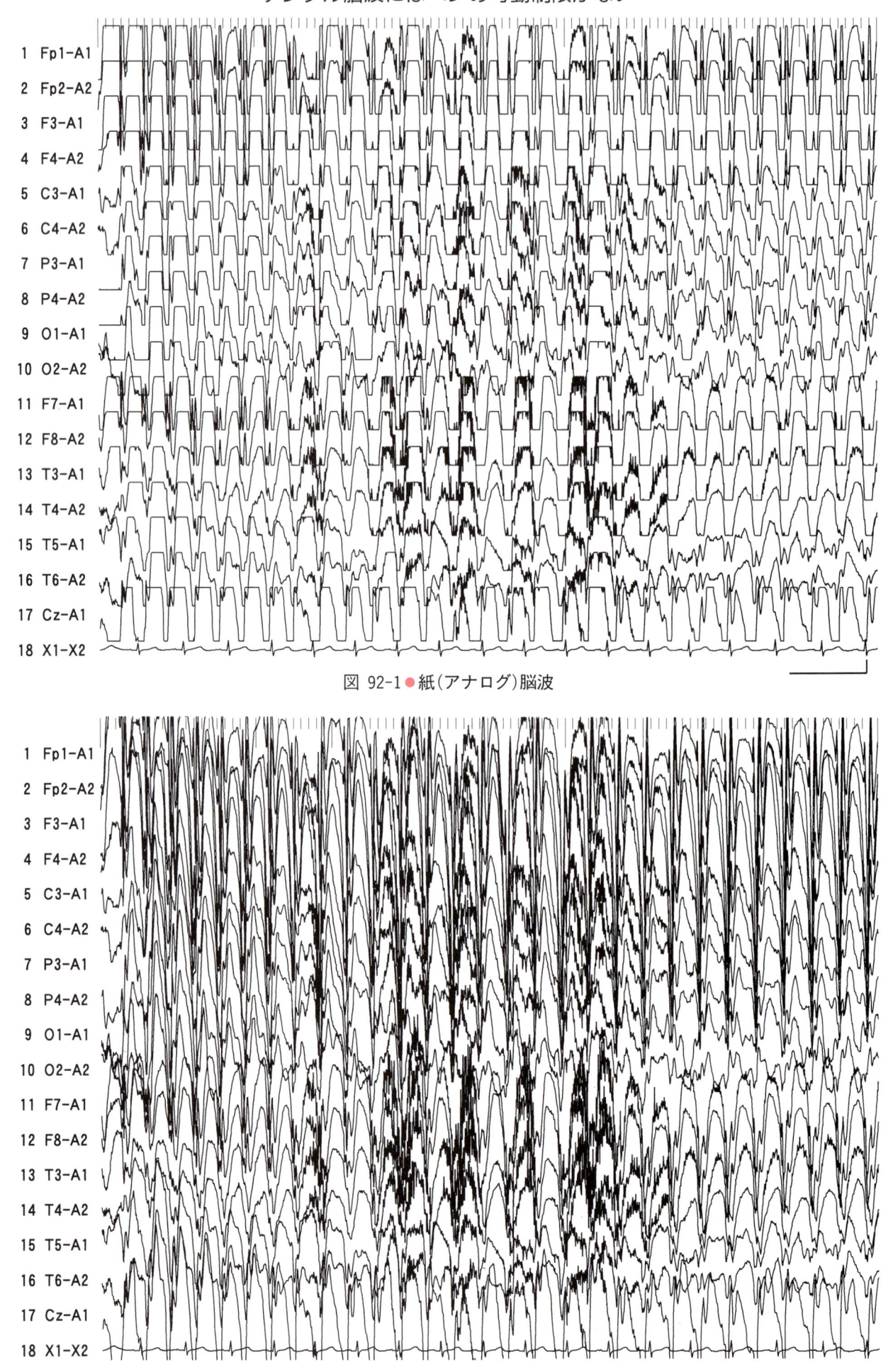

図 92-1 ● 紙（アナログ）脳波

図 92-2 ● 図 92-1 をディスプレイ上で表示したデジタル脳波

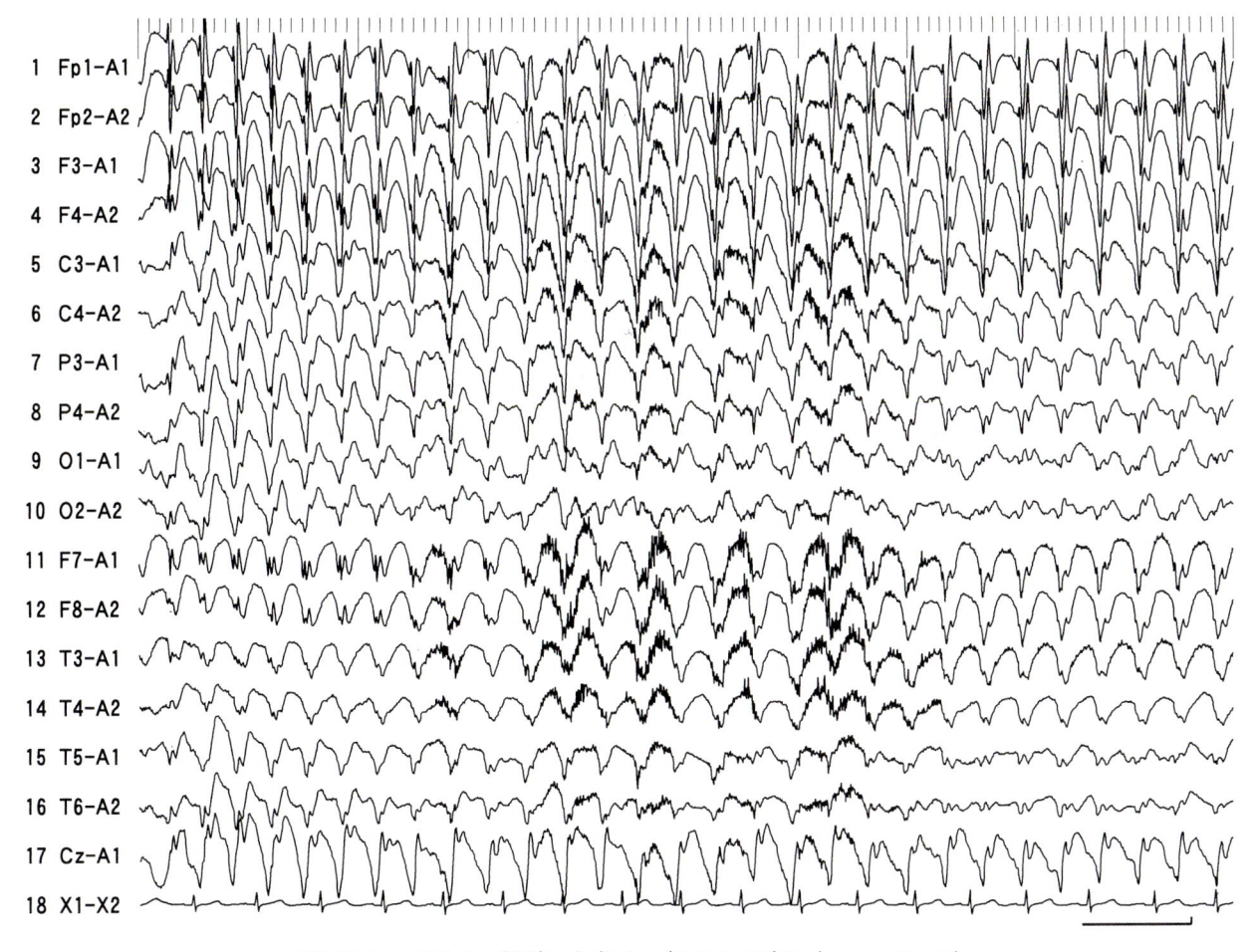

図 92-3 ● デジタル脳波：振幅を 1/3 にして表示 (sens＝30 μV)
紙脳波はペンの可動域を超えると横線となるので、その部分は読めなくなる。隣の電極との重なりは少ない（図 92-1）。ディスプレイ上で表示されたデジタル脳波では制限がないため波のすべてが表示されるが、高振幅波は重なり合いわかりにくいことがある（図 92-2）。振幅を下げることで高振幅の波の全体像がわかる（図 92-3）。これは欠神発作の脳波である。

　①振幅(Sens)：高振幅の波は、振幅を下げると見やすくなる（図 92-3）。

　②時定数(TC)(図 T〜V)：電位を常に 0 点(基線)に戻す操作を加えないと脳波は一定範囲に収まらず、読むことができない。0 点に戻りやすさを規定しているのが時定数(time constant)である（図 T）。時定数を下げると早く 0 点に戻る（図 U、V）。時定数を下げることは、棘波・鋭波への影響はほとんどない。通常のてんかん診療の脳波測定では、時低数 0.1 までは許容範囲である（図 93）。一方、時定数を下げると徐波の振幅は低下するため、徐波の評価には時定数を 0.3 に固定すべきである（図 94）。

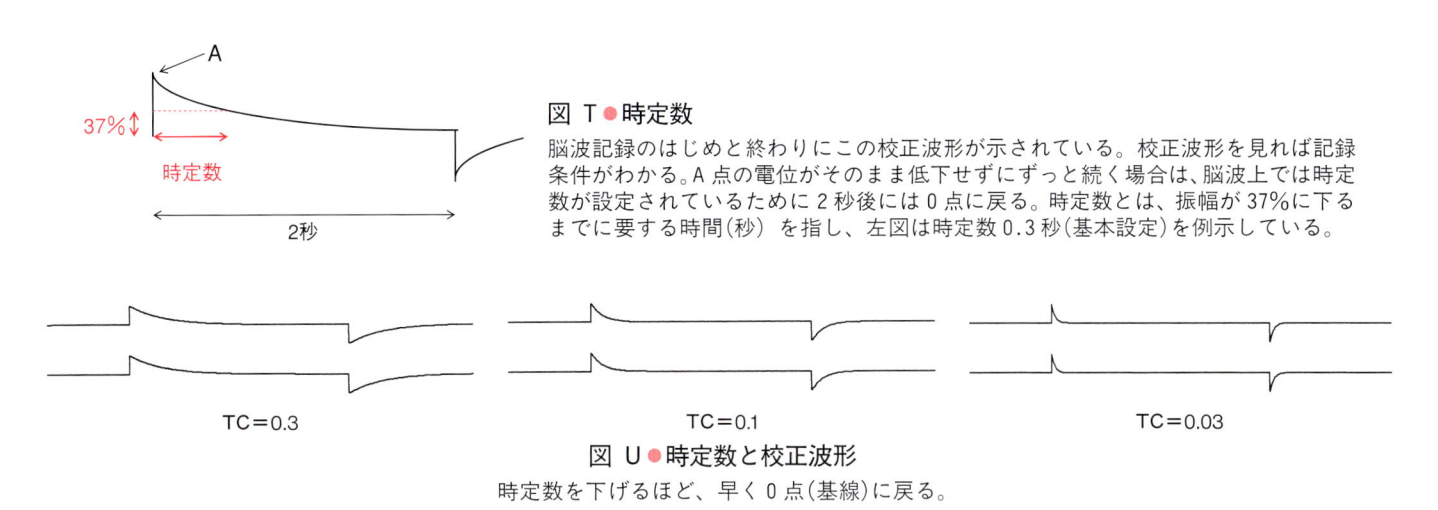

図 T ● 時定数
脳波記録のはじめと終わりにこの校正波形が示されている。校正波形を見れば記録条件がわかる。A 点の電位がそのまま低下せずにずっと続く場合は、脳波上では時定数が設定されているために 2 秒後には 0 点に戻る。時定数とは、振幅が 37% に下るまでに要する時間(秒) を指し、左図は時定数 0.3 秒(基本設定)を例示している。

TC＝0.3　　　　TC＝0.1　　　　TC＝0.03

図 U ● 時定数と校正波形
時定数を下げるほど、早く 0 点(基線)に戻る。

- 発汗や体動で基線が大きく揺れる artifact を除くのに有用：0.3→0.1
- 急性疾患（脳炎・脳症・頭部外傷・低酸素性脳症）の脳機能評価は徐波の評価であり、時定数 0.3 で判定すべきである。時定数を下げると徐波の振幅が下がるので、過小評価につながる。

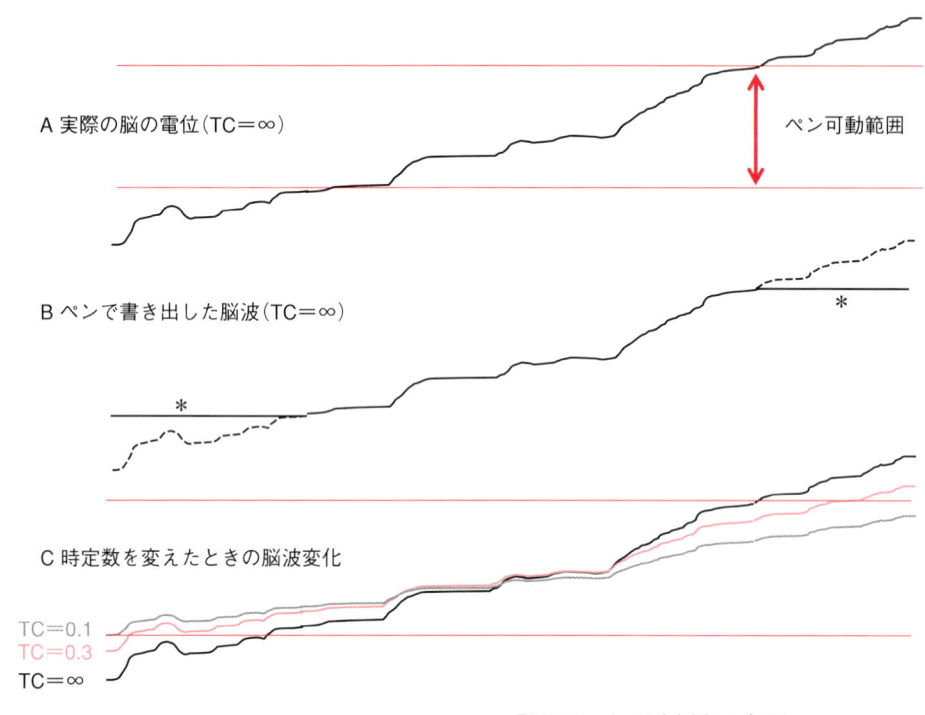

A 実際の脳の電位（TC＝∞）　　　　　　　　ペン可動範囲

B ペンで書き出した脳波（TC＝∞）

C 時定数を変えたときの脳波変化

TC＝0.1
TC＝0.3
TC＝∞

図 Ⅴ● 時定数と脳波の変化
実際の脳活動（脳波）は 0 点がないので、ペンの可動範囲やディスプレイの表示範囲に脳波の大部分が収まることはあり得ない（A）。紙脳波では、ペンの可動域を超えたところは横線になる（B、＊）。時定数を小さく設定するほど 0 点に早く戻るので、脳波をペン可動域・ディスプレイの表示範囲内に表示できる（C）。

発汗による基線の揺れ

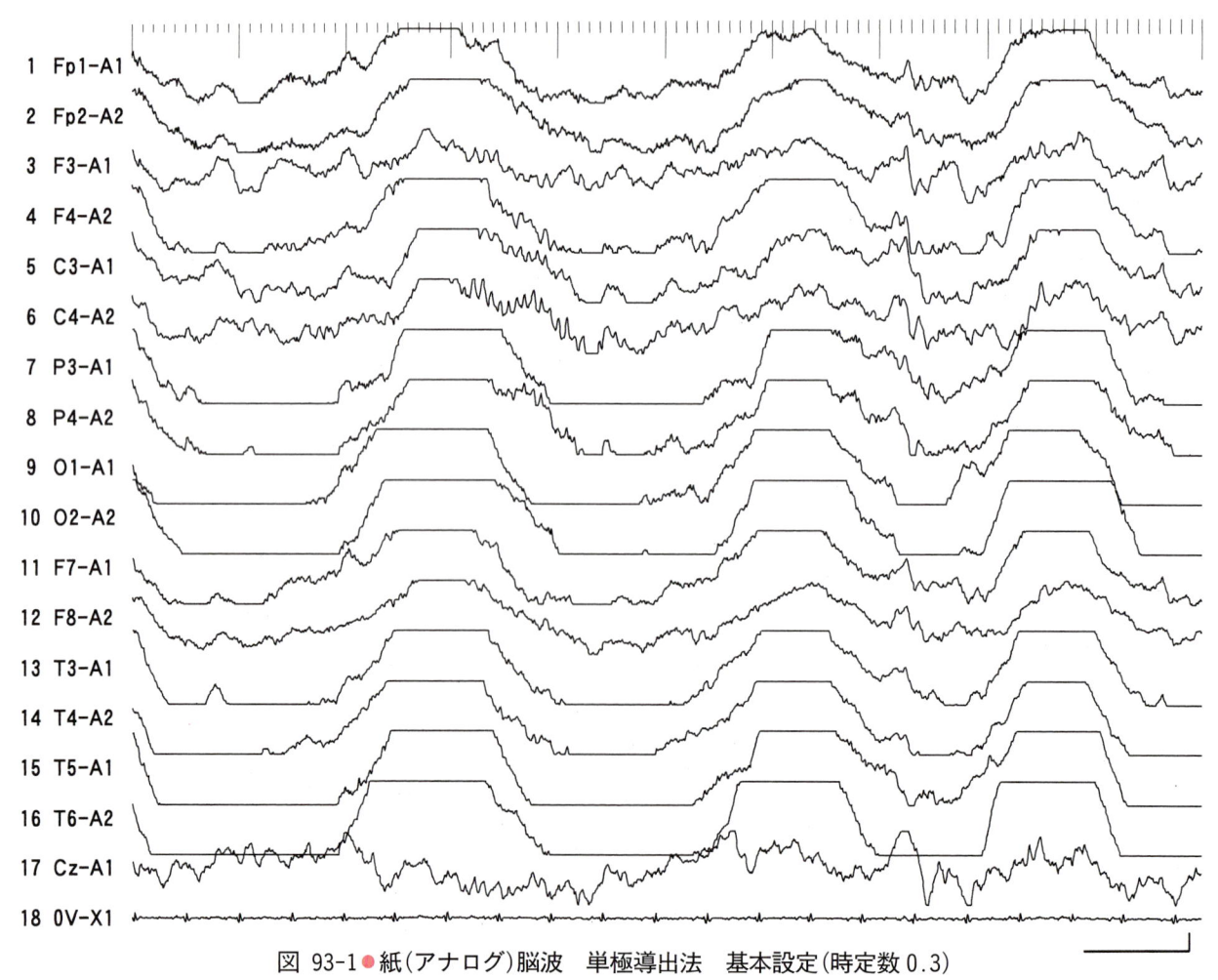

1　Fp1-A1
2　Fp2-A2
3　F3-A1
4　F4-A2
5　C3-A1
6　C4-A2
7　P3-A1
8　P4-A2
9　O1-A1
10　O2-A2
11　F7-A1
12　F8-A2
13　T3-A1
14　T4-A2
15　T5-A1
16　T6-A2
17　Cz-A1
18　0V-X1

図 93-1● 紙（アナログ）脳波　単極導出法　基本設定（時定数 0.3）

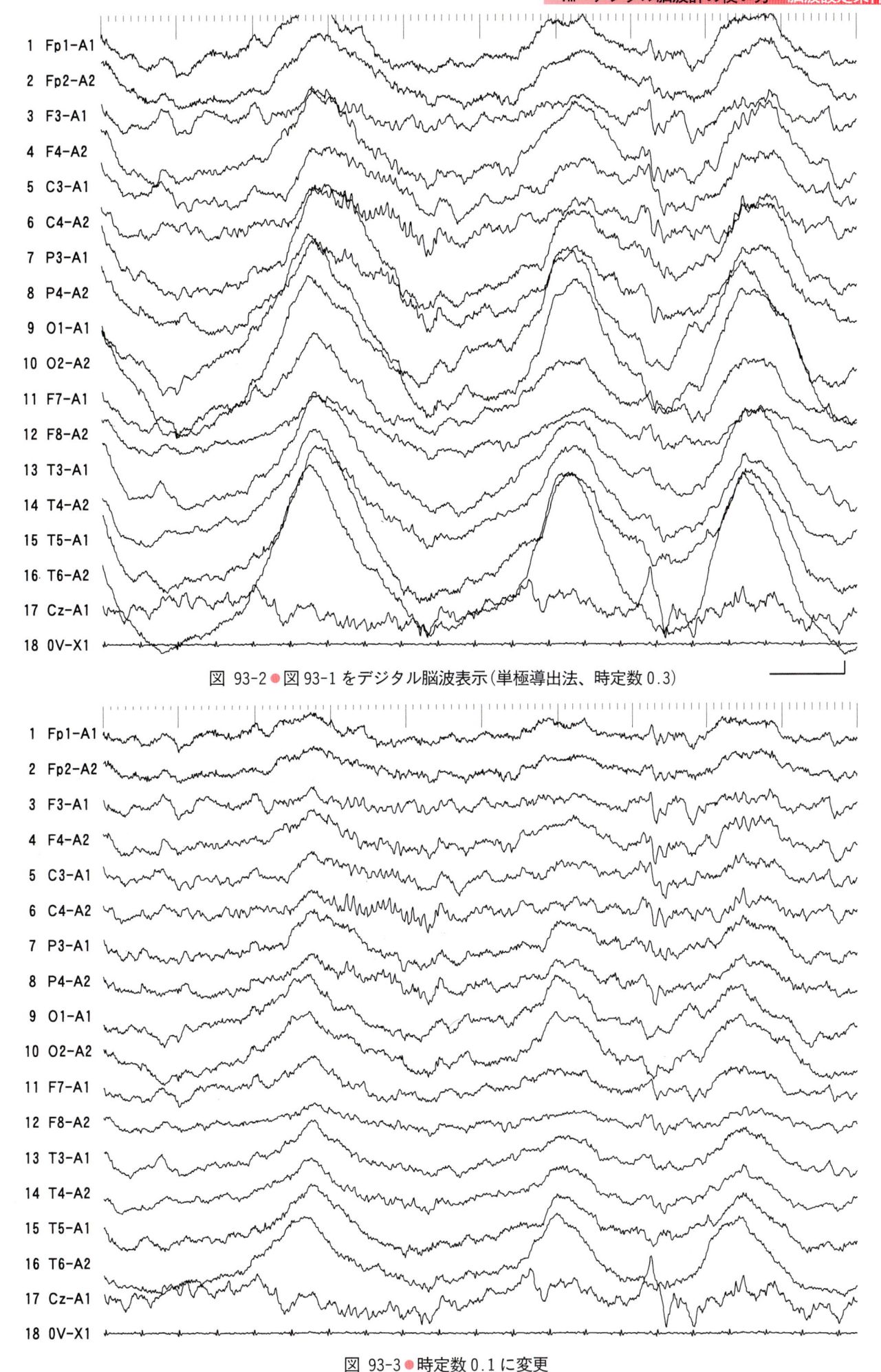

図 93-2 ● 図 93-1 をデジタル脳波表示（単極導出法、時定数 0.3）

図 93-3 ● 時定数 0.1 に変更

発汗による大きな揺れのために本来の脳波が判読できない部分がある（図 93-1）。デジタル脳波で再表示し（図 93-2）、時定数を 0.1 に変更すると基線の大きな揺れが軽減し、本来の脳波が判読しやすくなる（図 93-3）。

時定数を下げると徐波の判断を誤る

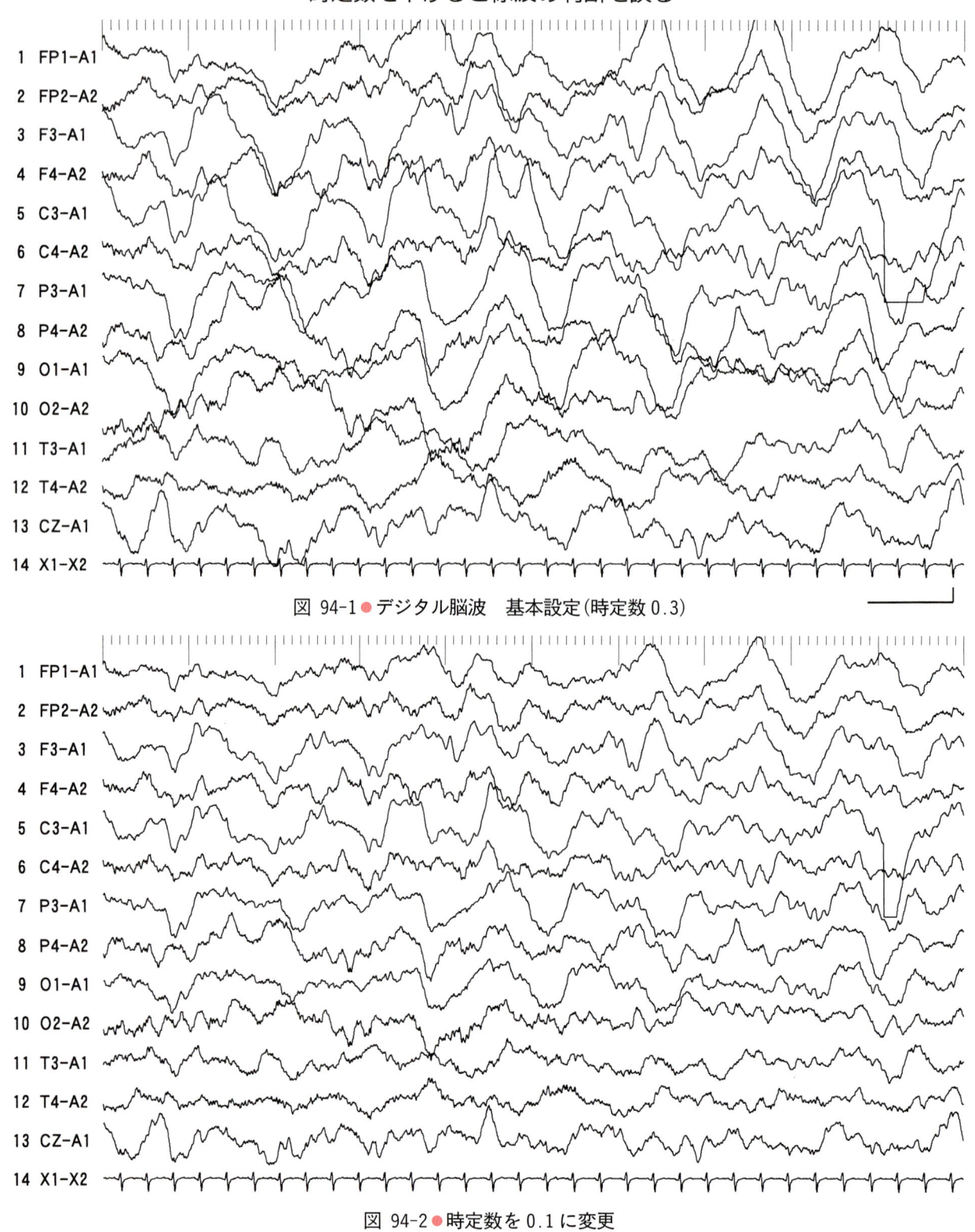

図 94-1●デジタル脳波　基本設定（時定数 0.3）

図 94-2●時定数を 0.1 に変更

図 94-1 では 1 Hz の徐波を持続性に認める（脳機能低下）。時定数を 0.1 に下げると徐波の振幅が下がるため、徐波としての正しい評価ができなくなる（図 94-2）。

 参考8　　脳波の縮尺

　通常の書籍や論文に掲載されている脳波は、種々の割合で縮小されている。縮小の仕方には決まりがない。脳波の下のあたりに右のようなスケールが記されている。この例では、横棒の長さが 1 秒、縦棒の長さが 100 μV に相当する。数値が記されていない場合は、横棒の長さが 1 秒、縦棒の長さが 50 μV を表している。

100 μV
1 sec

③高周波遮断フィルター（HF）（図 W、X）：救急患者をベッドサイドで脳波記録すると交流の混入が多くなる。また筋電図の混入は避けられない。これらの高周波成分を除去するときに有用である。基本設定は 120 Hz である。臨床の場での視覚的診断による棘波成分はおおよそ 30 Hz までであり、高周波遮断フィルター60 Hz はまったく問題ない。筋電図混入が多い場合や救急患者をベッドサイドで脳波記録する場合に限り、高周波遮断フィルター30 Hz までは許容範囲である。外来や病室は電気的にシールドされていないうえに電気機器が多いので交流の混入が多くなる。さらに、救急での脳波記録は電極接着が不十分で電気抵抗が高いため交流が入りやすい。余裕があれば電極を貼り替えて、できるだけよい状態で記録するのが基本である。しかし救急の場において、医師が電極設置・記録・判読する場合にはこのような条件の悪い脳波からでも、十分な情報を読み取ることが優先される（図 95）。高周波遮断フィルターをかけ過ぎると鋭い棘波の評価を誤るので注意が必要である（図 96）。

　低周波遮断フィルターは、発汗や体動による電極の揺れを除去するのに有用である。高周波遮断フィルターと原理は同じである。低周波遮断フィルターは、時定数で代用している脳波計が多いので、本書では省く。

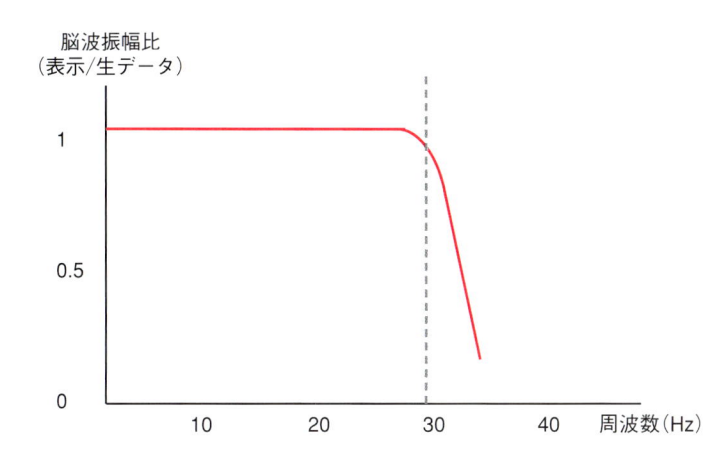

図 W ● 高周波遮断フィルター

高周波遮断フィルター30 Hz を設定した場合を例示する。30 Hz 以下の波は、ほぼ生データどおりの振幅で波形が表示されるが 30 Hz を超える波は周波数が高くなるにつれて振幅が急激に低下する。40 Hz 以上の波はほとんど 0 となり除去される。臨床診断に利用する脳波の周波数は 0.5〜30 Hz に入るため、30 Hz までは高周波遮断フィルターを使ってよいが、これよりも低いフィルターを使うと棘波・鋭波の判断ができなくなるので使用すべきではない。

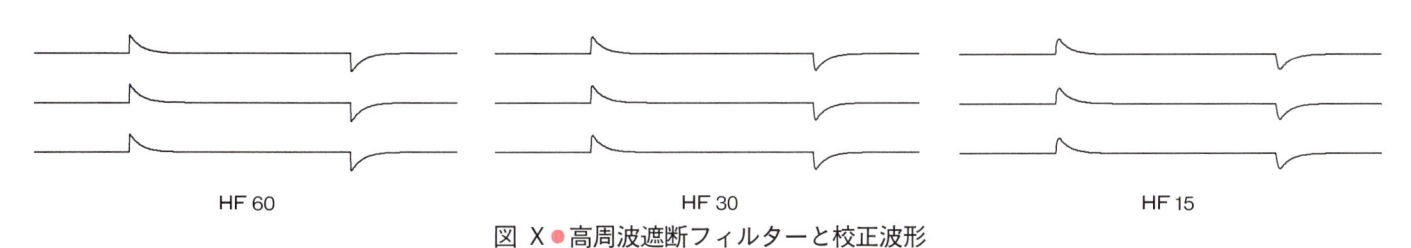

HF 60　　　　　　HF 30　　　　　　HF 15

図 X ● 高周波遮断フィルターと校正波形

校正波形の角は周波数が高い成分を表している。図は時定数 0.1 の校正波形であり、角が棘波のように鋭い。高周波遮断フィルターを30 Hz、15 Hz に設定すると角がだんだん丸くなる。

▶ 要　　点　　**高周波遮断フィルター変更のポイントと注意点**

- 交流や筋電図 artifact を除くのに有用：off（120 Hz）→60 Hz→30 Hz
- 通常のてんかん診断に用いる脳波測定では、高周波遮断フィルター30 Hz は許容範囲：棘波・鋭波への影響は少ない。これ以下の高周波遮断フィルターをかけると棘波の振幅が低下する。
- 徐波には影響しない。

交流の混入

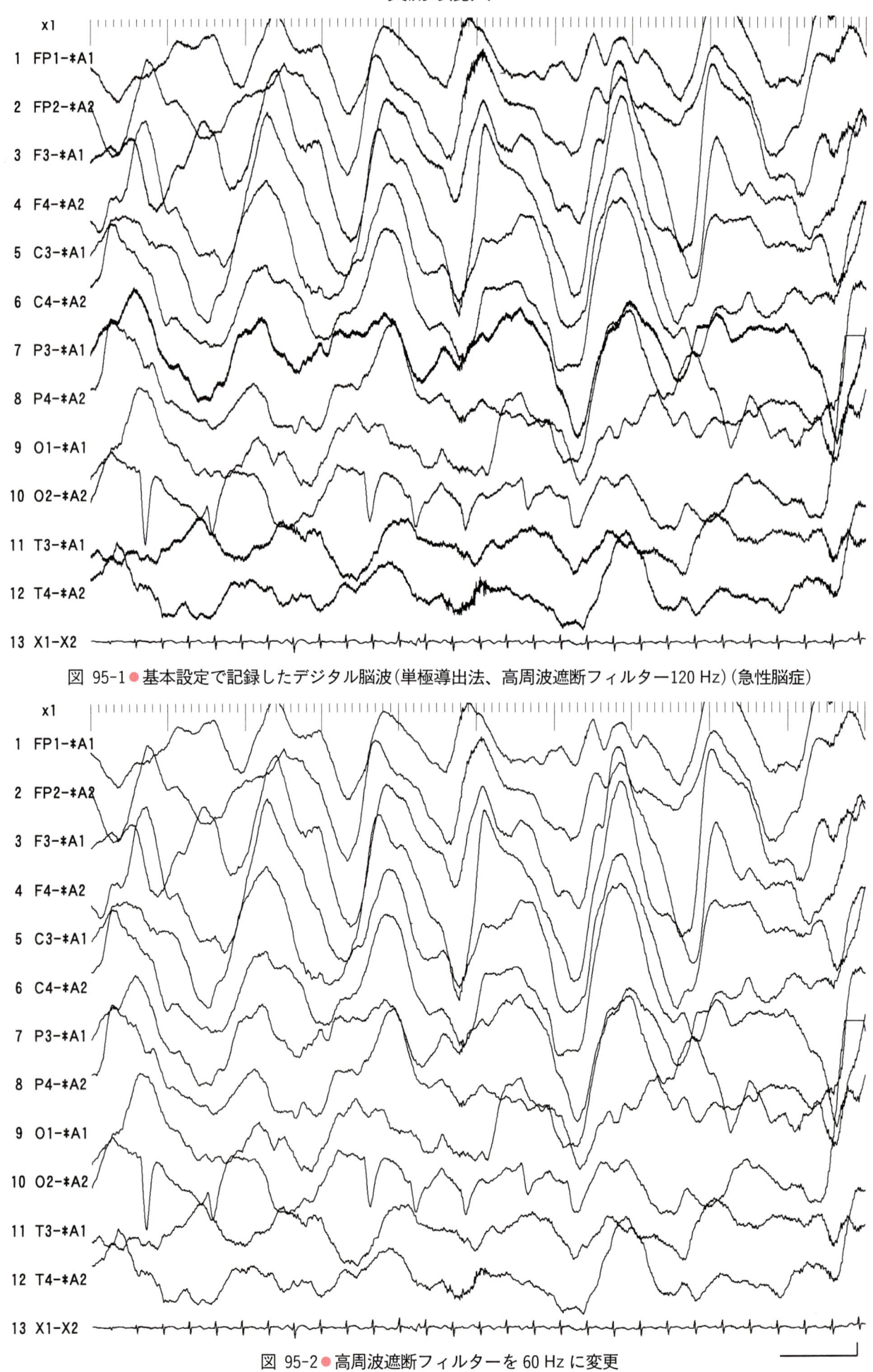

図 95-1 ● 基本設定で記録したデジタル脳波（単極導出法、高周波遮断フィルター120 Hz）（急性脳症）

図 95-2 ● 高周波遮断フィルターを 60 Hz に変更

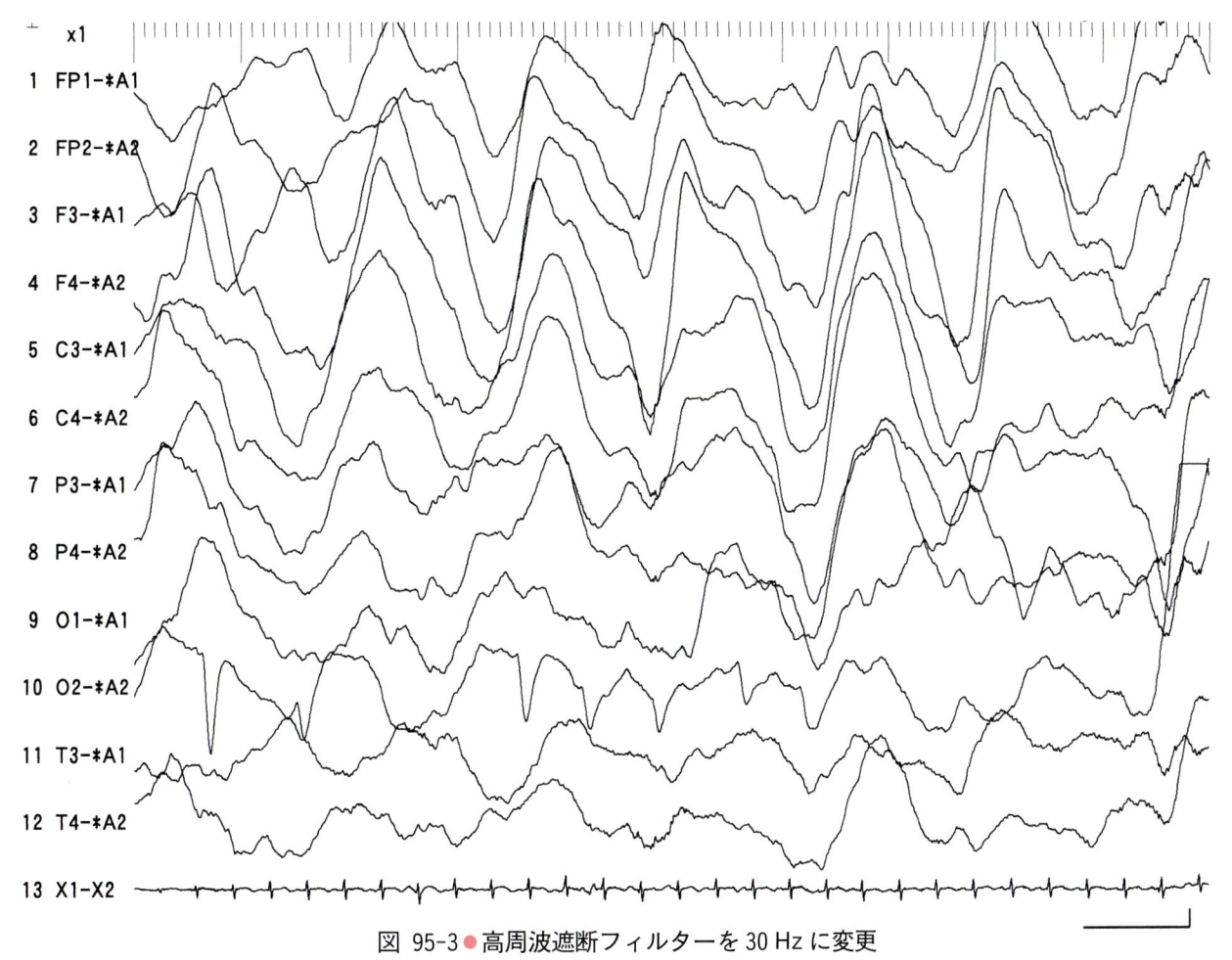

図 95-3 ● 高周波遮断フィルターを 30 Hz に変更

けいれん重積症例で発作抑止後に救急外来で当直医が記録したデジタル脳波（図 95-1）である。交流の混入があるが、徐波の判読はできる。高周波遮断フィルターを 60 Hz に設定すると交流の振幅が低下して読みやすくなる（図 95-2）。さらに高周波遮断フィルターを 30 Hz（図 95-3）に設定すると高周波成分はほぼ除去され、スムーズな脳波となる。本例における脳波記録の目的は、発作活動が完全に抑制されていることの確認と脳機能評価（徐波）である。この記録では周波数の早い成分（棘波・鋭波）はないので、高周波遮断フィルターを 30 Hz まで使用しても本来の脳波を変えてしまうことはないが、不用意に使用すべきではない。

高周波遮断フィルター(HF)は棘波・鋭波を変える

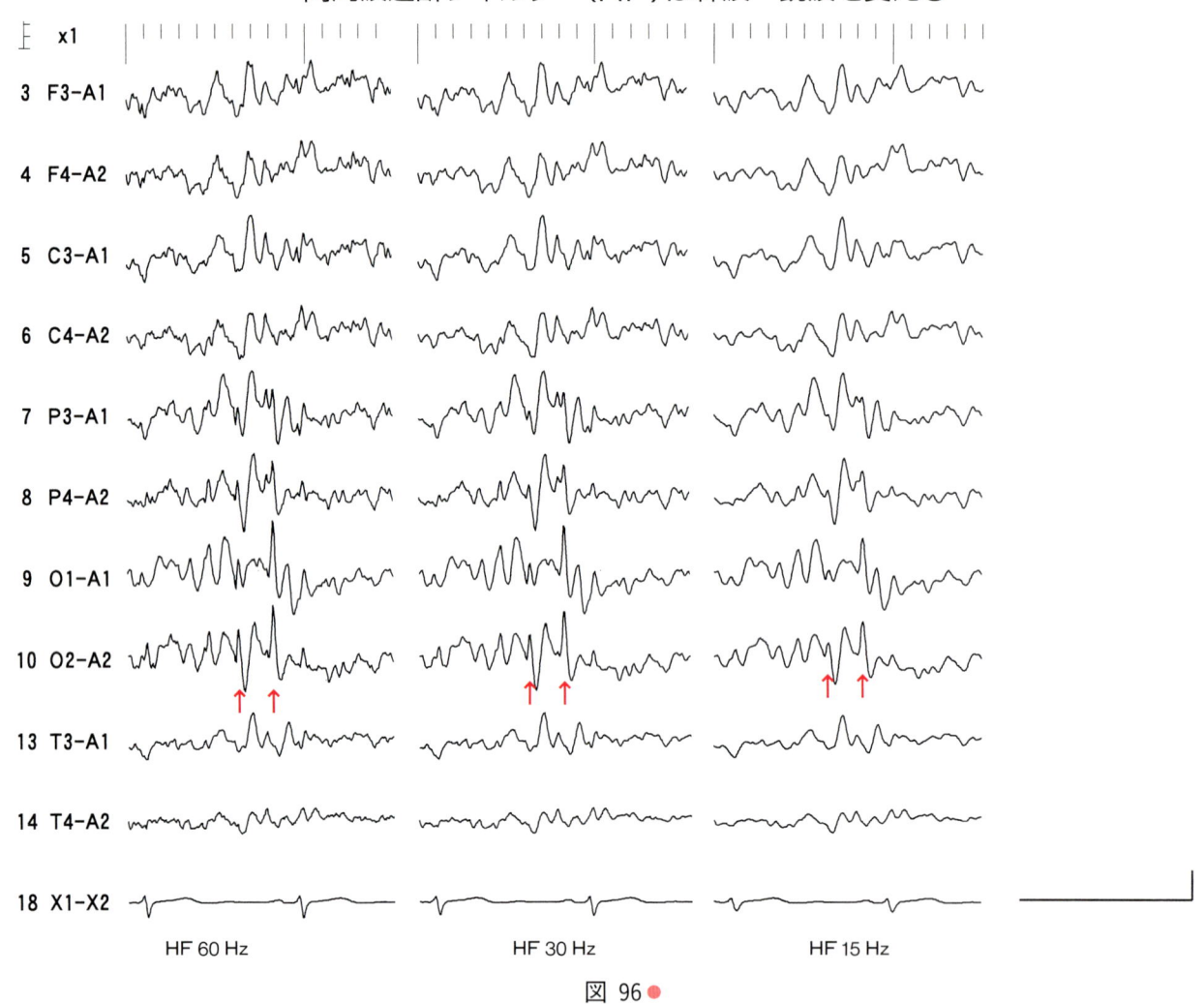

HF 60 Hz　　　　HF 30 Hz　　　　HF 15 Hz

図 96 ●

非常に鋭い棘波を O1 と O2 に認める(左図、↑)。HF を 30 Hz にしてもこの棘波は判読可能である(中)。よくみるとわずかに振幅が低下している。HF を 15 Hz にすると棘波の振幅が低下して先端が丸くなる(右図)。これでは棘波の判断ができない。

④モンタージュ(Pat)(8 P および付録の脳波スケール):判読困難な波はモンタージュを変えるだけでわかる場合が多い。一般に広汎な波は単極導出法の方がわかりやすい(図 97、98)。局在性の異常を判定するには双極導出法が優れている。また双極導出法は、アーチファクトの影響が少なく、耳朶電極活性化の影響が少ないので発作時脳波記録に適している。

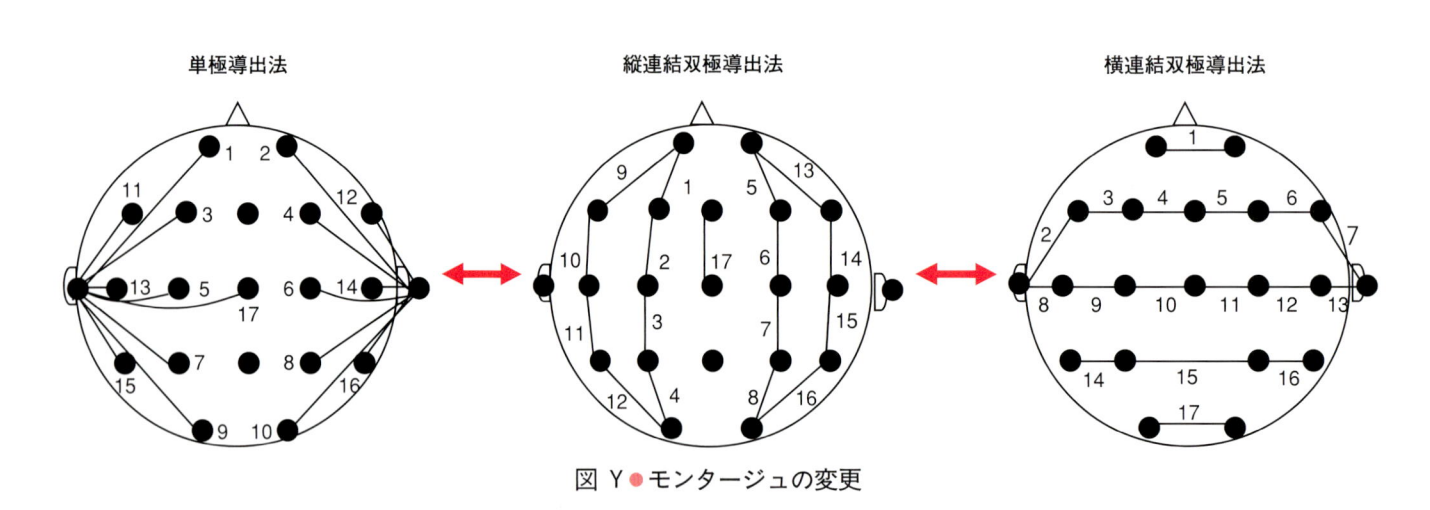

単極導出法　　　　縦連結双極導出法　　　　横連結双極導出法

図 Y ● モンタージュの変更

広汎な波：モンタージュ（pat）の変更

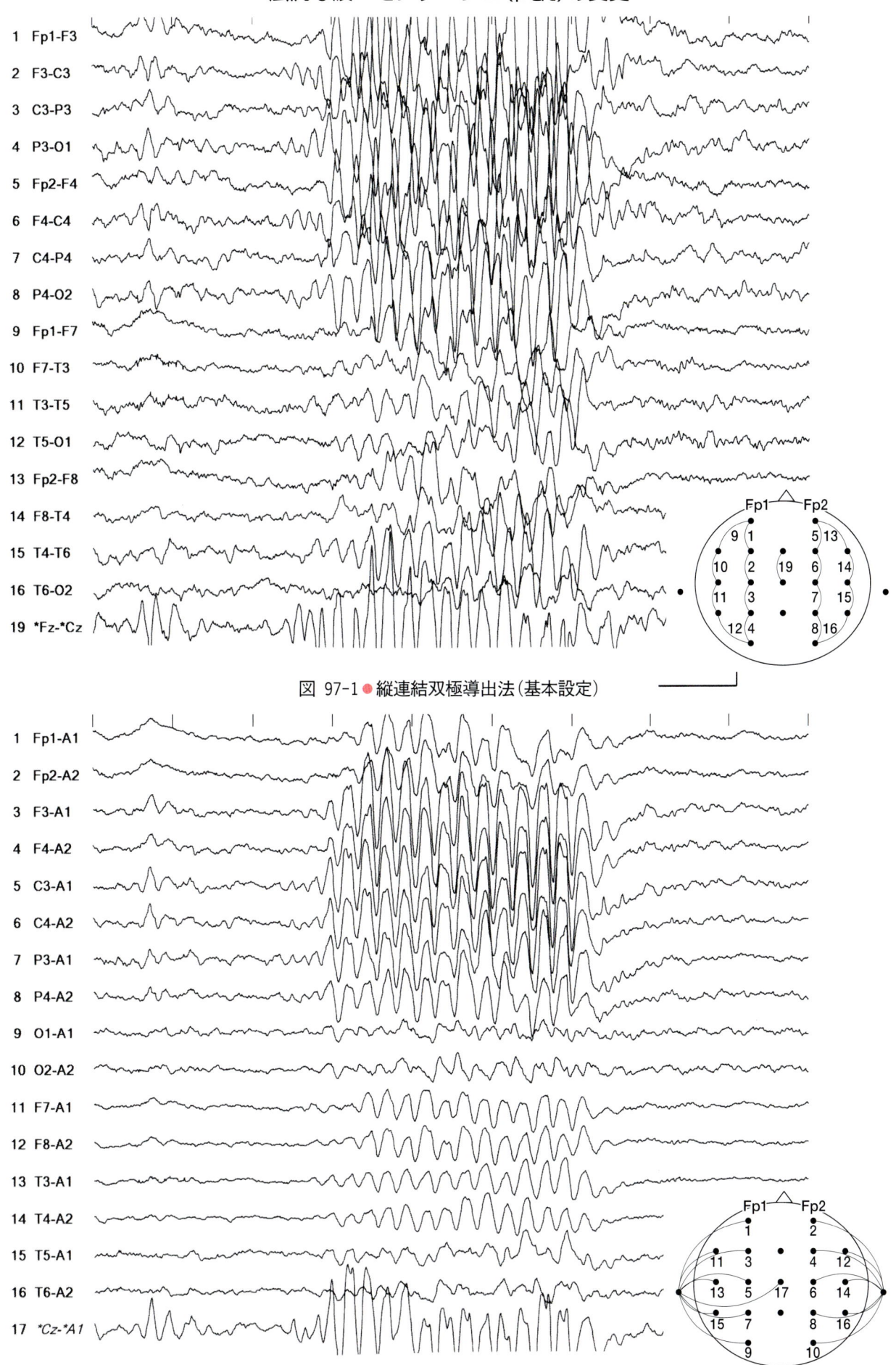

図 97-1 ● 縦連結双極導出法（基本設定）

図 97-2 ● 図 97-1 を単極導出法で表示したもの　振幅を 1/2 に低下させている

図 97-1 では、両側中心部（C）にピークをもつ高振幅な徐波律動を認める。単極導出法で表示し振幅を下げると徐波の分布がよくわかる。入眠期過同期である。

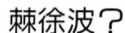

棘徐波？

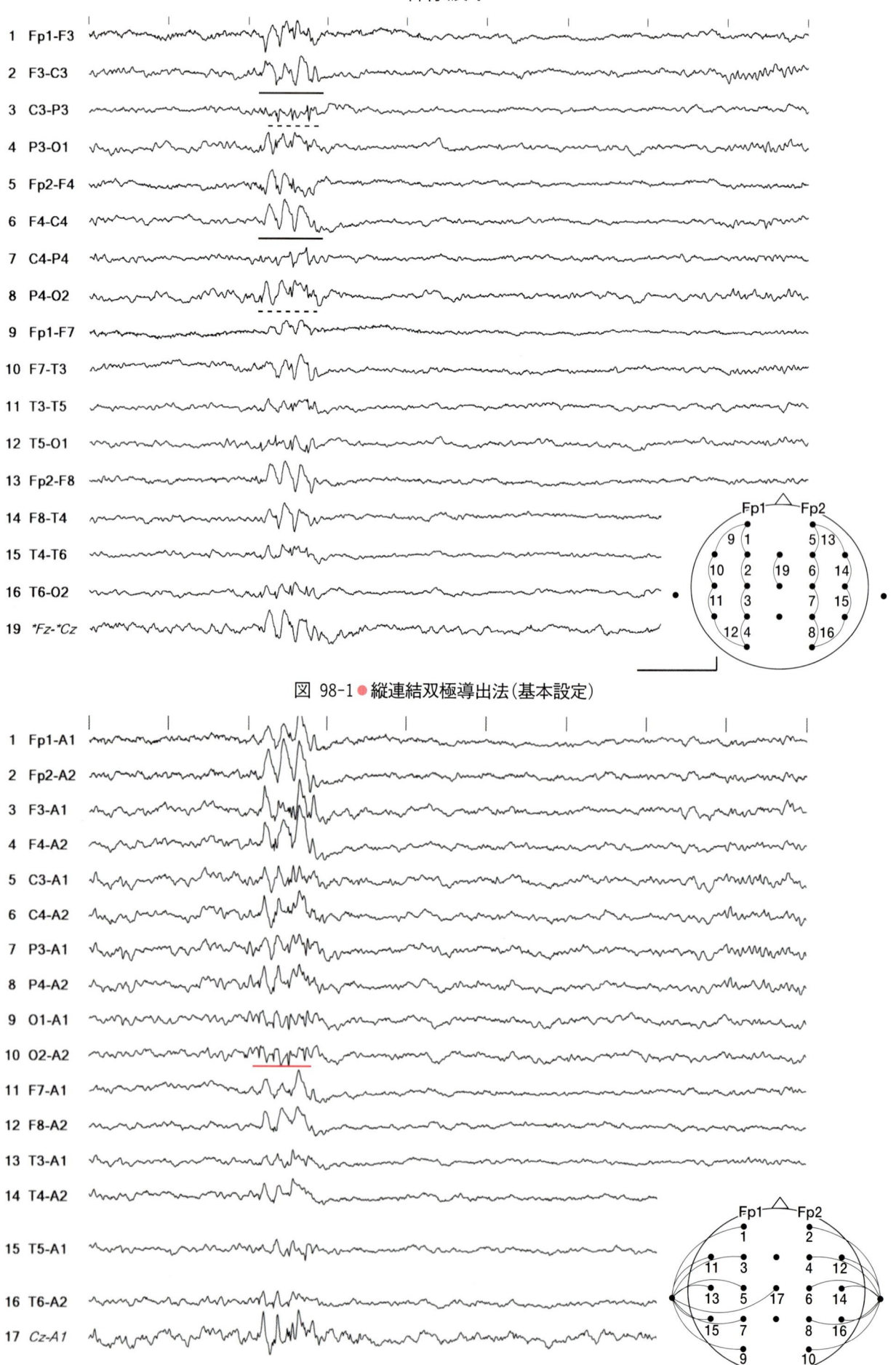

図 98-1 ● 縦連結双極導出法（基本設定）

図 98-2 ● 図 98-1 を単極極導出法で表示したもの

縦連結双極導出法（図 98-1）では、前頭部優位徐波群発（—）と後頭・頭頂部の棘波？（---）が見られる。モンタージュを単極導出法に変換してみると、これは 6 Hz 陽性棘波あるいは phantom spike であることがわかる（—）（図 98-2）（148〜151 頁参照）。

⑤**基準電極（Ref）**：単極導出法（6頁）では、同側耳朶（A 1、2）を基準電極として導出することが多い。耳朶電極の活性化（160頁図89、165頁図 R）がある場合に判定が困難となる。また、電位の左右差を見る場合には、基準電極を同一にしないと判断できない。このような場合には、平均基準電極（AV）法（頭皮上のすべての電極の平均電位を基準とする）に変えるのが最も簡単である。但し、全般性あるいは広汎性棘波・棘徐波などの場合に AV 法を使うと、基準電極が活性化されているために、却ってわかりにくくなる。

基準電極（Ref）の変更

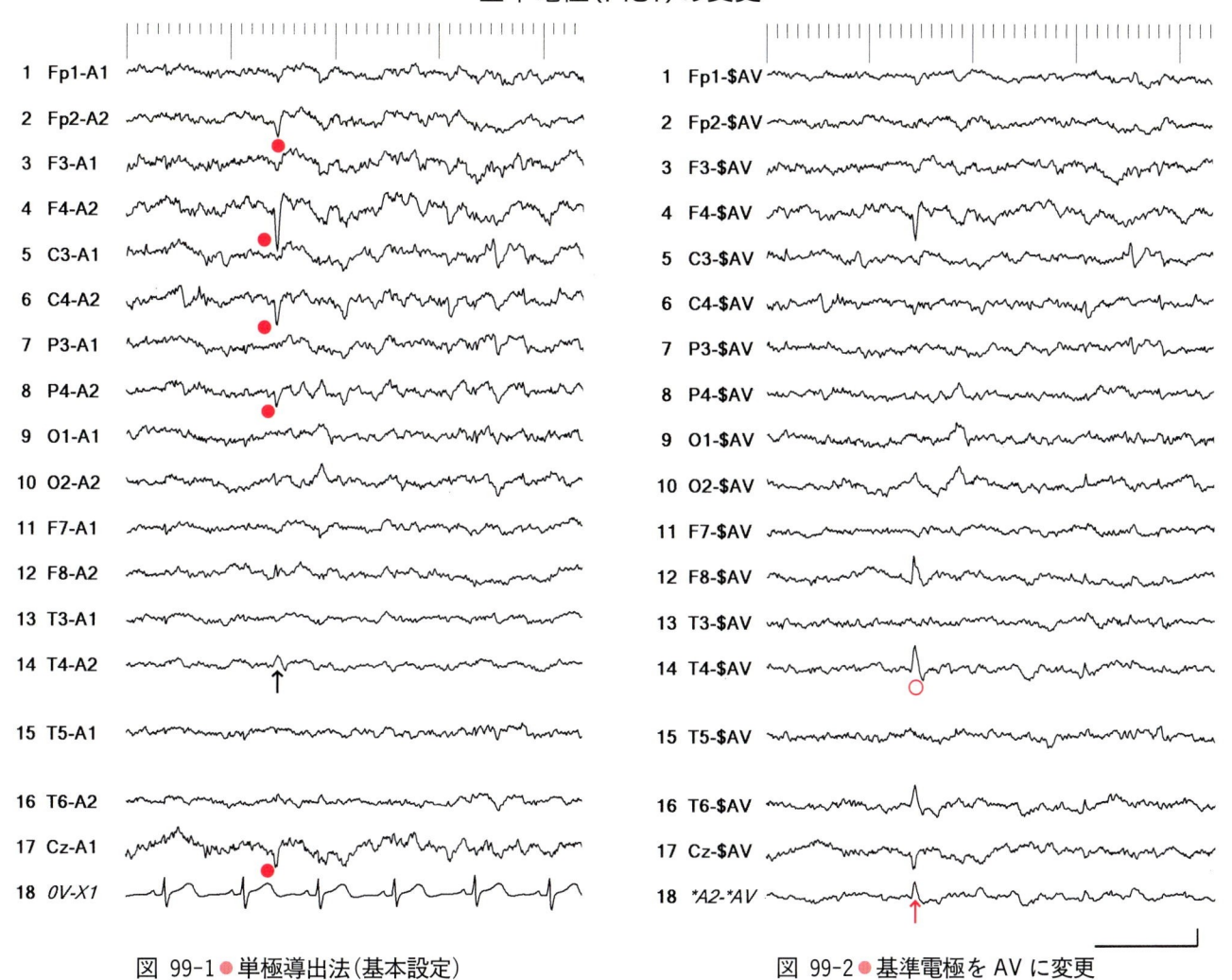

図 99-1●単極導出法（基本設定）　　　　図 99-2●基準電極を AV に変更

単極導出法では、左半球は左耳朶 A 1 を右半球は右耳朶 A 2 を基準電極に使用している。図 99-1 では右前頭部（F 4）をピークに陽性波を認める（●）。基準電極を AV に変更すると右側頭中部（T 4）に明瞭な陰性鋭波を認める（図 99-2、○）。A 2 が活性化されていることがわかる（↑）。F 4 と C 4 は陽性に振れているので、脳表に対して接線方向の電位（dipole field）をもっている鋭波であることが推定される。なお、図 99-1 をよく見ると T 4 に小さな陰性鋭波が見える（↑）。

▶ **要　　点**　　**デジタル脳波の使い方**

基本操作：高振幅な波や基線の揺れ　→ ①時定数（TC）を変えてみる：0.3→0.1
　　　　　交流や筋電図などの高周波→ ②高周波除去フィルター（HF）を設定：120 Hz→60 Hz→30 Hz
　　　　　高振幅な波　　　　　　　→ ③振幅（Sens）を変えてみる：10 μ→15 μ→20 μ→→→
応用　　　：理解できない波の判定　→ ④モンタージュ（Pat）を変えてみる：
　　　　　　　　　　　　　　　　　　　単極導出法 ⇆ 縦連結双極導出法 ⇆ 横連結双極導出法
　　　　　　　　　　　　　　　　　→ ⑤基準電極を変えてみる：基本設定→平均基準電極（AV）法
　　　　　　　　　　　　　　　　　→ ⑥独自に必要電極を追加・削除
　　　　　発作時脳波　　　　　　　→ ①～⑥を駆使して判読

● 動作環境

対応 OS：Windows XP SP 2 以上（Windows 8 で開けない場合あり）

メ モ リ：Windows XP、Windows 7＝1 GByte 以上

Windows 8＝4 GByte 以上

周辺機器：CD/DVD RW ドライブ

《注意》上記の動作環境ですべての動作を保証するものではありません。動作保証環境以外での動作につきましては責任を負いません。

● 著作権

付属の CD–ROM のビュープログラムは、日本光電工業(株)が著作権を有しています。

付属の CD–ROM の複製、貸出および公開を禁じます。

● 免責・保証範囲

本プログラムにより機器や媒体が直接または間接的に損害を生じたとしても、(株)永井書店は一切の責任を負いません。また、弊社は本プログラムを使用した結果の影響に関しても、一切の責任を負わないものとします。

● CD–ROM の起動

付録の CD–ROM をドライブに挿入すると自動で脳波ファイル画面（図 a）が表示される。もし脳波ファイル画面が自動表示されない場合には、コンピュータ（または PC）を開き DVD RW ドライブ（➡）をクリックすると、図 b が表示されるので DotNetChecker（ DotNetChecker ）をダブルクリックする。

脳波ファイル画面（図 a）の ID の中から脳波ファイルを選んでダブルクリック（もしくは Review キーをクリック）すると、脳波が表示される（図 c）。

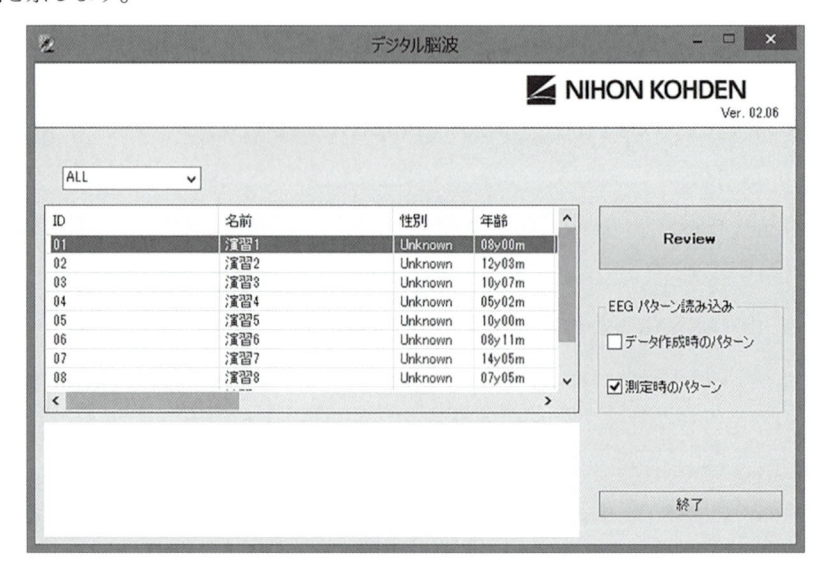

図 a● 脳波ファイル画面

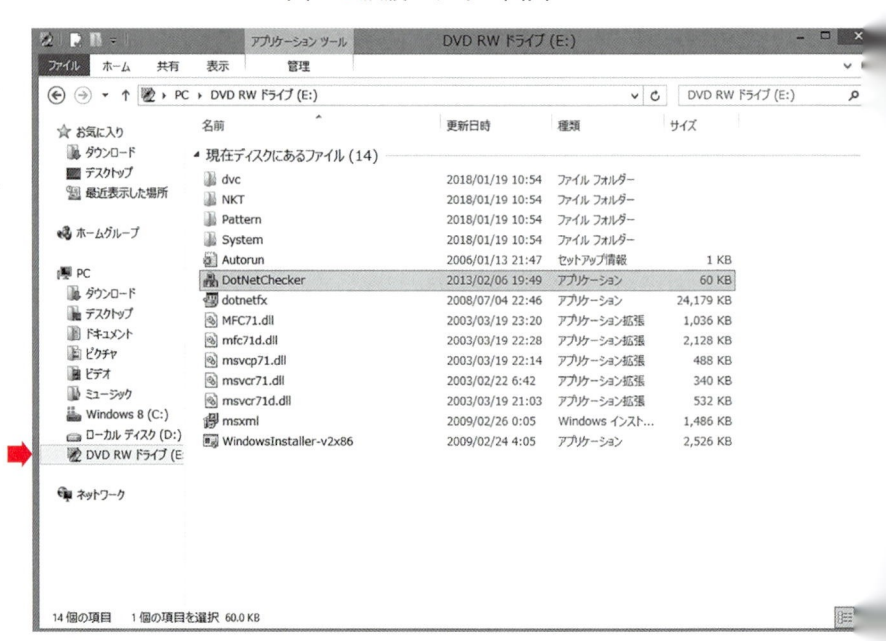

図 b● コンピュータの DVD RW ドライブ画面

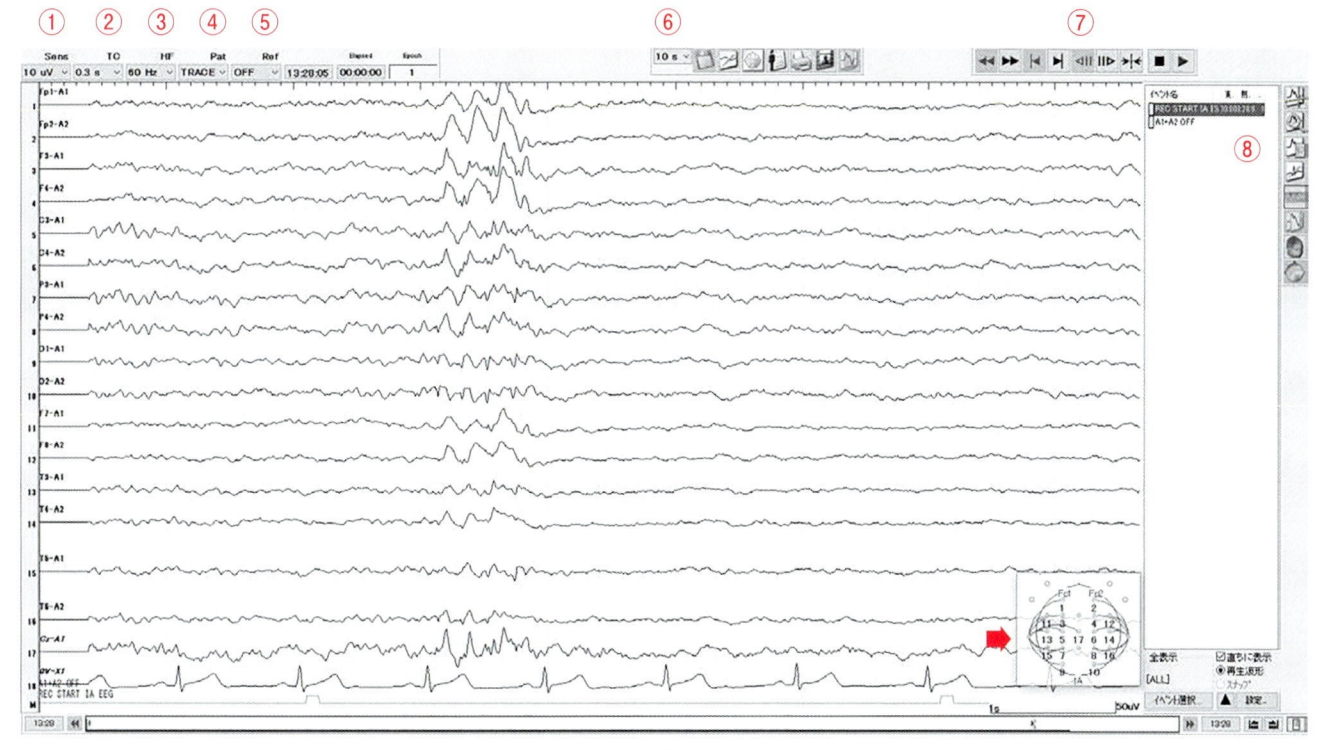

図 c ●脳波表示

●操作キーの名称（図 c）

①Sens：振幅を変えることができる。基本設定は 10 μV である。カーソルを数字（通常 10 μV）に移動して変更する。

②TC：時定数（Time constant）を変えることができる。基本設定は 0.3 s（秒）である。カーソルを数字（通常 0.3 s）に移動して変更する。

③HF：高周波遮断フィルター（High cut filter）を変えることができる。基本設定は 60 Hz である。カーソルを数字（通常 60 Hz）に移動して変更する。

④Pat：モンタージュを変えることができる。任意に設定できる。この CD-ROM では、ⅠA が単極導出法（176 頁、**図 Y 左**）、ⅡA が縦連結双極導出法（176 頁、**図 Y 中央**）、ⅢA が横連結双極導出法（176 頁、**図 Y 右**）である。モンタージュは画面上に表示されている（➡）。

⑤Ref：基準電極を変えることができる。基本設定は OFF（左半球は左耳朶 A 1、右半球は右耳朶 A 2）である。

・A 1 ➔ A 2：左耳朶 A 1 を右耳朶 A 2 に変更する。つまりすべての電極を右耳朶 A 2 で表示すること。左耳朶の設置不良のときに使う。

・A 1 ⬅ A 2：上記の逆で、すべての電極を左耳朶で表示する。

・A 1 ◇ A 2：両耳朶を連結して表示する。脳波に心電図の混入が多いときに使用すると心電図が低振幅化する。

・AV：平均基準電極法。突発波の局在が明瞭になる。耳朶の活性化がある場合に特に有用である。

⑥1 ページの表示時間：基本設定は 10 s である。コンピュータの画面サイズが 16：9（横長）の場合には 15 s にした方が、実際の脳波に近くなる。

⑦ページ送り

・▶|：1 ページ（約 10 秒）進む

・|◀：1 ページ（約 10 秒）戻る

・‖▷：1 秒進む

・◁‖：1 秒戻る

⑧脳波スケール表示：クリックすると脳波画面上に脳波スケール（脳波周波数と振幅）が表示される。

脳波判読しやすいように設定を変更してみよう。

演習 1

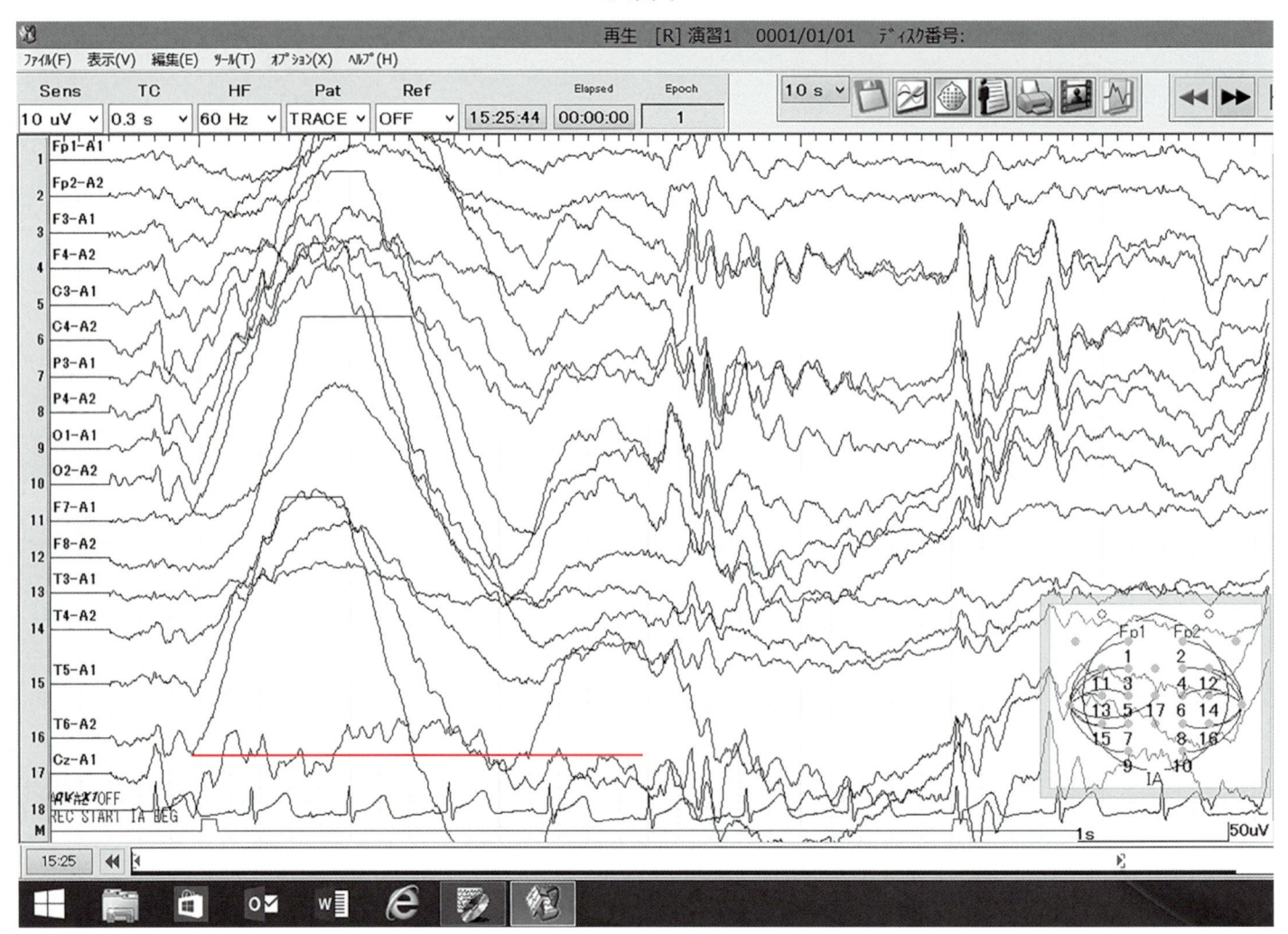

図 100-1 ● 単極導出法（基本設定）（8 歳）
全誘導にわたって大きな揺らぎがあり脳波判読困難である（—）。

Question 1 覚醒・睡眠 stage は？

Question 2 脳波所見は？

脳波の基線が大きく揺らぐ場合の対応

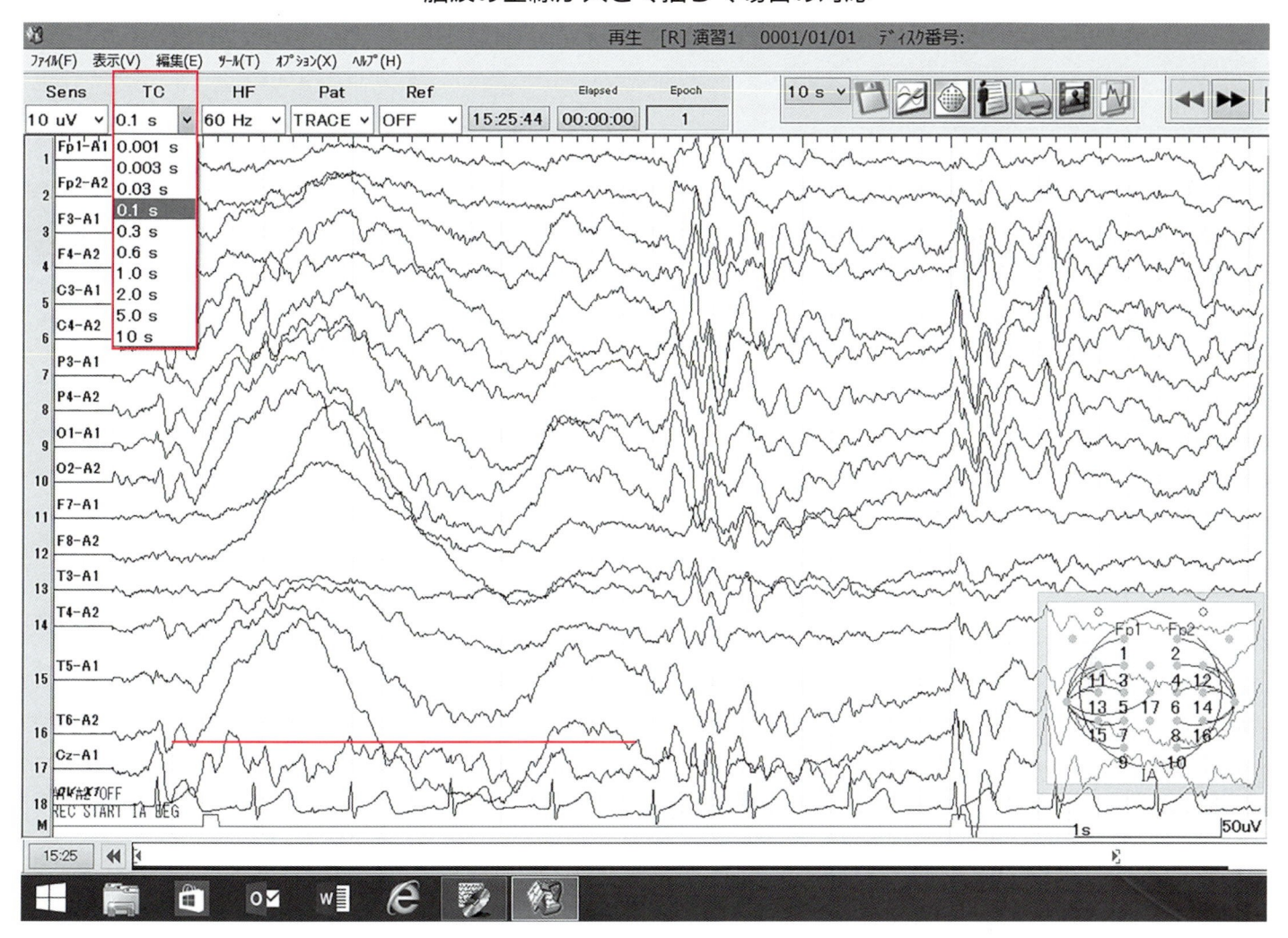

図 100-2 ● 時定数 TC 0.3s→0.1s(□)
時定数(TC)を 0.1s にすると、大きな揺らぎは低振幅となり(—)、脳波判読可能となる。

Answer 1　瘤波を認めるので睡眠 stage 1 である。

Answer 2　正常睡眠脳波である。

　脳波の基線が大きく揺らぐ原因は体動と発汗が多い。本例の脳波の揺らぎは発汗が原因である。乳幼児は入眠直後に発汗が増えるため、しばしばこのような大きな揺らぎを認める(169〜172頁参照)。

▶ 要　点　　脳波の基線が大きく揺れる場合の対応

　　　　　　時定数(TC)を下げる：0.3s→0.1s

演習 2

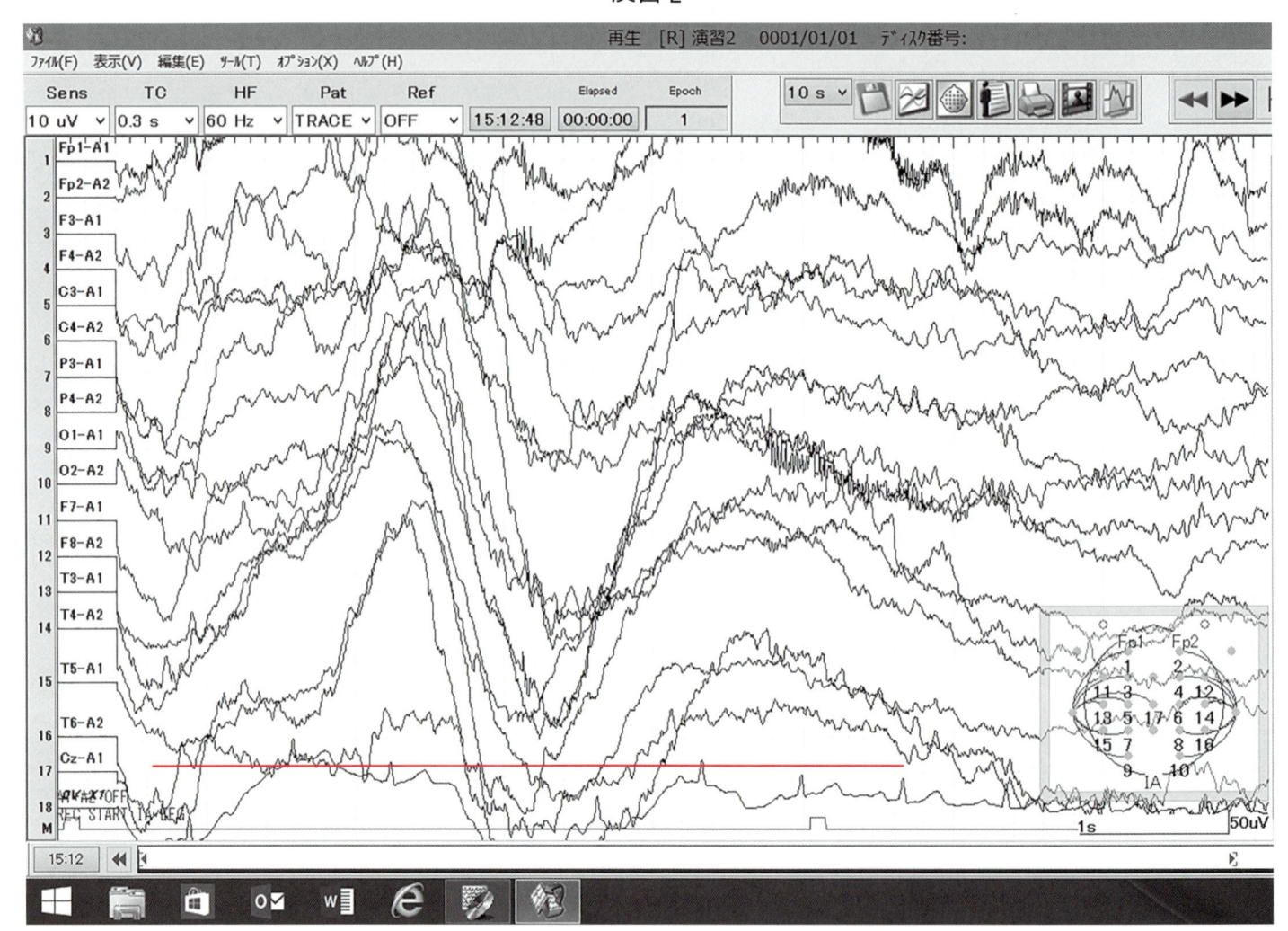

図 101-1 ● 単極導出法(基本設定)(12 歳)
全誘導にわたって大きな揺らぎがあり脳波判読困難である(—)。

Question 1 覚醒・睡眠 stage は？

Question 2 脳波所見は？

Answer 1 後頭部に基礎律動をわずかに認め、頭頂部から後頭部に θ 波を認めるので睡眠 stage 1(入眠期)である。

Answer 2 両側前頭極部に鋭波を認める。

▶ **要　点** 脳波の基線が大きく揺れる場合の対応

時定数(TC)を下げる：0.3s→0.1s(例外的に→0.03s)
但し TC を下げると徐波が低振幅となるため、通常は 0.1s より下げない方がよい。

脳波の基線が大きく揺らぐ場合の対応

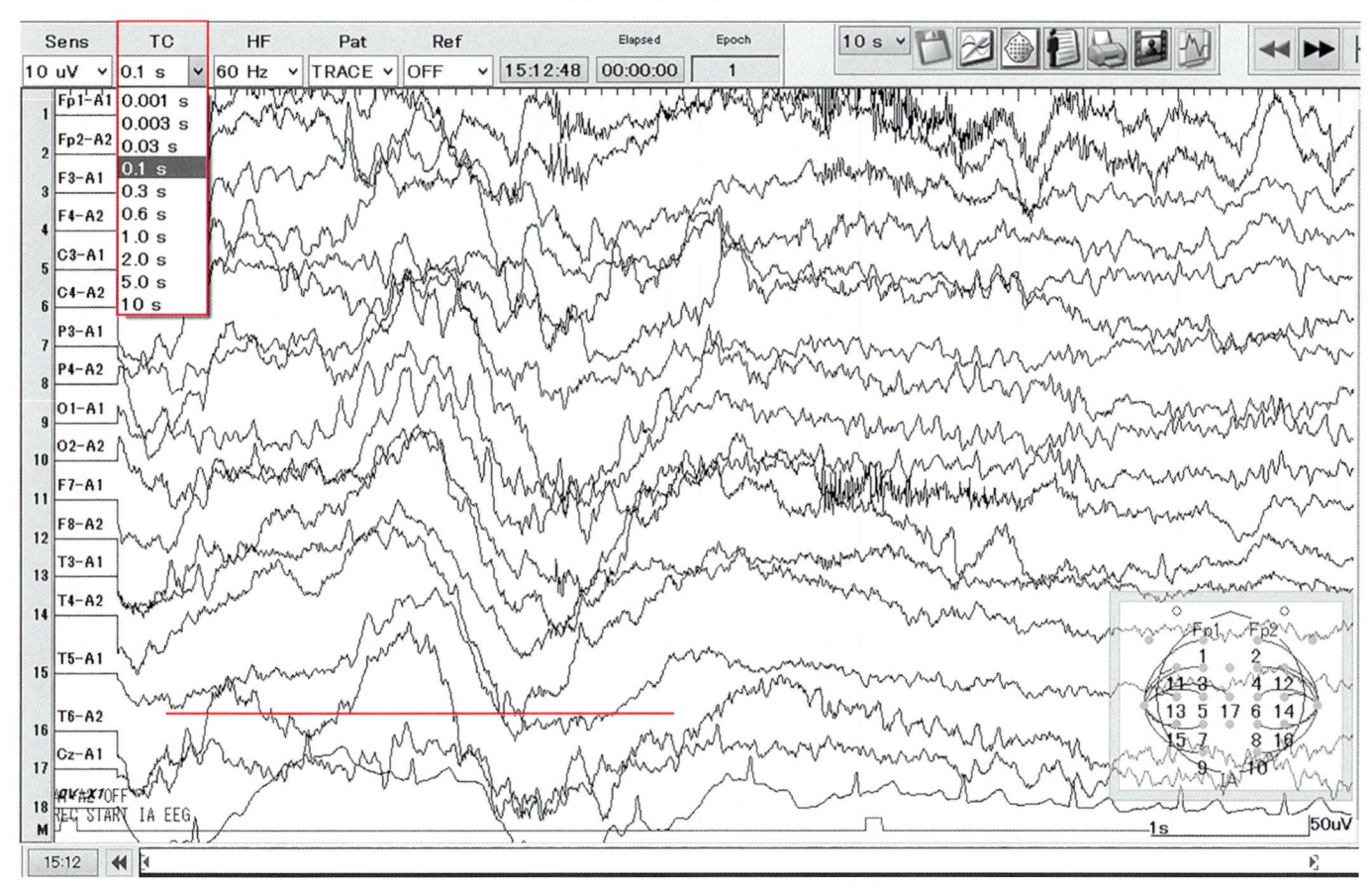

図 101-2 ● 時定数 TC 0.3s→0.1s(□)

時定数を 0.1s にすると、大きな揺らぎは低振幅となったが(─)、まだ基線の揺れがあり判読困難である。

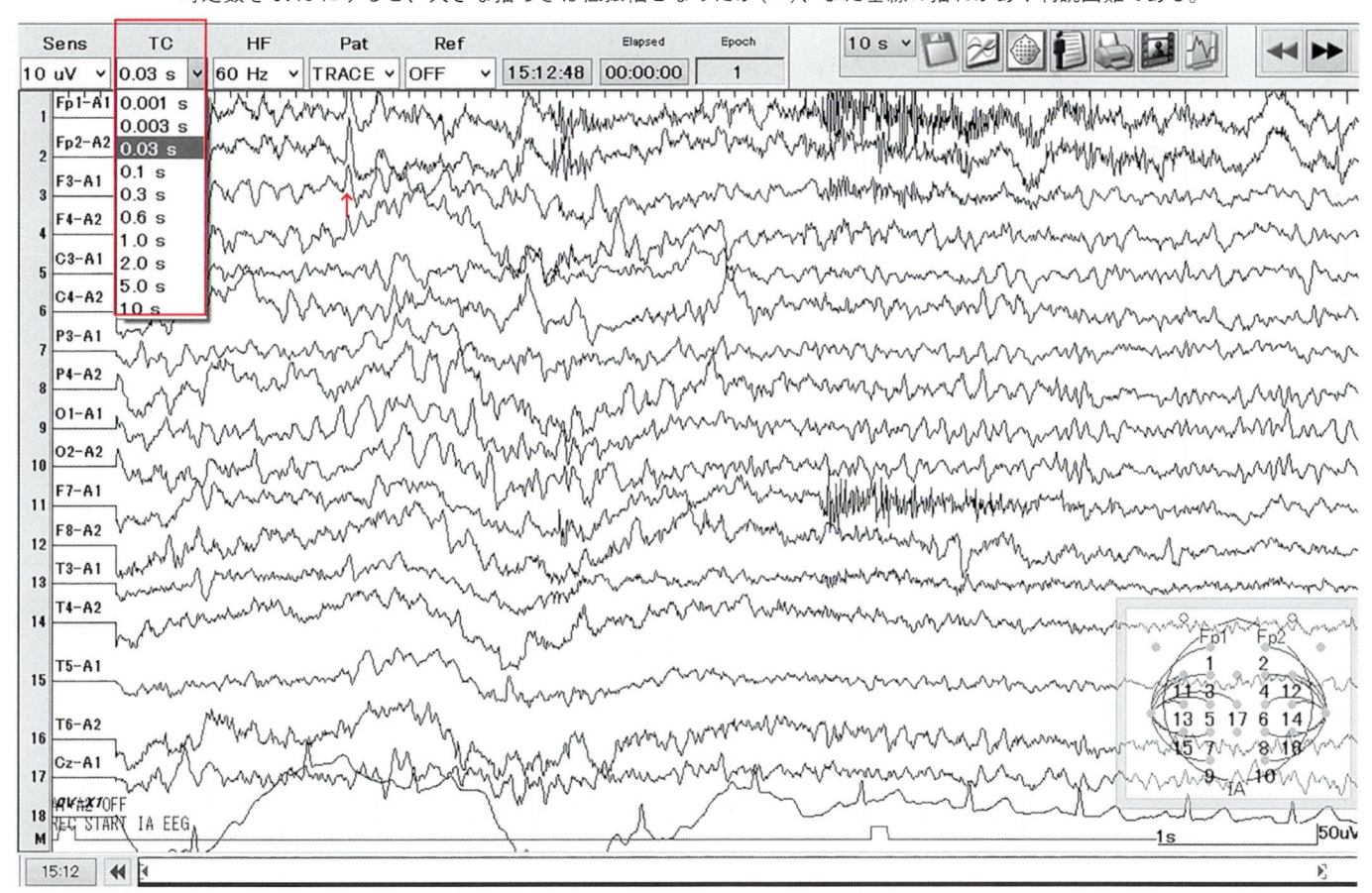

図 101-3 ● 時定数 TC 0.1s→0.03s(□)

時定数を 0.03s にすると基線がさらに低振幅となる。両側前頭極部(Fp1、Fp2)に鋭波を認める(↑)。

演習3

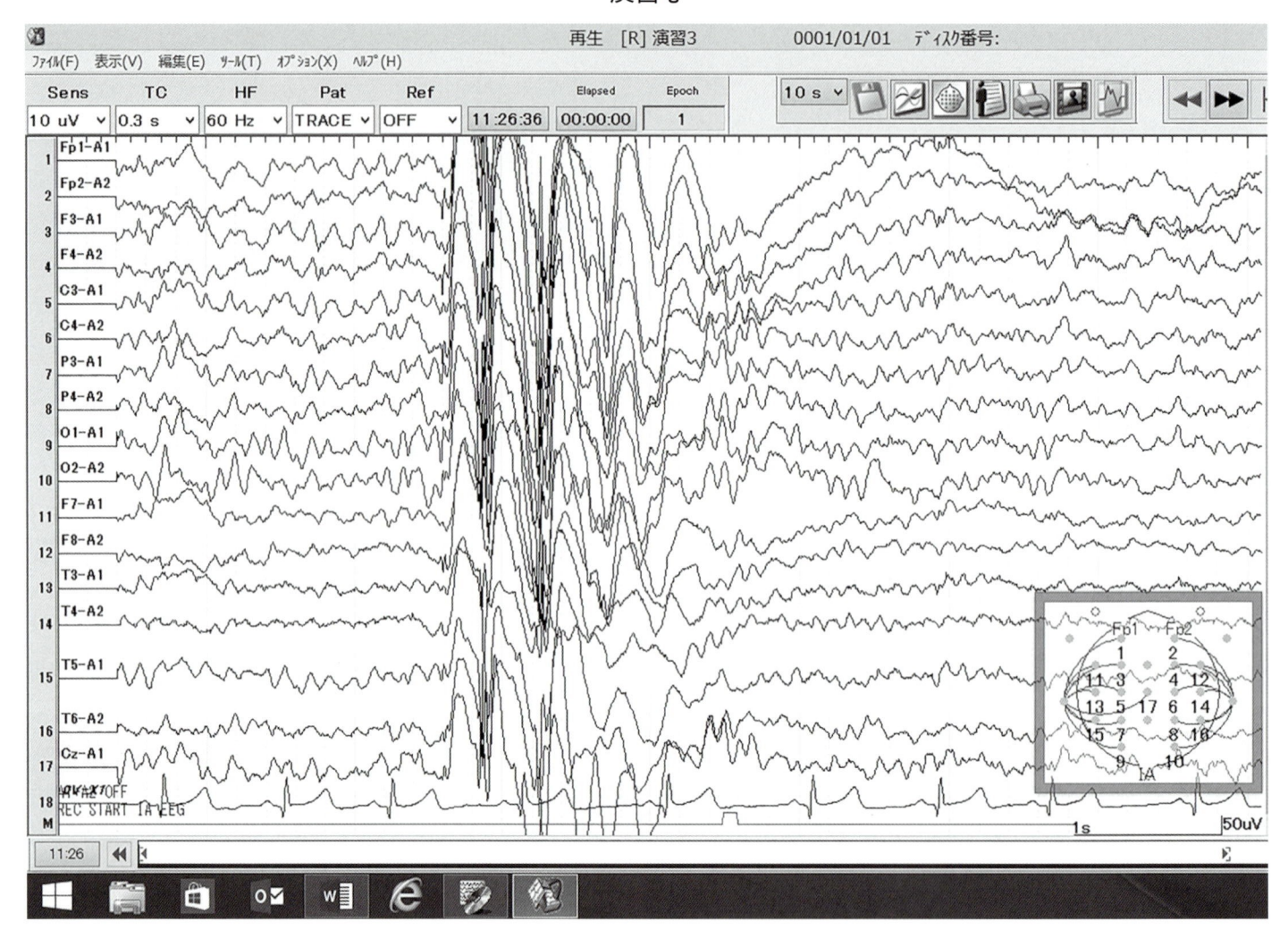

図 102-1 ● 単極導出法（基本設定）（10歳）
高振幅徐波が全般性に見られる。波が重なり合っているために棘徐波か徐波かの判別は困難である。

Question 1 覚醒・睡眠 stage は？

Question 2 脳波所見は？

高振幅波の対応

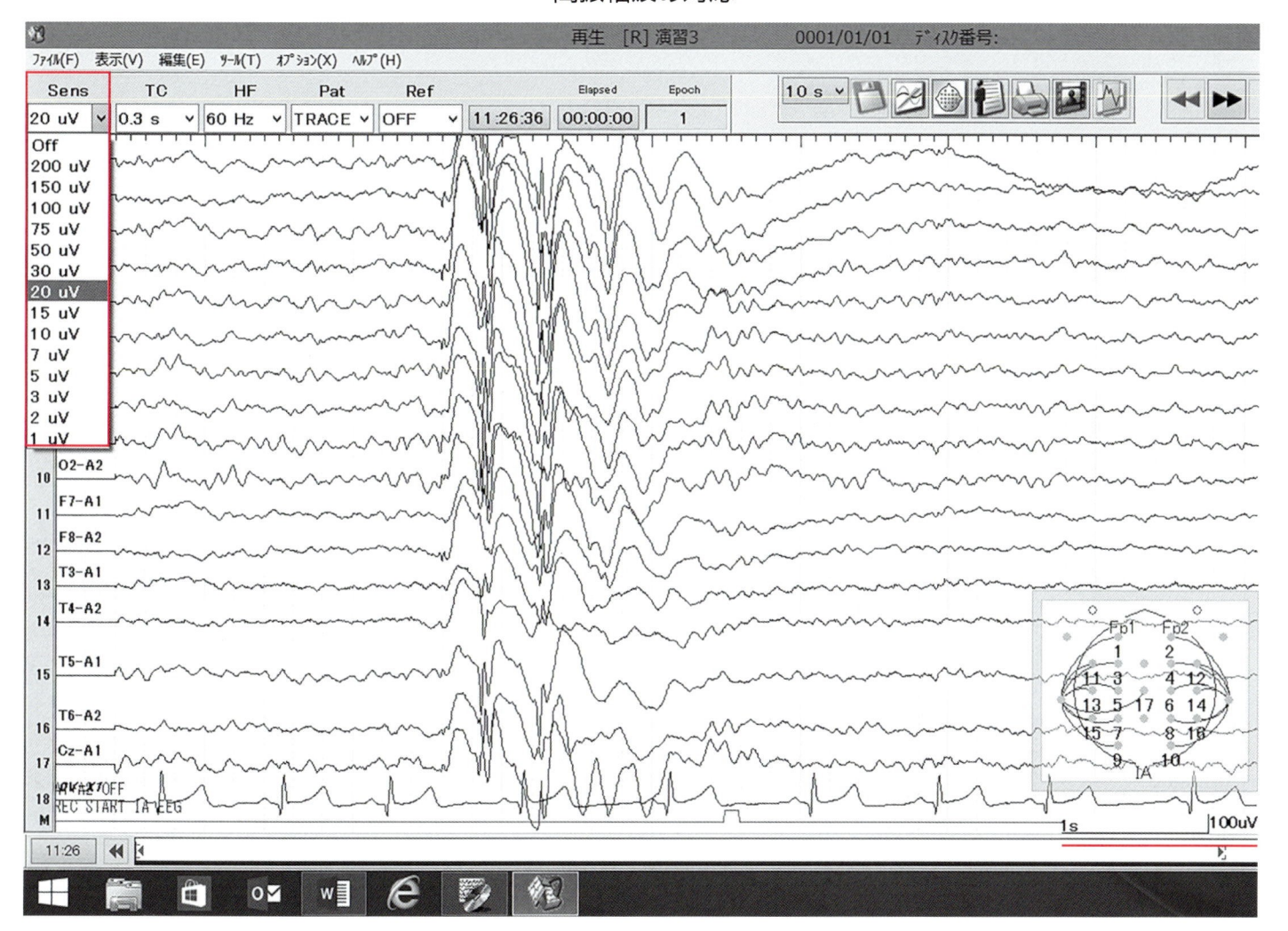

図 102-2 ● 振幅 Sens 10 μV → 20 μV（□）

振幅が 1/2 となり、全般性棘徐波であることがわかる。スケールバーの数値が 100 μV に変わったことに注意（—）。

Answer 1　後頭部に基礎律動を認めるが形成は乏しいので入眠期（睡眠 stage 1）である。

Answer 2　全般性棘徐波を認める。

▶ 要　点　　高振幅波形の対応

振幅を下げて全体表示する。

演習 4

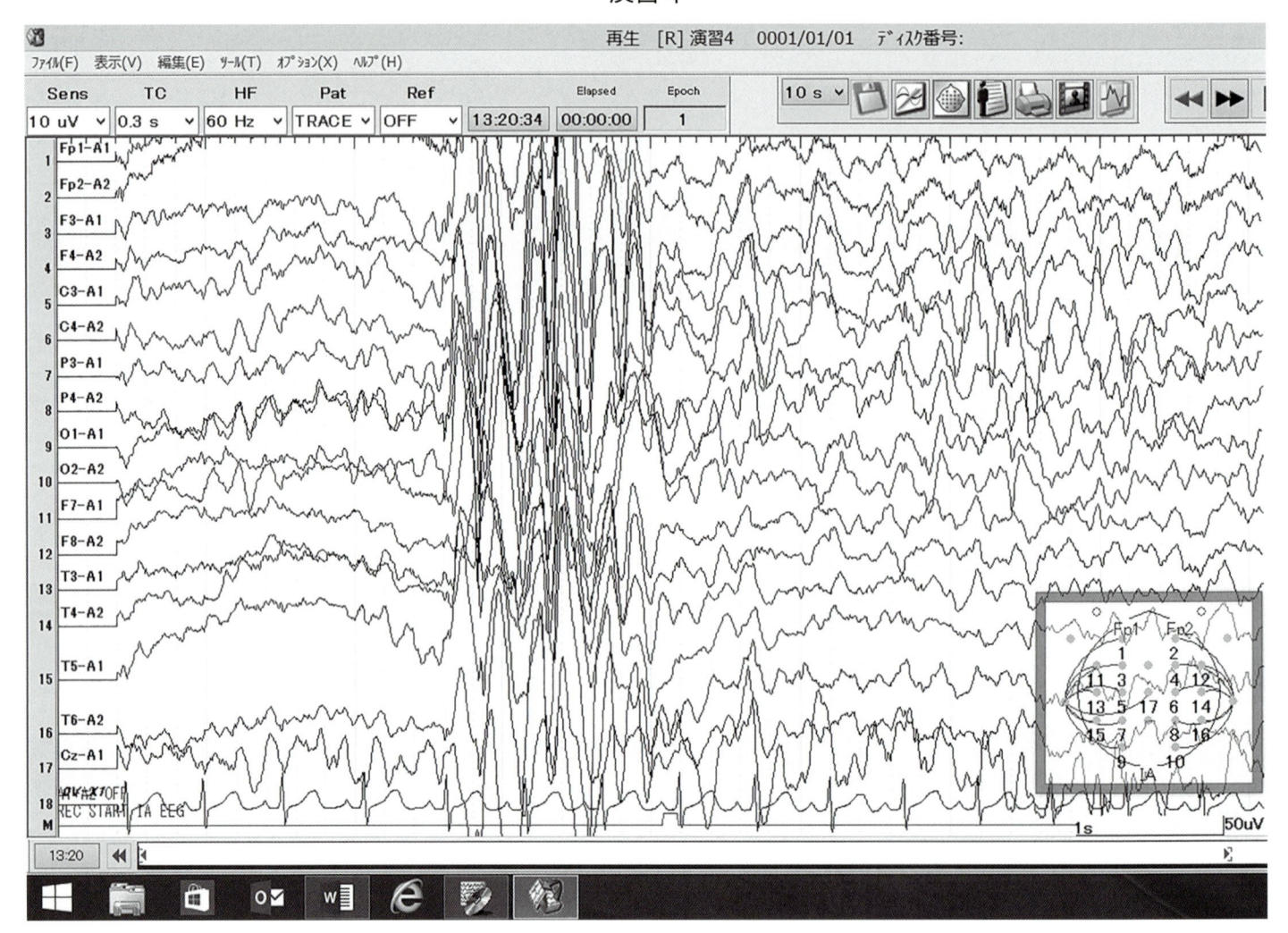

図 103-1 ● 単極導出法（基本設定）（5 歳）
高振幅徐波が全般性に見られる。波が重なり合っているために棘徐波か徐波かが判断しにくい。

Question 1　覚醒・睡眠 stage は？

Question 2　脳波所見は？

高振幅波の対応

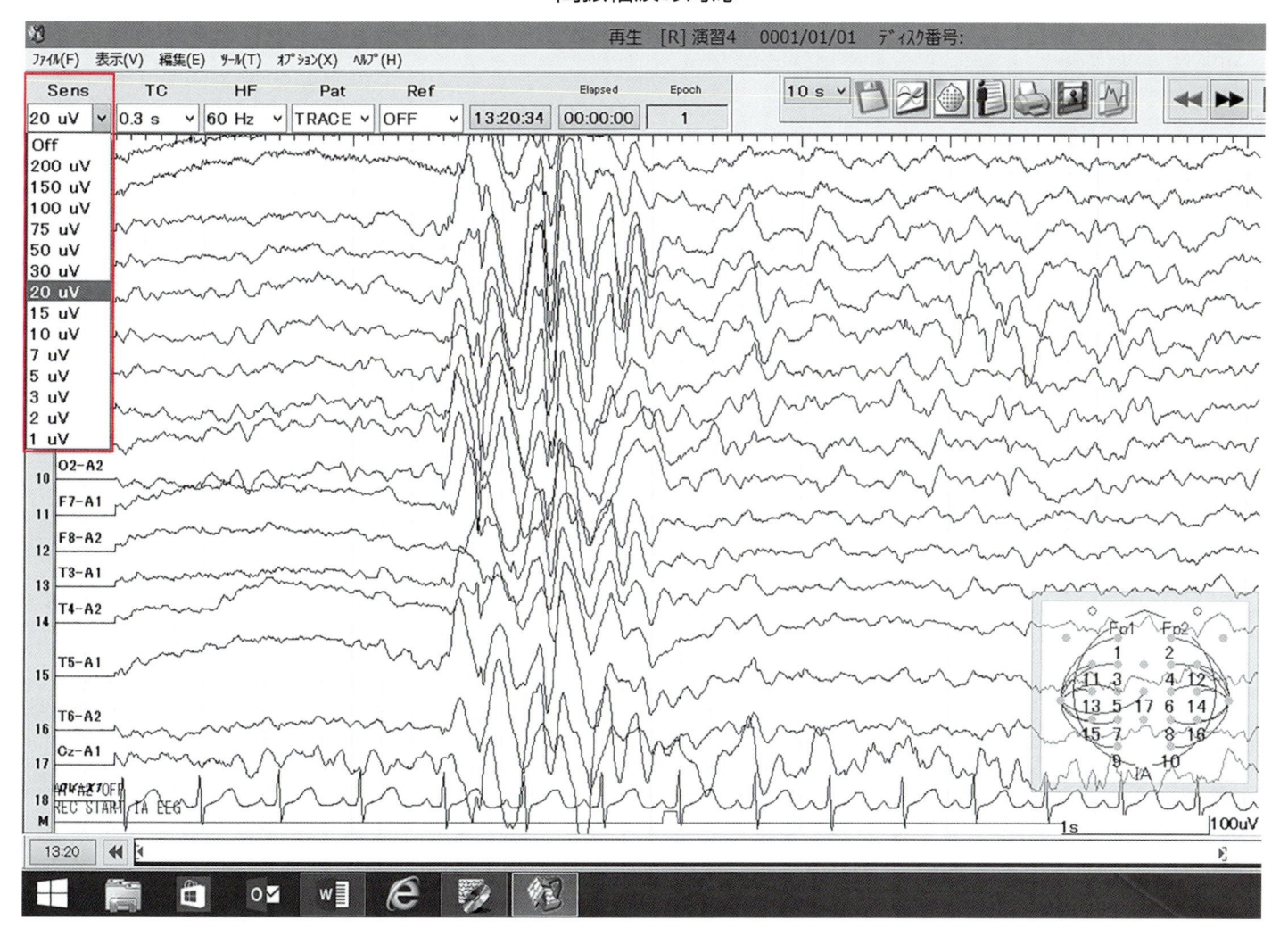

図 103-2 ● 振幅 Sens 10 μV→20 μV (□)

振幅が 1/2 となり、全般性徐波群発であることがわかる。小さな棘波を前半に認め棘徐波の形をとり、pseudo petit mal である (144〜145 頁)。

Answer 1 棘波と徐波群発 (pseudo petit mal) を認めるため睡眠 stage 1 である。

Answer 2 正常脳波である。pseudo petit mal は非てんかん性 normal variant である。

演習 5

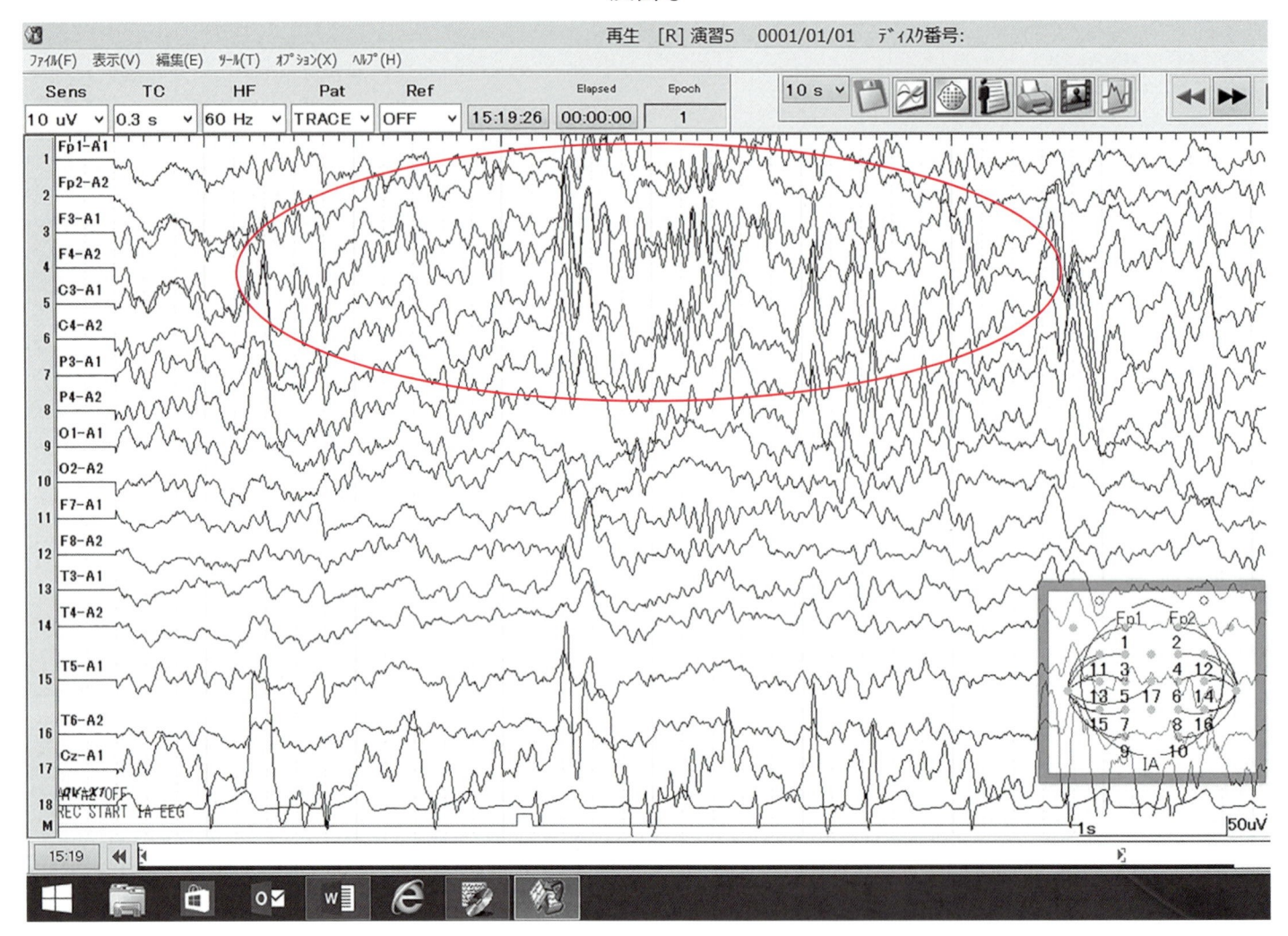

図 104-1 ● 単極導出法(基本設定)(10 歳)
前頭部(F 3、4)・中心部(C 3、4)は波が重なり合い、読みにくい部位がある(○)。

Question 1 覚醒・睡眠 stage は？

Question 2 脳波所見は？

高振幅波の対応

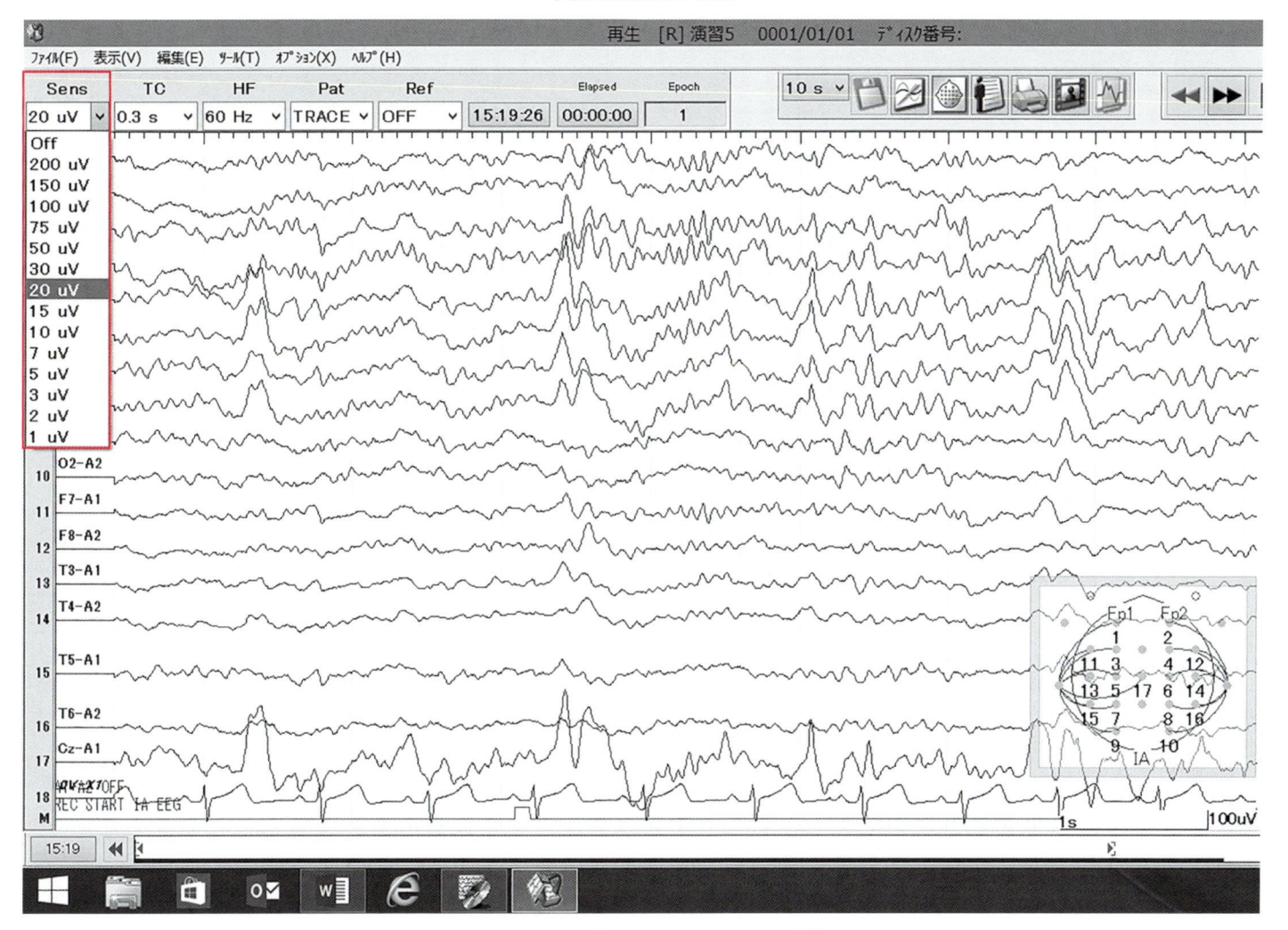

図 104-2 ● 振幅 Sens 10 μV→20 μV（□）

瘤波と紡錘波であることがわかる。TC を下げることでも重なり合いを軽減できる。

Answer 1　瘤波と紡錘波を認めるため睡眠 stage 2 である。

Answer 2　正常脳波である。

演習6

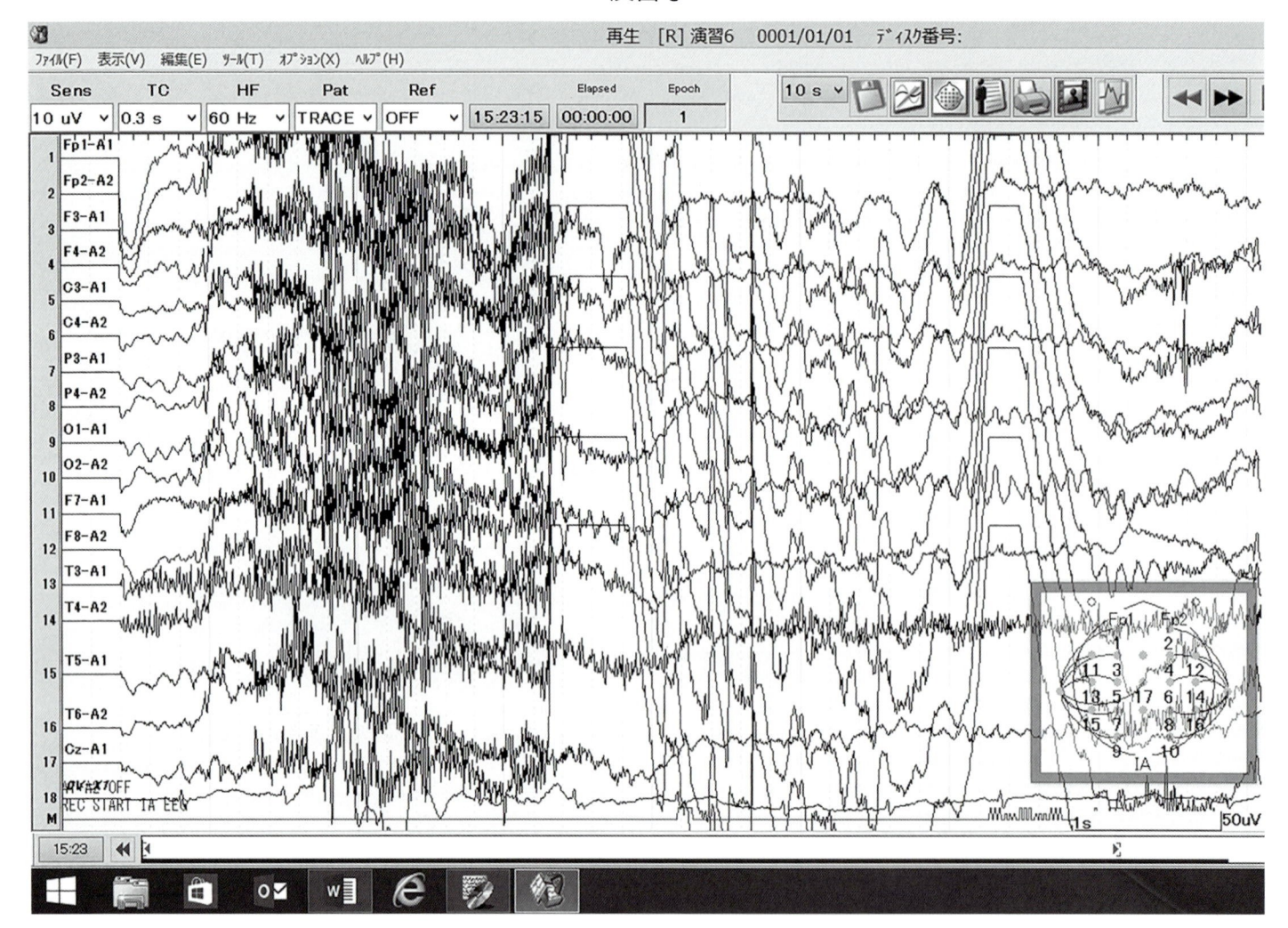

図 105-1 ● 単極導出法（基本設定）（8歳）
体動と筋電図のアーチファクトが混入し脳波判読困難である。

Question 1 覚醒・睡眠 stage は？

Question 2 脳波所見は？

体動の対応

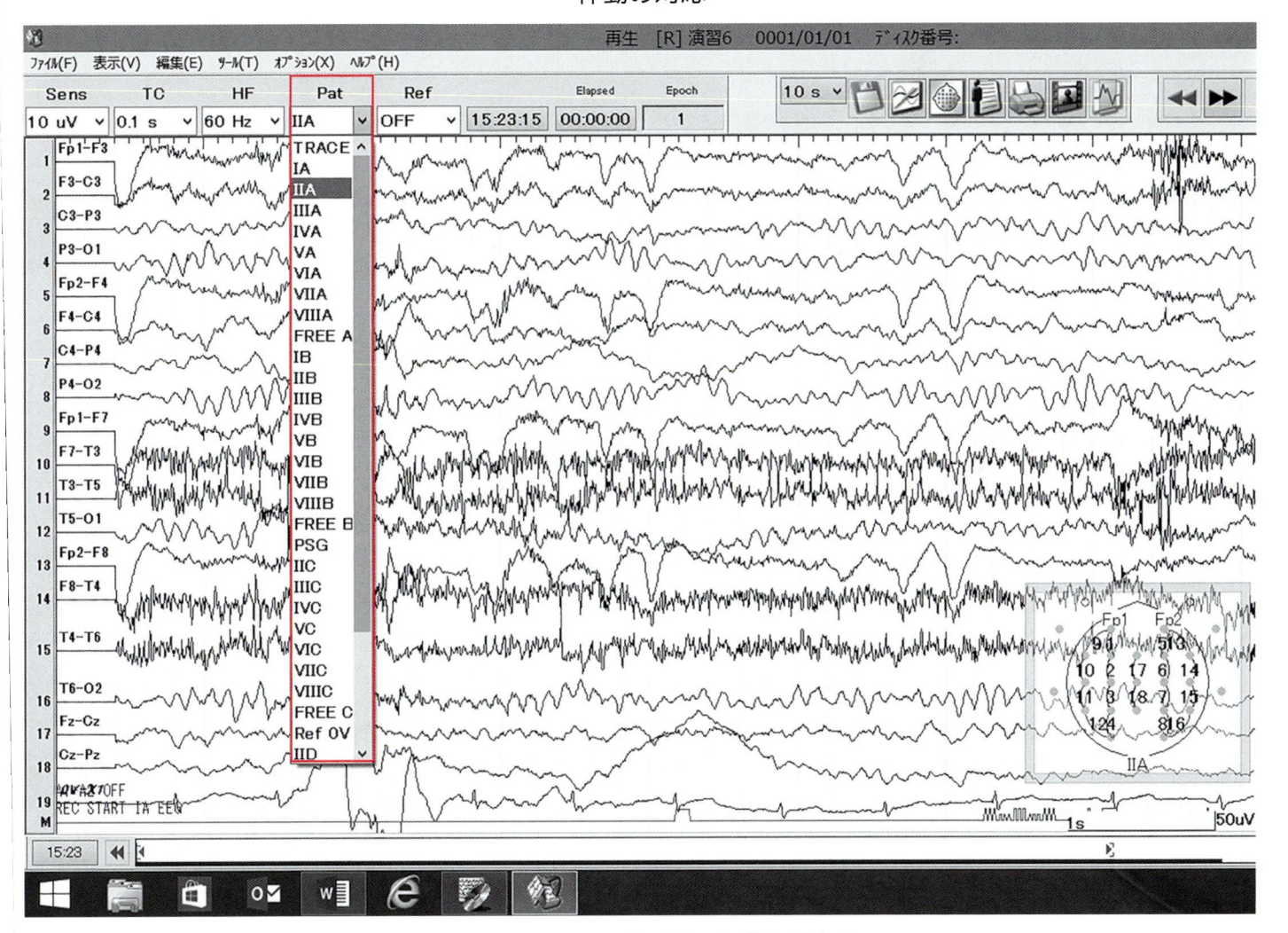

図 105-2 ● モンタージュPat ⅠA→ⅡA(縦連結双極導出法)(□)、TC 0.3s→0.1s

縦連結双極導出法では、耳朶電極を使わないため、アーチファクトの混入が少ない。TCを0.1sにすることで体動による電極の揺れのアーチファクトを減少できる。F7(8)-T3(4)とT3(4)-T5(6)には側頭筋・咬筋の筋電図が混入している。

Answer 1　後頭部律動波を認めるため覚醒である。

Answer 2　正常脳波である。

単極導出法では体動と筋電図(側頭筋・咬筋)が左右の耳朶電極に波及するため、すべての誘導に影響を与える。

▶ 要　点　　**体動や筋電図の対応**

双極導出法に変える(耳朶電極を含まないために影響を低減できる)。

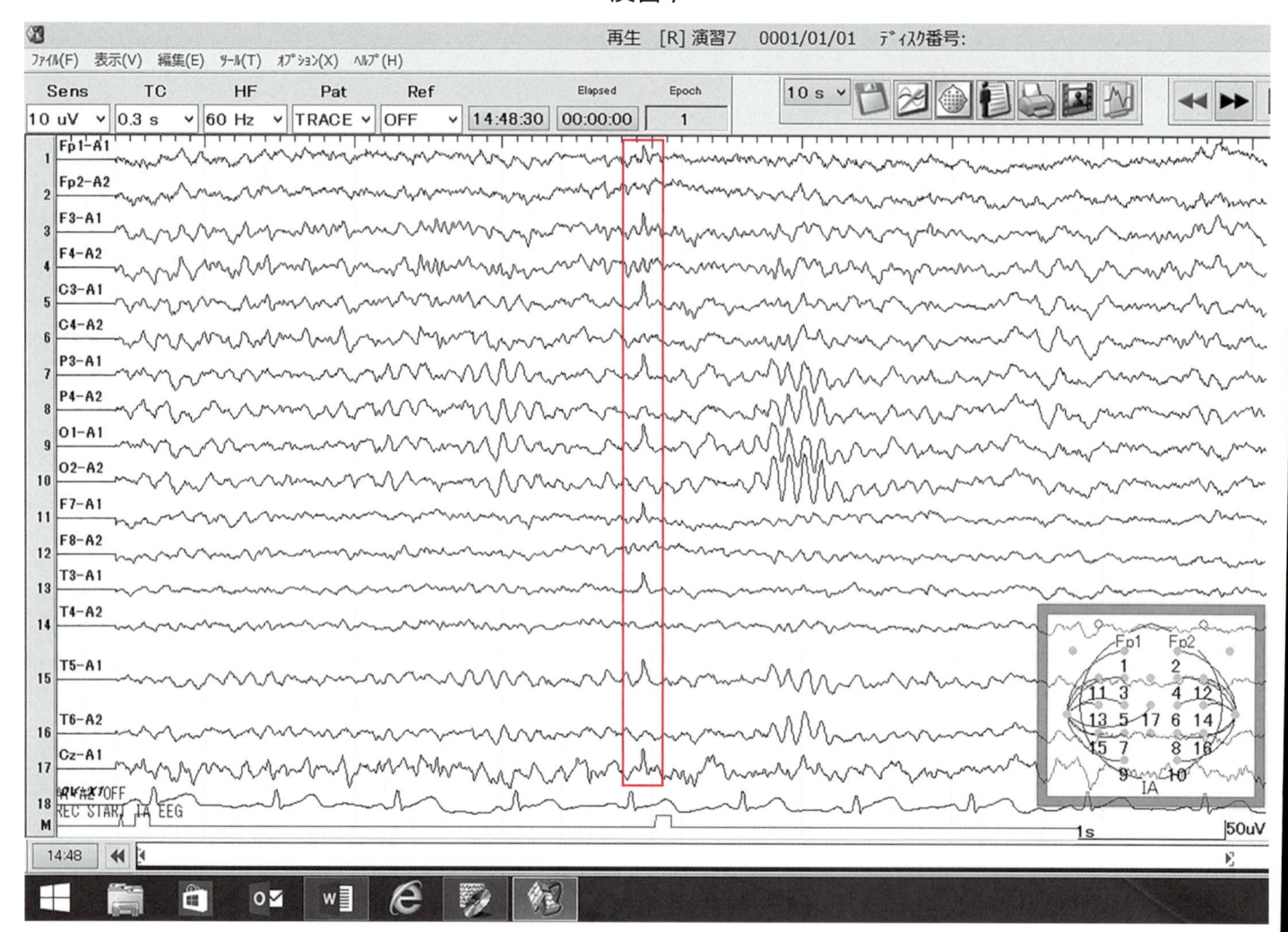

図 106-1●単極導出法（基本設定）（14 歳）

Question 1　覚醒・睡眠 stage は？

Question 2　左半球のすべての誘導でみられる相似形の波は何か（□）？

耳朶電極のアーチファクトの対応

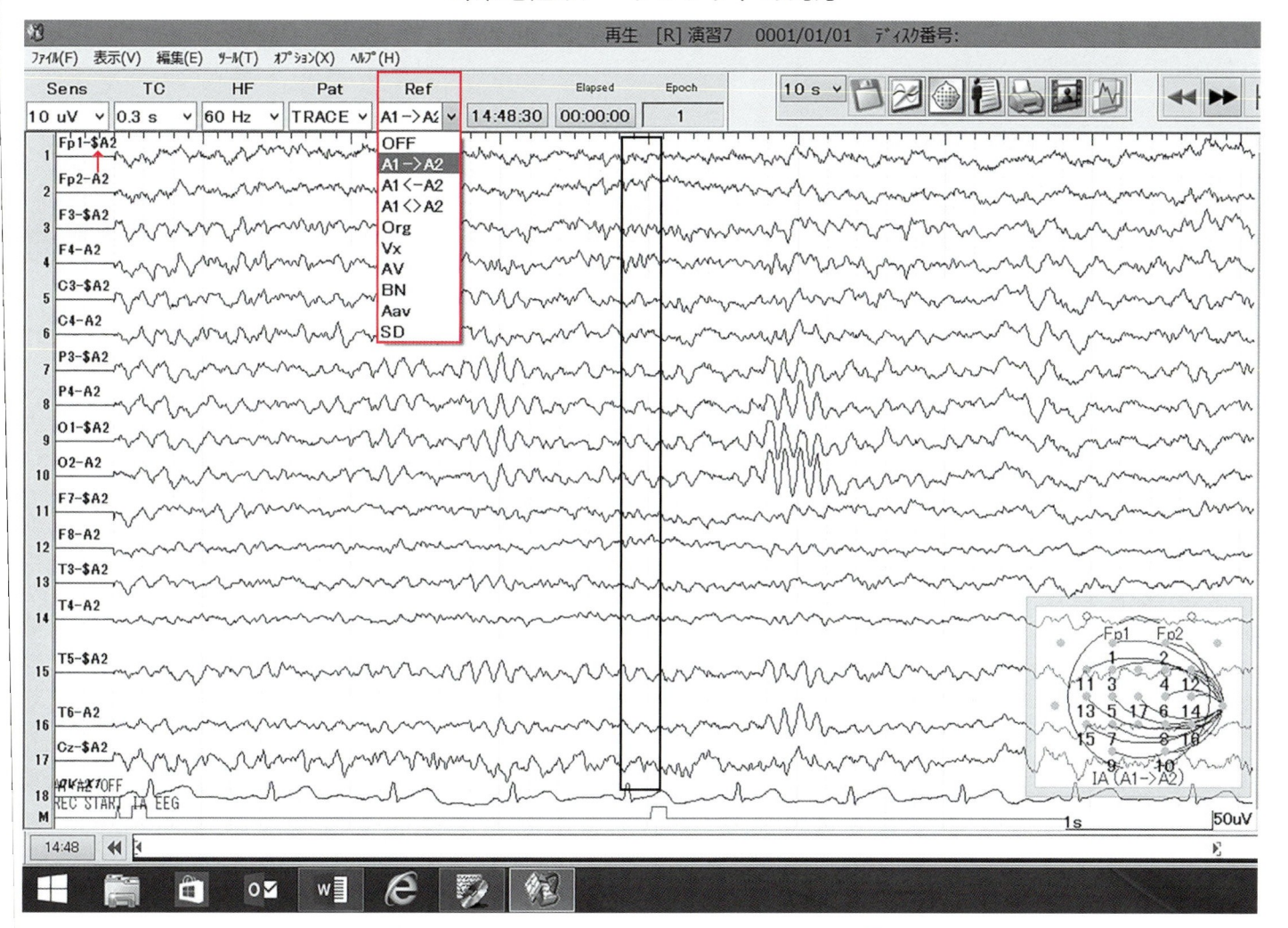

図 106-2●基準電極 Ref OFF を A1 → A2 に変更（□）

左半球全体に同じ波形が出ている場合は、左耳朶 A1 の電位が全体に波及していることを示唆している。A1 電極を A2 電極に変更すると消失する（□）。A1 電極が動いたことによるアーチファクトである。耳朶電極を含まない双極導出法に変えても、消失する。基準電極が A2 に変更されたことは、左半球（奇数番号の脳波）の基準電極記号が＄A2 に変わっていることでわかる（左端↑）。また、脳波モンタージュの図でもわかる（右下）。

Answer 1　後頭部律動波を認めるが形成が乏しいため、入眠期（睡眠 stage 1）である。

Answer 2　正常脳波である。

▶ **要　点**　　耳朶電極の活性化やアーチファクトの対応

相似波形が同一半球内の多くの誘導でみられるときに疑う。

耳朶電極を反対の耳朶に変更するか基準電極を AV に変える。

あるいは、モンタージュを双極導出法に変える。

演習8

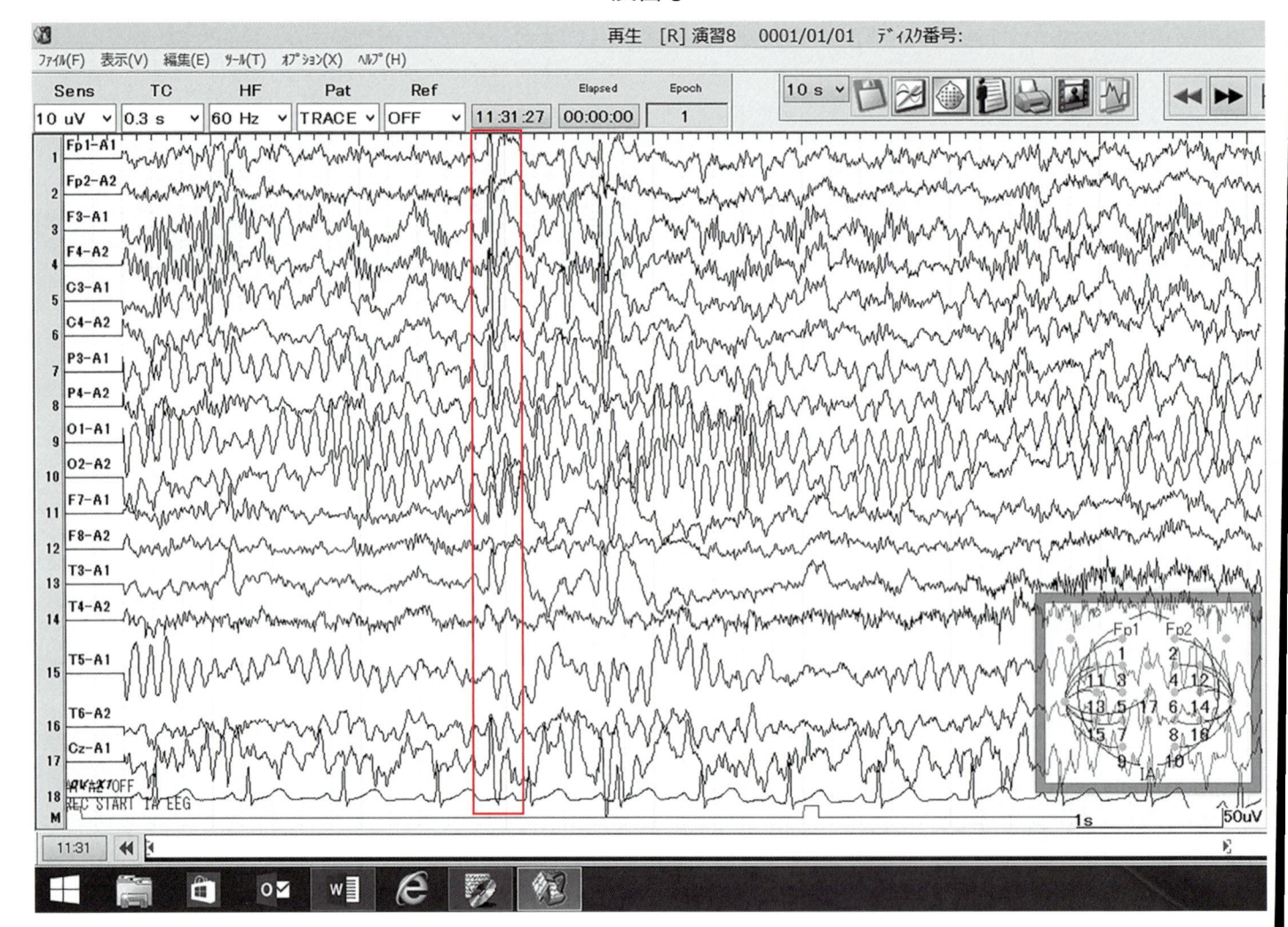

図 107-1 ● 単極導出法（基本設定）（7 歳）

Question 1 覚醒・睡眠 stage は？

Question 2 □ の波は全般性か局在性か？

頭皮上に複雑に分布する波形の判読法

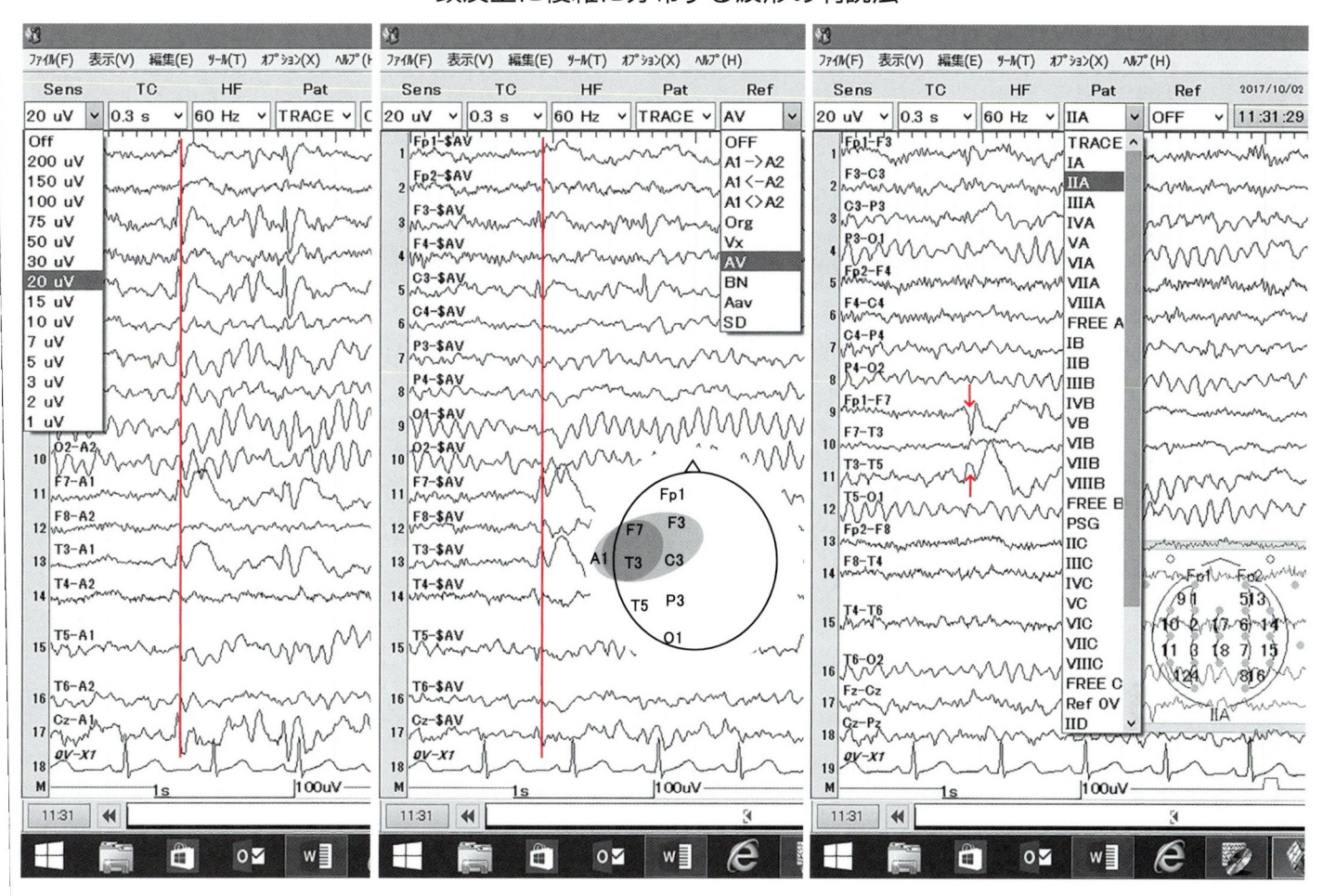

図 107-2 ● 振幅 Sens 10 μV→20 μV
振幅を 1/2 にすると頭皮上の分布が理解しやすくなる。陽性（下向き）に触れている成分が目立ち、T3 の陰性成分と同期しているため、耳朶電極の活性化の可能性がある（｜）。

図 107-3 ● 基準電極 Ref OFF→AV
基準電極を平均基準電極法（AV）にすることで耳朶の活性化の影響を除去し、頭皮上の分布を表示することができる。F7-T3 に電位のピークをもつ鋭徐波であることがわかる（｜）。左耳朶 A1 の活性化であるため、A1 → A2 でもよい。

図 107-4 ● モンタージュ IA→ⅡA
縦連結双極導出法は、耳朶を含まないため、頭皮上の分布を知ることができる。Fp1-F7（↓）と T3-T5（↑）で位相の逆転を認める。その間の F7-T3 はほぼ平坦なので、F7 と T3 が等電位であることがわかる。

Answer 1 後頭部律動波を認めるため覚醒である。

Answer 2 左側頭前部―側頭正中部に鋭波を認める。耳朶電極が活性化されているために、複雑な電位分布となっている。

▶ 要　点　　耳朶電極の活性化の対応

陽性波（下向き）が同一半球の多くの誘導で見られるときに疑う。

耳朶電極を反対の耳朶に変更するか基準電極を AV に変える。

あるいは、モンタージュを双極導出法に変える。

演習9

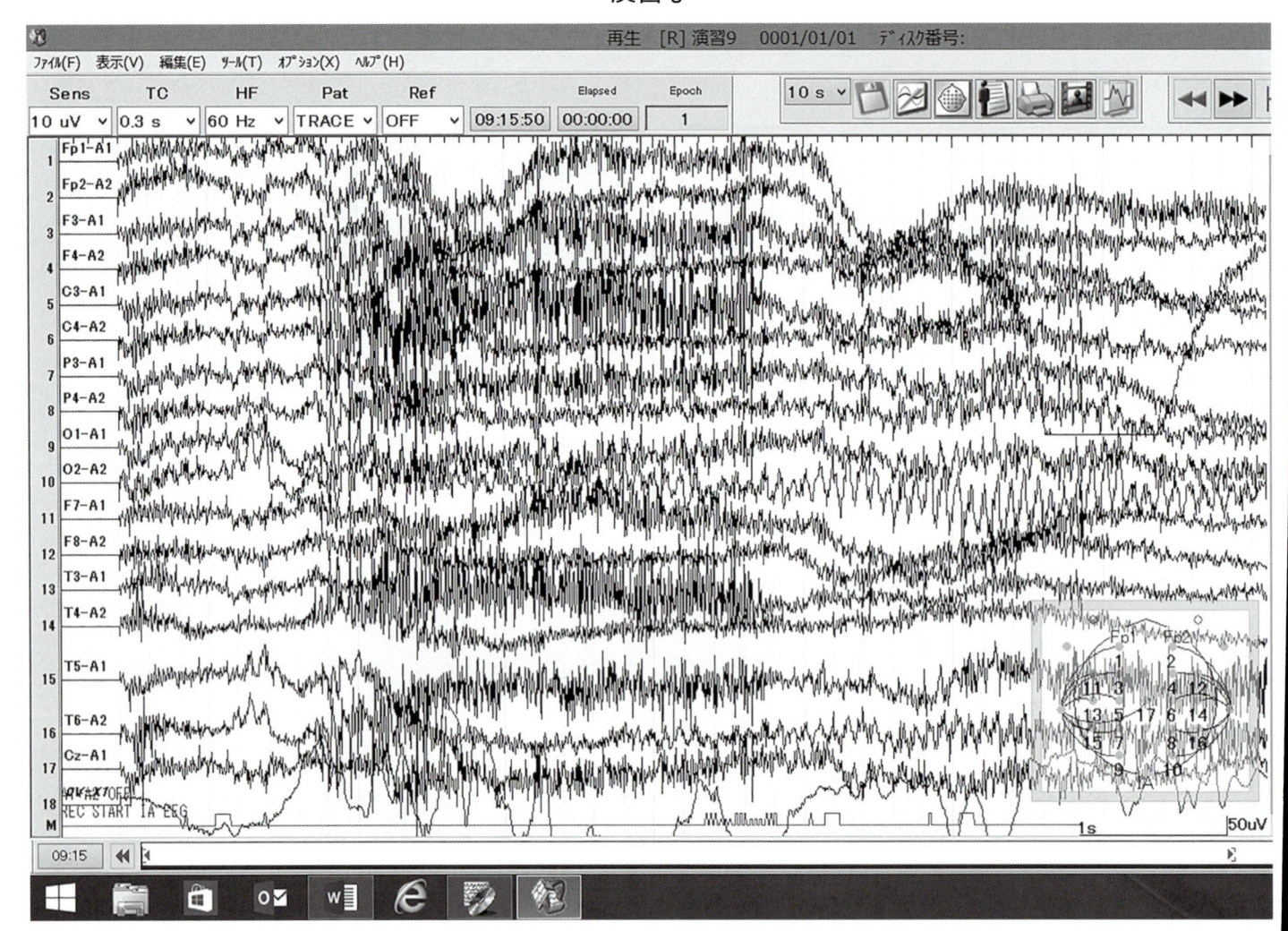

図 108-1●単極導出法（基本設定）（8歳）
体動と筋電図混入で判読困難である。

Question 1 覚醒・睡眠 stage は？

Question 2 脳波所見は？

Answer 1 後頭部律動波を認めるため覚醒である。

Answer 2 後頭部基礎律動（α 波）の振幅の左右差が 50％を超えており（左が低振幅）、左大脳半球の機能異常が疑われる。但し、1ページだけでは断定できない。

▶ 要　点　　**筋電図混入への対応**

高周波遮断フィルターを利用する：off→60Hz→35（30）Hz

但し、高周波遮断フィルターを 35（30）Hz 未満に下げると棘波の判読ができなくなる（176 頁、図 96）。

筋電図の混入が多い場合の対応

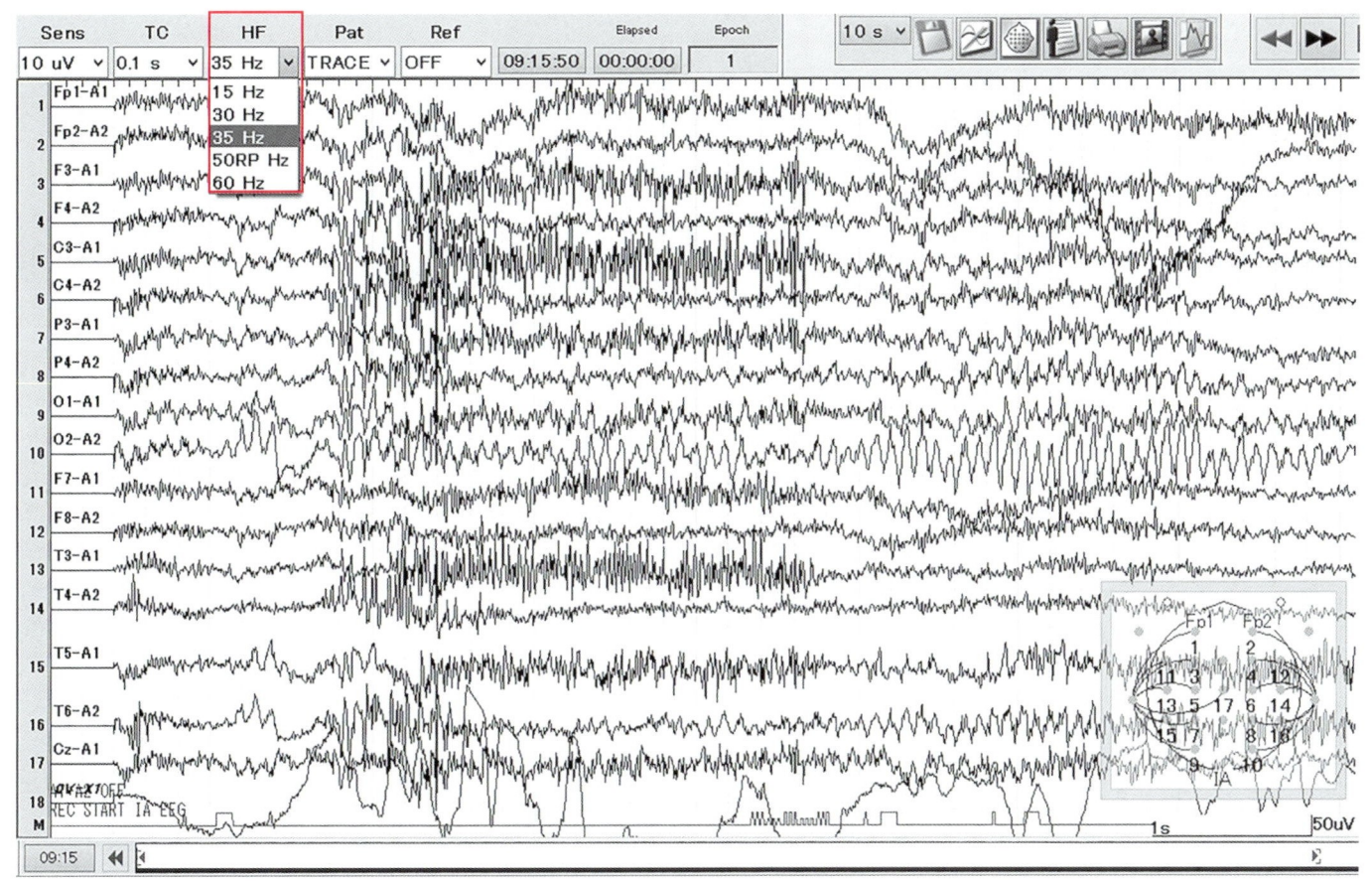

図 108-2 ● 高周波遮断フィルター HF 60Hz→35Hz(□)、TC 0.3s→0.1s
筋電図が低振幅となり、脳波の判読が可能となる。

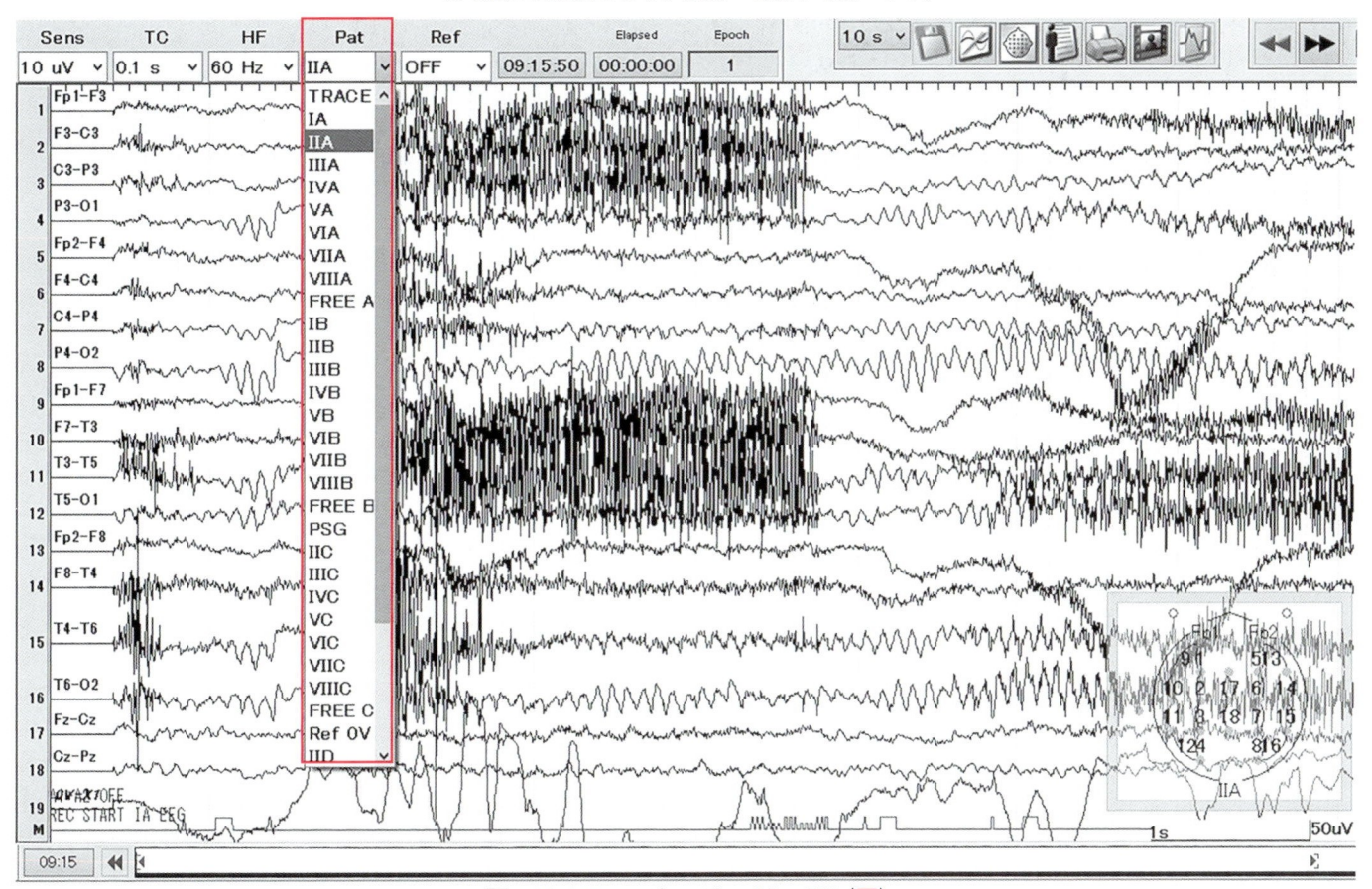

図 108-3 ● モンタージュ ⅠA→ⅡA(□)
双極導出法にすることでもこれらのアーチファクトは減少する。

演習 10

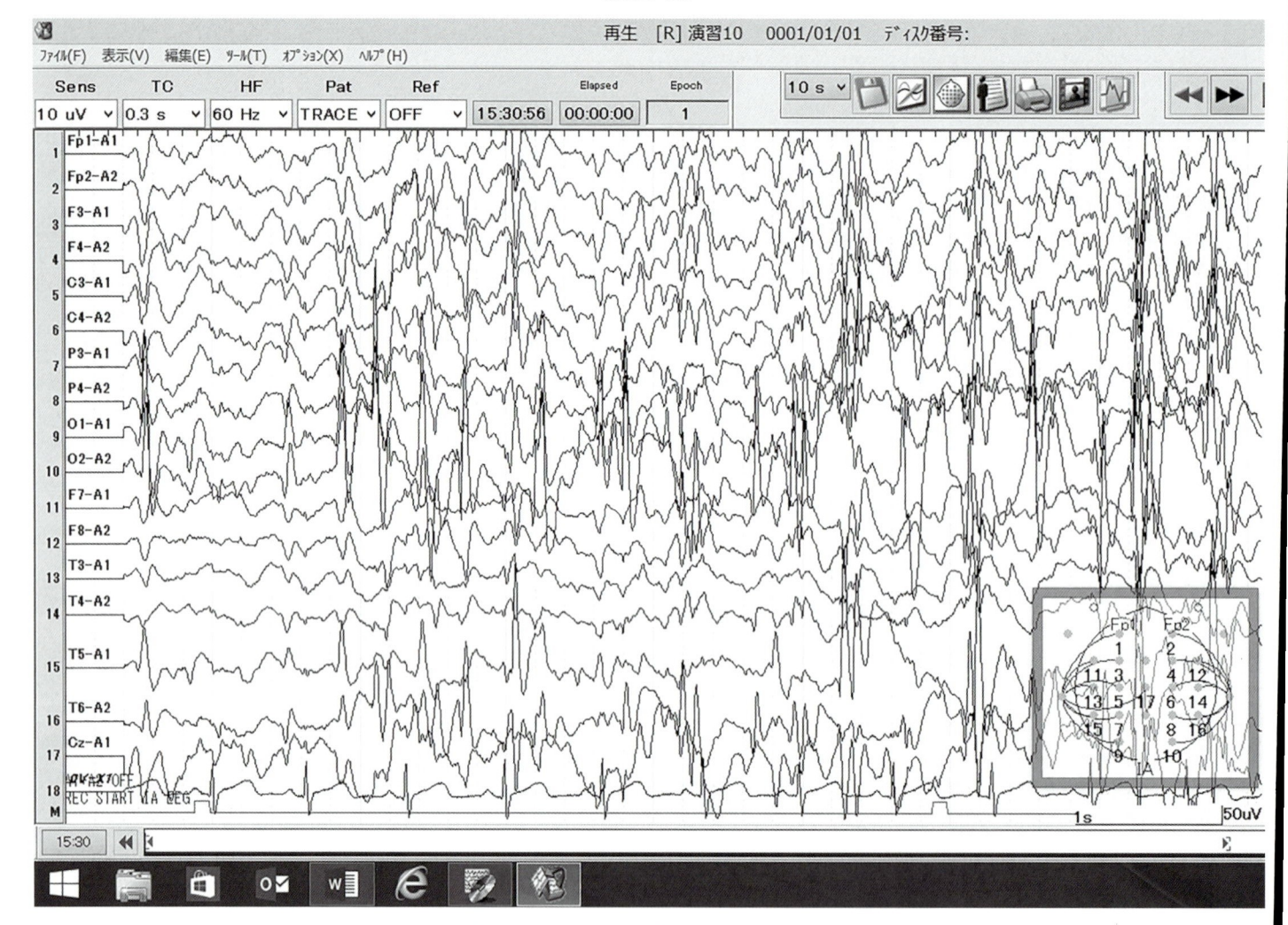

図 109-1 ● 単極導出法（基本設定）（7 歳）
高振幅の鋭波が頻発しているため、焦点部位と分布がわかりにくい。

Question 1 覚醒・睡眠 stage は？

Question 2 脳波所見は？

高振幅で複雑な分布の波の判読

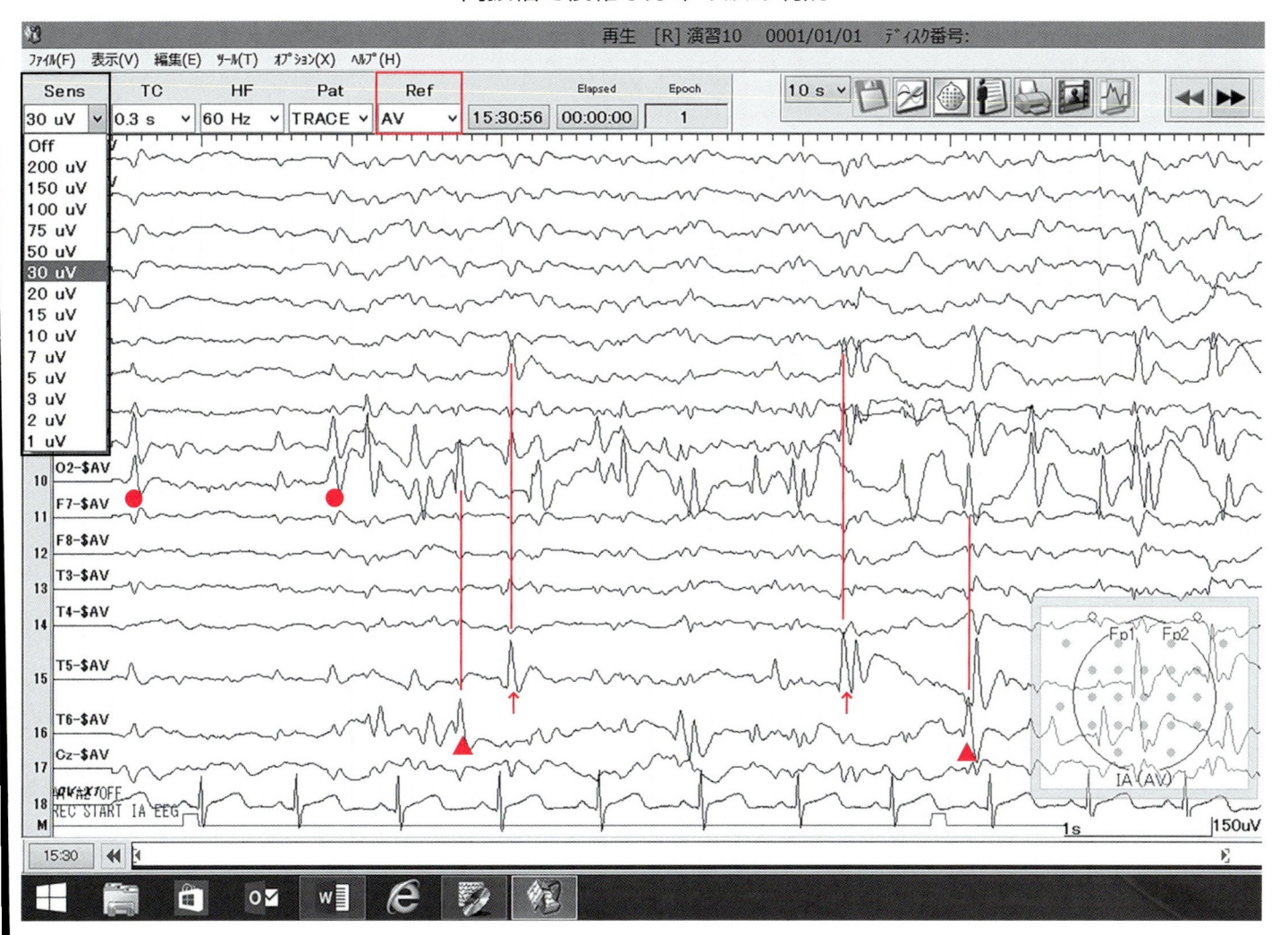

図 109-2 ● 振幅 Sens 10 μV→20 μV→30 μV（□）、基準電極 Ref OFF→AV（□）

振幅を下げることで突発波の局在がわかりやすくなる。多くの鋭波は、前頭極部 Fp1（2）・前頭部 F3（4）・中心部 C3（4）で陽性（下向き）に振れているため、耳朶電極の活性化が疑われる。基準電極を AV にすることで、耳朶の活性化の影響は除去できる。3 種類の突発波を認める。①両側後頭部 O1・O2 の鋭波（●）、②右後頭部 O2 から右側頭後部 T6 に広がる鋭波（▲）、③左側頭後部 T5 から左頭頂部 P3・後頭部 O1 に広がる鋭波（↑）。AV に変更した後にも前頭極部・前頭部・中心部の陽性の振れは残るため、これらの鋭波は前後方向の dipole field を呈すると思われる（65 頁、図 N）。波形は 2-3 相性でローランド発射に類似している。

Answer 1　後頭部律動波を認めず高振幅徐波も認めないため、睡眠 stage 1 である。

Answer 2　高振幅鋭波（3 パターン）を認める。後頭部に突発波をもつ小児てんかんを疑う。

和 文 索 引

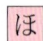
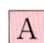

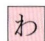

欧 文 索 引

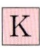

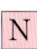

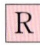
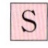

改訂第3版

実践 小児脳波入門 —日常診療に役立つ脳波アトラス—

ISBN 978-4-8159-1919-1 C3047

平成 19 年 2 月 5 日　第 1 版発行
平成 24 年 4 月 15 日　第 2 版発行
平成 30 年 4 月 15 日　第 3 版発行

著　　者 ─── 前　垣　義　弘
発　行　者 ─── 松　浦　三　男
印　刷　所 ─── 三　報　社　印　刷 株式会社
発　行　所 ─── 株式会社 永　井　書　店
　　　　　　　　☎ 553-0003 大阪市福島区福島 8 丁目 21 番 15 号
　　　　　　　　電話 (06) 6452-1881 (代表) / Fax (06) 6452-1882

Printed in Japan　　　　　　　　　　　　　© MAEGAKI Yoshihiro, 2007

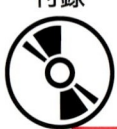

付録

デジタル脳波 CD-ROM

動作環境

- ● 対 応 OS：Windows XP SP 2 以上（Windows 8 で開けない場合あり）
- ● メ モ リ：Windows XP、Windows 7＝1 GByte 以上
    Windows 8＝4 GByte 以上
- ● 周辺機器：CD/DVD RW ドライブ

《注意》上記の動作環境ですべての動作を保証するものではありません。

起動方法

　CD-ROM をドライブに挿入すると自動で脳波ファイル画面が表示されます。もし脳波ファイル画面が自動表示されない場合には、コンピュータ（または PC）を開き DVD RW ドライブ画面で DotNetChecker をダブルクリックします。

　脳波ファイル画面の ID の中から脳波ファイルを選んでダブルクリック（もしくは Review キーをクリック）すると、脳波が表示されます。

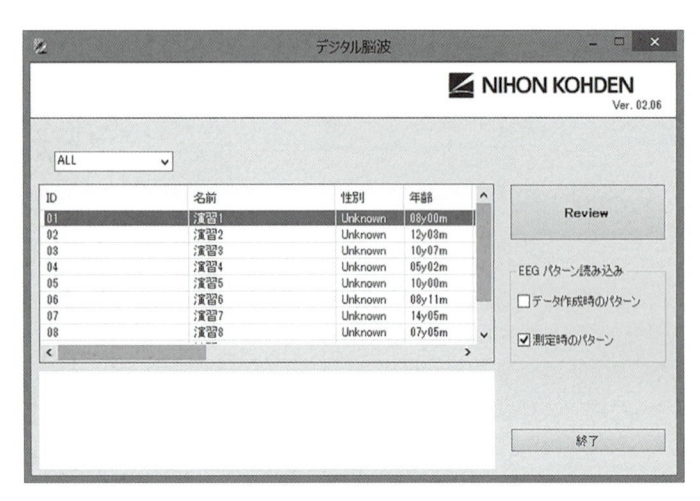

脳波ファイル画面

DVD RW ドライブをクリックする➡

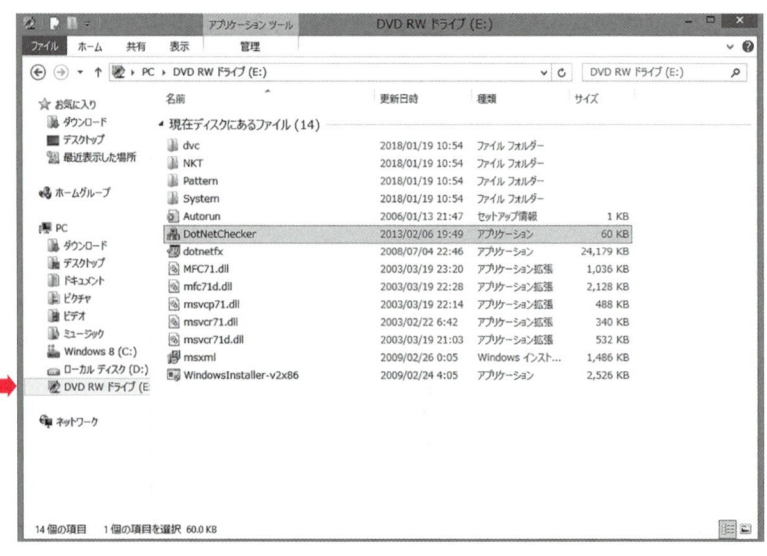

コンピュータの DVD RW ドライブ画面